KB152607

슈퍼유전자

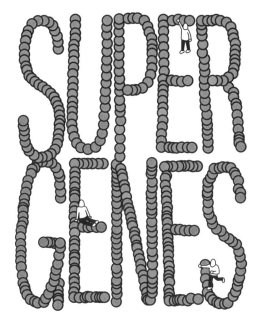

스스로를 진화시킨 선택과 경험의 기록

슈퍼유전자

디팩 초프라, 루돌프 탄지 지음 | 김보은 옮김

한문화

우리의 유전자를 '슈퍼유전자'로 만드는
사랑을 나누는 가족에게 이 책을 바친다

이 책에서 디팩 초프라와 루돌프 탄지는 최첨단 유전과학을 인용해서 천성과 양육의 상호작용을 설명하고, 생활방식을 바꾸면 부모로부터 물려받은 유전된 감수성을 초월할 가능성을 높일 수 있다며 설득력 있게 주장한다.

−제임스 구슬라, 매사추세츠 종합병원 인간유전자연구소장

과거에는 유전자가 인간의 건강과 행동을 통제한다고 생각했지만, 지금은 환경과 환경에 대한 인식이 더 중요하고 역동적인 요인으로 간주된다. 이 책에서 디팩 초프라와 루돌프 탄지는 패러다임을 바꾼 후성유전학을 통해 의식과 환경이 우리의 유전자를 통제하는 기전을 알기 쉽게 설명해준다. 그들은 우리가 유전의 '희생자'가 아닌 운명의 주인이 되도록 힘을 실어주었다.

−브루스 립턴, 후성유전학자, 《당신의 주인은 DNA가 아니다》
《자발적 진화》《허니문 이펙트》 등 베스트셀러 저자

유전자는 운명이라는 인식은 과학시대 전체를 통틀어서 가장 병적이고 해로운 과장이었다. 이 강경한 물질주의적 관점은 많은 사람들을 허무주의와 절망으로 밀어 넣어 심리적 노예로 만들어버렸다. 이 책에서 디팩 초프라와 루돌프 탄지는 유전자가 우리의 주인이 아니라 우리의 선택과 행동에 크게 영향을 받는 존재라는 새로운 증거들을 보여준다. 이 논점은 마음과 영혼뿐만 아니라 신체에도 의미를 부여해주어 병적이고 우울한 낡은 의식에서 벗어나 밝고 희망찬 새로운 관점을 제시해준다. 이 책은 중요한 위치에 있다. 이 책을 읽는 독자 누구나 큰 권능을 얻게 될 것이며, 인간으로 존재한다는 의미에 대한 관점을 크게 확장할 것이기 때문이다.

−래리 도시, 《원 마인드》 저자

이 책은 유전자가 우리의 운명을 결정한다는 신화를 무너뜨린다. 디팩 초프라와 루돌프 탄지는 우리의 음식, 생활방식, 사고, 장내 미생물군이 우리 유

전자에게 '말'을 해서 유전자를 작동시키거나 멈추게 하고, 활성화하거나 억제하면서 건강의 모든 면에 영향을 미친다는 마술 같은 이야기를 흥미진진하게 풀어간다. 건강과 다이어트, 행복, 장수 유전자를 활성화하는 데 관심이 있다면 꼭 읽어야 할 책이다!

—**마크 하이만**, 클리블랜드 기능의학 연구소장,
뉴욕타임스 베스트셀러 1위 《혈당 솔루션》 저자

유전이냐 환경이냐를 놓고 우리는 고민해왔다. 하지만 이 책을 쓴 디팩 초프라와 루돌프 탄지는 두 요소가 모두 중요하며, 이 둘이 얼마나 긴밀하게 서로 얽혀 있는지를 설명해준다. 그리고 이 사실을 이용해 우리가 무엇을 할 수 있을지도 가르쳐준다.

—**에릭 토폴**, 《청진기가 사라진 이후》 저자, 스크립스연구소 유전학 교수

나의 관심은 단순히 질병을 예방하기보다 어떻게 해야 최상의 건강 상태를 유지할지에 항상 쏠려 있다. 물론 둘 다 중요하기는 하지만, 사람들에게 어떻게 해야 더 낫고, 더 빠르며, 더 강하고, 더 행복할 수 있는지를 가르치는 일은 영감이 필요하다. 그런 점에서 앞서 디팩 초프라와 루돌프 탄지가 공동으로 집필했던 《슈퍼뇌》는 나를 완전히 사로잡았다. 그리고 이제 두 사람은 강력한 후속작인 《슈퍼유전자》를 내놓았다. 많은 점에서 《슈퍼유전자》는 《슈퍼뇌》의 속편으로 볼 수 있다. 우리가 누구인지, 우리를 인간이게 하는 요소는 무엇인지, 우리의 경험이 어디까지가 운명이고, 어디까지가 우리의 의지인지 밑바닥까지 파고들기 때문이다. 이 질문에 대한 답은 분명 독자들에게 영감을 줄 것이다.

유전자 탓만 하지 말고 삶의 청사진인 유전자와 우리 몸이 유전자를 이용하는 방식을 통제할 수 있다는 사실을 깨달아야 한다.

디팩 초프라와 루돌프 탄지가 복잡한 유전학과 사람들의 실제 사연을 빈틈없

이 촘촘하게 엮어낸 이 책은 한 번 들면 내려놓기 힘들다. 책을 읽는 동안 미친 듯이 메모하고, 사랑하는 사람에게 새로운 지혜를 설파하는 자신을 발견하게 될 것이다. 앞서 우리에게 슈퍼뇌를 갖출 능력을 선사했던 디팩 초프라와 루돌프 탄지는 이제 슈퍼유전자에 관해서도 같은 일을 시작하려 한다.

—**산제이 굽타**, 신경외과 의사, 《건강수명 10년 늘리기》《먼데이 모닝스》《죽음을 찾아서》 저자

새로운 영역인 후성유전학과 장내 미생물군 분야의 획기적이며 놀랄 만한 최근 발견을 실제적인 통찰과 엮어 인간의 행복과 장수를 최적화하도록 돕는다. 루돌프 탄지와 디팩 초프라는 각각 자기 분야의 개척자로서 올해 가장 주목해야 할 건강관련 저서를 썼다.

—**무랄리 도라이스와미**, 듀크대학교 정신의학 교수

이 책은 생활방식과 마음가짐의 변화만으로도 유전자 발현이 변화할 수 있다는 흥미로운 이야기와 함께 유전자만으로는 인간의 운명을 결정할 수 없다는 사실을 전해준다. 더 건강한 삶과 행복을 누리기 위해 유전자를 변화시키는 방법을 배울 수 있다는 점에서 이 책을 강력히 추천한다.

—**앤드루 웨일**, 《건강하게 나이 먹기》《자발적 행복》 저자

인간의 유전자는 성향을 보일 순 있지만 운명은 아니다. 인간의 건강과 행복에 영향을 미치는 생물적 기전은 좋든 싫든 간에 매우 역동적이다. 잘 먹고 많이 움직이고 스트레스를 받지 않고 열심히 사랑하면, 우리 몸은 변화하고 치유하는 놀라운 능력을 보여주기도 한다. 디팩 초프라와 루돌프 탄지는 통합의학을 주류로 끌어올린 개척자다. 이 책을 꼭 읽어보기 바란다!

—**딘 오니시**, 예방의학연구소 설립자이자 소장, UC샌프란시스코 의대 교수

디팩 초프라와 루돌프 탄지는 많은 사람들의 인생을 바꿔줄 만한 책을 썼다. 이 책은 유전자가 우리에게 어떻게 영향을 미치는지 그리고 우리가 유전자에 어떻게 영향을 미칠 수 있는지에 대한 독자들의 관점을 완전히 바꿀 것이다. 이 책은 충분한 연구 결과를 근거로 한 우아하고 흥미로운 책으로서 인간 내면에 자리한 가능성을 이해하게 해준다. 반드시 읽어야 할 책이다.
　　　　　　　　　–스티븐 스타인허블, 스크립스 중개과학연구소 디지털의학 연구책임자

이 책은 인간이라는 종의 진화에 긍정적인 방향으로 참여할 수 있는 건전하고 효과적인 방법이 무엇인지 알려준다! 디팩 초프라와 루돌프 탄지는 인간이 유전자의 희생자가 아니라는 놀라운 사실을 알려주는 데 그치지 않고, 쉽고 간단하며 돈도 들지 않는 생활방식의 변화를 통해 건강을 돌보는 방법을 알려준다. 이 방법을 이용하면 유전자에 끌려다니지 않고 유전자를 개선할 수 있으며, 아직 태어나지 않은 후손에게도 건강을 물려줄 수 있다!
　　　　　　　–엘리자베스 사호투리스, 진화생물학자, 미래학자, 《가이아의 춤 | 지구와 인간》 저자

이 책은 마음, 뇌, 유전체, 미생물 군집이 하나의 시스템으로 움직일 수 있다는 사실을 알리는 데 큰 공헌을 했다. 디팩 초프라와 루돌프 탄지에게 축하의 인사를 보낸다.
　　　　　　　　　　　　–키스 블랙, 세다스–시나이 병원 신경외과 교수,
　　　　　　　　　　　　《뇌수술 | 사망률과 기적에 관한 의사의 생각》 저자

유전학은 양방향 도로와 같다. 디팩 초프라와 루돌프 탄지는 마음이 어떻게 유전자를 통해 몸을 치유하는지를 보여준다.
　　　　　　　–스튜어트 해머로프, 배너대학교 의료센터, 애리조나대학교 교수

차례

3부 | 스스로 이끌어내는 진화 혁명

의지가 없다면 유전자의 노예에서 벗어날 수 없다

부록

좋은 유전자, 나쁜 유전자 그리고 슈퍼유전자
| 유전자 탓이라는 굴레에서 벗어나라 |

지금보다 더 나은 삶을 살기 위해 먼저 무엇을 바꿔야 할까? 이 질문에 '내 유전자'라고 답하는 사람은 아마 없을 것이다. 그도 그럴 것이, 우리는 유전자란 고정불변인 것이라고 배웠기 때문이다. 그래서 우리는 아주 오랫동안 타고난 유전자는 평생을 간다거나, 일란성 쌍둥이로 태어났다면 좋건 싫건 간에 둘 다 똑같은 유전자에 만족해야 한다고 믿어왔다.

유전자 불변에 대한 이 같은 믿음은 일상에서도 쉽게 찾아볼 수 있다. 예컨대 누군가 남보다 아름답거나 뛰어난 두뇌의 소유자일 때, 타고난 **좋은 유전자** 덕분이라며 부러워한다. 한편 할리우드 유명 여배우는 아직 병에 걸리지도 않았는데 유방절제술을 받아 온 세상을 떠들썩하게 했다. 이유는 가계에 유전되는 암이라는 강력한 **나쁜 유**

전자의 위협 때문이었다. 그녀의 파격적인 선택에 대중은 깜짝 놀랐지만, 언론은 그런 위협의 실제 확률이 얼마나 낮은지에 대해서는 제대로 알려주지 않았다.

이제 이 모든 고정관념들을 과감히 버릴 때가 왔다. 분명히 밝히지만, 인간의 유전자는 고정적이지 않으며, 유동적이고 역동적이며 우리가 생각하고 행동하는 모든 것에 반응한다. 이제 우리는 **유전자 활성**의 대부분이 우리의 통제하에 있다는 사실을 알아야만 한다. 이는 신유전학이 발견해낸 획기적인 아이디어로 이 책의 토대이기도 하다.

주크박스는 카페 한구석에 놓여 있지만, 수많은 노래들을 들려준다. 유전자가 들려주는 노래도 이와 비슷해서, 메시지를 암호화한 방대한 양의 화학물질을 계속 만들어낸다. 우리는 이 메시지가 얼마나 강력한지를 알아가는 중이다. 만약 의식적인 선택으로 유전자 활성에 집중하면 다음과 같은 일을 해낼 수 있다.

- 감정의 변화를 억누르고 걱정과 우울감을 없앨 수 있다.
- 해마다 유행하는 감기나 독감을 예방할 수 있다.
- 정상적으로 숙면을 취할 수 있다.
- 더 많은 에너지를 얻고 만성질환에 저항할 수 있다.
- 계속되는 통증과 아픔을 없앨 수 있다.
- 몸에서 느끼는 불편함의 대부분을 잠재울 수 있다.
- 노화과정을 늦추고 되돌릴 수 있다.
- 체중을 줄이고 유지하는 데 최선의 방법인 신진대사를 정상화할 수 있다.
- 암 발생률을 감소시킬 수 있다.

아주 오랫동안 사람들은 몸에 이상이 생기는 이유를 유전자 때문이라고 추측해왔다. 지금은 유전자가 몸의 이상을 복구한다는 사실이 분명하게 밝혀졌다. 심신체계는 유전자 활성에 따라 조절되며 종종 놀라운 방법이 동원되기도 한다. 예를 들어 장에 있는 유전자는 소화작용 같은 일상적인 기능과는 상관없는 메시지들도 내보내고 있다. 즉 이 메시지들은 우리의 기분이나 면역체계의 효율성, 질병에 관한 감수성 등 소화작용에 관련된 과정에도 관여하지만, 동시에 소화작용과는 거리가 먼 고혈압, 알츠하이머병, 알레르기부터 만성염증에 이르는 자가면역질환에도 관여한다.

몸 안의 모든 세포들은 유전자 메시지를 이용해서 다른 세포와 서로 소통하며, 우리 역시 그 소통에 참여해야 한다. 우리의 생활방식에 따라 유용한 또는 해로운 유전자의 활성이 야기된다. 유전자 활성은 살면서 겪게 되는 강렬한 경험을 계기로 달라질 수 있다. 같은 유전자를 가지고 태어난 일란성 쌍둥이조차도 성인이 되면 서로 다른 유전자 활성을 나타낸다. 예컨대 쌍둥이 중 한쪽은 비만이지만, 다른 한쪽은 날씬할 수 있다. 또한 한쪽은 조현병일 수 있지만, 다른 한쪽은 정상일 수도 있다. 쌍둥이 중 한 명만 단명할 수도 있다. 이 모든 차이가 바로 **유전자 활성**을 통해 조절되는 것이다.

필자들은 유전자의 역할에 대한 독자의 기대감을 높이고자 이 책의 제목을 《슈퍼유전자》로 정했다. 심신 커넥션은 강둑을 잇는 인도교라기보다는 수많은 메시지가 바글대는 전화선에 더 가깝다. 아침에 오렌지주스를 마시거나 사과를 껍질째 먹거나 조용한 곳에서 일하거나 잠자기 전에 산책하는 등 아주 사소한 습관 하나에도 모든 시스템이 주의를 기울이고 있다. 즉 모든 세포는 우리가 무엇을 생각하고 말하고 행동하는지 항상 주시하고 있는 것이다.

유전자 활성을 최적화한다는 생각은 좋은 유전자와 나쁜 유전자라는 패배주의적 사고를 날려버리는 데 훌륭한 원동력이다. 인간 **유전자(gene)**의 총합인 인간 **유전체(genome)**에 관한 우리의 지식은 지난 20여 년간 방대하게 확장되었다. 2003년 완료된 인간게놈프로젝트(Human Genome Project)는 거의 20여 년의 연구와 개발 끝에 모든 세포 안의 이중나선 DNA를 구성하는 염기쌍 30억 개의 완전한 지도를 완성했다. 그로 인해 인간이라는 존재는 갑자기 완전히 새로운 곳을 바라보게 되었다. 이는 누군가가 우리 손에 신세계의 지도를 쥐어준 것이나 다름없었다. 이제 더 이상 탐험할 곳이 없다고 생각했던 세상에서 인간 유전체는 새롭게 탐험해야 할 미개척지로 떠오른 것이다.

현재 유전학 분야가 얼마나 확장되었는지를 설명하려 한다. 우리 인간은 좋은 유전자와 나쁜 유전자가 있다는 낡은 지식을 뛰어넘어, 거의 한계를 모르는 **슈퍼유전자**를 가지고 있다. 슈퍼유전자를 구성하는 요소는 다음의 세 가지다.

첫째, 부모에게 물려받은 대략 2만 3천 개의 유전자와 유전자들 사이에 자리한 97%의 DNA가 이중나선을 이룬다.

둘째, 모든 DNA 가닥에는 유전자를 작동시키거나 중지시키고, 활성을 높이거나 억제하는 스위치가 존재한다. 이는 방의 전구를 켰다 껐다 하는 스위치와 비슷하다. 이 기전은 원칙적으로 후성유전체가 통제하며, 소매가 몸을 감싸듯 DNA를 감싸는 완충 단백질을 조절한다. 우리가 살아 숨 쉬듯이 후성유전체도 역동적이고 살아 있으며, 복잡하고 매혹적인 방식으로 우리가 겪는 경험에 반응한다.

셋째, 사람의 장, 입안, 피부에 사는 미생물(세균처럼 아주 작은 생물)에도 유전자가 있으며, 주로 장에 서식하는 미생물들이 중요한 역할을 한다. '장내 미생물'의 수는 우리 몸의 세포 수를 넘어선다. 대체로 우리 장에는 500~2,000종의 세균으로 구성된 장내 미생물이 1백조 마리나 살고 있다. 인간에게 있어 장내 미생물은 외계 침략자가 아니라, 장내 미생물군과 더불어 수백 년간 진화해왔으며, 현재 인간은 장내 미생물군의 도움 없이는 음식을 소화할 수도, 질병에 저항할 수도, 당뇨병부터 암에 이르는 만성질환에 대항할 수도 없다.

바로 이 세 가지 요소가 인간의 슈퍼유전자를 이룬다. 이들은 인간의 구성요소이며, 매 순간 우리 몸에 명령을 내린다. 슈퍼유전자를 인정하지 않으면 우리 자신이 누구인지조차 제대로 얘기할 수 없다. 슈퍼유전자가 서로 모여서 심신체계를 이루는 방식은 현대 유전학에서 가장 흥미진진한 탐험 분야로 지식의 홍수 속에서 인간에게 영향을 미칠 새로운 지식들이 끊임없이 발견되고 있다. 그리고 이 새로운 지식은 우리가 살고, 사랑하고, 우주에서 인간의 위치를 이해하는 방식을 바꾸고 있다.

"우리는 어떻게 우리의 유전자가 우리를 돕게 할 것인지 그 방법을 깨우치고 있다"는 구절로 신유전학을 요약할 수 있을 것이다. 이제 과거 우리를 지배했던 나쁜 유전자가 우리를 망친다거나 좋은 유전자가 삶을 편하게 해준다는 식의 사고는 잊어버리자. 슈퍼유전자는 우리가 스스로 원하는 삶을 살 수 있게 도와줄 의지를 갖춘 청지기다. 인간은 유전자를 이용하도록 만들어진 존재로, 그 반대는 사실이 아니다. 신유전학은 바로 유전자 활성을 긍정적인 방향으로 바꾸는 방법을 이야기하는 학문이다.

이 책은 현재까지 인간이 발견해낸 가장 중요한 지식들을 담고 있을 뿐만 아니라, 나아가 이 지식들을 더 확장했다. 여기에는 세계적인 권위를 자랑하는 선도적 유전학자와 심신의학 및 영성 지도자들의 수십 년간 경험이 집약되어 있다. 사실 필자들은 서로 다른 세계에 속해 있으며, 일하는 방식도 서로 완전히 다르다. 루돌프는 알츠하이머병의 원인과 치료법을 밝히는 최첨단 과학을 연구하며, 디팩은 매년 수백 명을 대상으로 마음과 몸, 영성에 대해 가르치고 있다.

변화의 뿌리가 뇌인지 유전자인지는 모르지만, 우리는 변화를 간절히 바라는 열정으로 의기투합했다. 우리의 전작인《슈퍼뇌(Super Brain)》에서는 뇌가 어떻게 치유되고 회복되는지, 삶에서 더 나은 결과를 창조하기 위해 뇌가 스스로 일상의 기능을 어떻게 최적화하는지 설명하기 위해 최신 신경과학을 동원했다.

그리고 이 책은《슈퍼뇌》의 이야기를 더 깊게 파고든 후속작으로 봐도 무방할 것이다. 뇌는 매일 행하는 놀라운 일들을 해내는 데 신경세포의 DNA에 의지하기 때문이다. 전작에서 인간이 뇌의 주인이지 뇌가 인간을 지배하는 게 아니라는 이야기를 했는데, 이제 이 주제를 뇌에서 유전체로 확장했다. 슈퍼뇌든 슈퍼유전자든 간에 변화가 일어나는 영역은 바로 생활방식이다. 단순히 생활방식을 바꾸기만 해도 꼭꼭 갇혀 있던 엄청난 잠재력이 깨어날 수 있다.

이 중에서도 가장 흥미로운 이야기는 몸과 마음 그리고 유전자 사이의 의사소통이 변할 수 있다는 점이다. 이 변화는 질병의 예방이나 단순한 행복을 넘어서서 근본적인 진정한 행복에 이르게 해준다. 이 책은 근본적인 행복의 모든 측면을 설명하며, 유전자에서 삶을 지지하는 반응을 끌어내려면 어떻게 해야 하는지를 최신의 과학적 증거들을 바탕으로 낱낱이 보여준다.

좋은 유전자와 **나쁜 유전자**라는 단어야말로 '유전자는 곧 운명'이라는 더 큰 오해를 부르는 잘못된 개념이다. 이미 설명했듯이 좋은 유전자, 나쁜 유전자 같은 건 없다. 사실 모든 유전자는 좋은 유전자다. 다만 DNA 염기서열이나 구조가 변하는 **돌연변이**가 유전자를 나쁘게 바꿀 뿐이다. 반대로 돌연변이가 일어나서 좋은 유전자로 바뀔 수도 있다. 질병과 관련된 돌연변이 유전자 중에 사람이 평생 실제로 질병에 걸리게 하는 돌연변이는 모든 질병관련 돌연변이의 단 5%뿐이다. 이는 각 개인의 슈퍼유전자에 존재하는 대략 300만 개에 이르는 DNA 변이주 중에서도 극소량에 불과하다. 만약 좋은 유전자와 나쁜 유전자라는 생각에만 사로잡혀 있다면 아무런 이득도 없는 낡은 신념에 스스로를 가둬버리는 셈이다. 생물학은 우리가 누구인지 정의할 수 있게 도와준다. 그 어느 때보다 폭넓은 선택의 자유가 주어진 현대 사회에서, 오직 유전학만이 그토록 오랫동안 결정론에 고착되어 있었다는 게 아이러니할 뿐이다. '유전자 탓이야'라는 말은 누군가가 과식하고, 우울증에 시달리며, 법을 어기고, 정신적 발작을 일으키거나, 신을 믿는 것 등에 대한 핑곗거리가 필요할 때 두루뭉술하게 사용되어오곤 했다.

　신유전학은 **천성**(nature)과 **양육**(nurture)이 서로 복잡하게 얽혀 있다는 점을 보여준다. 유전자는 당신이 비만이나 우울증이나 2형 당뇨병에 걸리게 할 수 있다는 말은 피아노가 당신이 틀린 연주를 하게 만든다는 말과 다를 바 없다. 가능성은 존재하지만, 더 중요한 점은 피아노로 그리고 유전자로 연주할 수 있는 좋은 음악 그 자체다.

　잘못된 음정을 너무 많이 연주했기 때문이 아니라 작곡할 수 있는 아름다운 음악이 너무나 많기 때문에 필자들은 이 책이 독자의 행복을 확장시켜줄 영감을 불러일으킬 수 있기를 바란다. 슈퍼유전자는 개인의 변화를 이끄는 중요한 열쇠를 쥐고 있으며, 우리 인간은 그 어느 때보다 바람직한 변화를 이룰 수 있는 시점에 서 있기 때문이다.

왜 슈퍼유전자인가?

| 눈에 보이는 게 전부는 아니다 |

이 책은 매일의 행복을 뿌리부터 진정한 행복으로 끌어올리기 위해 기술한 것이다. 이 목표를 이루려면 우리의 유전체에 대한 이해를 바탕으로 변화의 여정을 거쳐야만 한다. 이 매혹적인 탐구의 장場인 신유전학은 흥미진진한 진실의 바다로 우리를 인도하는데, 갈수록 더욱 확장되고 있다. 인간의 DNA에는 밝혀야 할 비밀이 아직도 너무나 많지만, 이미 티핑포인트에 도달했다고 본다. 인간의 몸은 보이는 게 전부가 아니라는 점이 명확해진 것이다.

거울 앞에 서 있다고 한번 상상해보자, 무엇이 보일까? 피와 살로 이뤄진 살아 움직이는 물체다. 이 물체는 인간의 본거지이자 대피소다. 충직하게 원하는 장소로 데려가주고, 하고 싶은 일을 할 수 있게 해준다. 만약 이 물체, 즉 물리적인 몸이 없다면 생명은 그 기반을 잃게 된다. 하지만 만약 몸에 대한 이 모든 생각이 환상에 불과하다면? 만약 거울 속에 비친 그것이 실제와 다르다면 어떨까?

실제로 우리의 몸은 마치 강물처럼 끊임없이 흐르고 변화한다.

그리고 우리의 몸은 마치 구름처럼 99%는 비어 있는, 소용돌이치는 에너지나 다름없다.

또한 우리의 몸은 우주의 마음속에서 빛나는 생각과 같으며, 수십억 년의 진화를 거쳐 만들어졌다.

이런 비유들은 단순한 이미지가 아니라 변화를 묘사한 현실이다. 바로 지금 이 순간에도 몸은 물리적인 존재로서 매일의 경험과 어우러지고 있다. 몸을 칼로 찌르면 피가 흐른다. 생명의 물리적인 측면은 필연적이기 때문이다. 그런데 실상 물리적인 측면은 두 번째 문제다. 다른 가능성, 즉 생각, 에너지 구름, 계속 변화하는 몸이라는 가능성이 없다면 우리 몸은 원자의 소용돌이 속으로 산산이 흩어져버릴 것이기 때문이다.

일단 거울 속에 비친 모습이 허상이란 사실을 깨달으면, 더욱 거대한 이야기가 전개된다. 거울 뒤편에서는 1953년 유전학이 수십억 개의 화학물질 가로대로 이루어진 비틀린 사다리인 DNA 이중나선을 증명했던 돌파구를 기점으로 생명의 이야기가 차근차근 펼쳐진다. 그런데 지난 10여 년간 유전자가 실제로 얼마나 활동적인지를 발견하면서 이야기는 폭발적으로 성장했다. 세포는 몸 구석구석에서 생명의 비밀을 현실로 만들어내고 있는 것이다.

• 세포는 자신에게 무엇이 좋은지 알고 있으며 좋은 것을 붙든다.

- 세포는 자신에게 무엇이 나쁜지 알고 있으며 나쁜 것을 피한다.
- 세포는 순간순간 전력으로 살아남는 데 집중한다.
- 세포는 다른 세포들이 행복한지 관찰한다.
- 세포는 저항하거나 판단하지 않고 현실에 적응한다.
- 세포는 가장 심오한 자연의 지성에 의지한다.

모든 세포에 해당되는 위 사항을 우리 인간에게도 똑같이 적용할 순 없을까? 혹시 과식하거나, 술에 탐닉하거나, 끊임없이 밀려드는 스트레스를 무작정 견디거나, 늦게까지 잠 못 이루고 있는가? 만약 건강한 세포라면 절대로 이런 선택은 하지 않는다.

그렇다면 세포와 인간 사이의 이와 같은 단절은 왜 생기는 걸까? 자연은 분명 인간이 세포처럼 건강하도록 인간을 설계했다. 즉 인간은 건강하지 않을 이유가 없는 것이다. 세포는 자연스럽게 매 순간 옳은 선택을 한다. 그렇다면 우리 인간도 세포처럼 매 순간 현명한 선택을 하려면 어떻게 해야 할까?

최근 연구 결과에서 밝혀진 흥미로운 사실은 유전자 활성이 큰 폭으로 **개선**될 수 있으며, 이렇게 되면 뿌리부터 진정한 행복이 가능하다는 점이다. 진정한 행복을 이루려면 통상적인 예방책만으로는 부족하다. 신유전학은 만성질환의 근본을 밝혀냈다. 수년 전 선택했던 생활방식은 현재의 몸 상태에 좋은 쪽으로든 나쁜 쪽으로든 근본적으로 영향을 미친다. 유전자는 우리가 매 순간 무엇을 선택하는지 계속 주시하고 있기 때문이다.

진정한 행복은 선택이 아닌 필수사항이다. 그리고 필자들은 여러분에게 이 점을 확신시킬 수 있다고 굳게 믿고 있다. 대다수가 잘 모르고 있지만 통상적인 행복에는 허점이 있는데, 자칫 노화와 만성질환, 비만, 우울증, 중독 등으로 빠져들 만큼 이 허점은 의외로 크다. 이 모든 위협을 상쇄하기 위한 노력들은 기껏해야 절반 정도만이 성공했을 뿐이다. 그렇기 때문에 이제 새로운 모델이 필요하다. 여기 한 여인이 경험했던 상황을 소개하려 한다.

노화를 자초한 어리석은 선택

처음 양쪽 엉덩이에 통증을 느꼈을 때만 해도 루스 앤은 그 느낌을 그냥 무시해버렸다. 59세였던 그녀는 평소 건강한 몸을 내심 자랑스러워했다. 루스 앤은 평소 충동을 잘 조절해왔고, 좋은 음식만 먹었으며, 야식도 멀리했다. 그녀는 한밤중에 냉장고로 달려가 아이스크림을 먹어버리고 죄책감에 시달리는 그런 사람이 아니었다. 담배도 피우지 않았고, 술도 거의 마시지 않았다. 찬장을 열어보면 항상 비타민과 영양보충제가 상비되어 있었다. 그리고 그녀는 최소 권고안보다 많게 매일 두 시간씩 격렬하게 운동했다. 그 덕분인지 곧 60대임에도 불구하고 완벽한 몸매를 자랑했는데, 그 점은 그녀의 주요 관심사였다.

그래서 그녀는 엉덩이 통증을 무시한 채 격렬한 운동을 계속했다. 2년 전에 처음 통증이 나타났을 때만 해도 좀 짜증스러운 수준이었지만, 점차 통증이 만성으로 변하며 트레드밀에서 달릴 때마다 고통을 주었다. 결국 통증을 가라앉히기 위해 매일 오후 거의 한 시간씩이나 누워 있어야 했던 그녀는 의사를 찾아가 엑스레이를 찍어보았는데, 결과는 참담했다. 퇴행성관절염이라는 진단을 받은 것이다. 의사는 조만간 고관절 인공관절 치환수술을 해야 한다고 했다.

관절염에는 여러 종류가 있기 때문에 정확한 원인은 알 수 없지만, 루스 앤은 나름대로 이유를 이렇게 설명했다. "운동에 그렇게 집착하지 말았어야 했어요. 나 자신을 너무 밀어붙인 대가를 치르는 셈이지요." 그녀는 실패했다는 자책감에 사로잡혔다. 내심 그녀는 '늙은이가 되는 것'을 최대한 미루기 위해 할 수 있는 모든 노력을 해왔다고 자부했다. 늙는다는 것이야말로 루스 앤이 가장 두려워하는 일이었기 때문이다. 그런데 이제 노화를 촉진하는 증상들이 봇물 터지듯 덮쳐왔다. 겉보기에는 여전히 삼십대로 보였지만, 사실 외모는 기만하기 쉽다. 현재 그녀는 원인 모를 피로감을 느꼈고, 수면이나 식사도 불규칙적으로 변해서 몇 주간 심각한 불면증에 시달렸다. 그리고 작은 스트레스가 낮은 수준의 불안감을 일으켰다. 루스 앤은 과거 이런 무기력증을 경험해본 적이 없었다. 머릿속에 '늙은 할머니'가 된 자신의 모습이 떠오를 때마다 당장 트레드밀로 뛰어 올라가 달리고 싶은 충동을 참을 수 없었다.

요컨대 루스 앤은 몸이 자신을 배신했다고 느꼈던 것이다. 하지만 세포의 입장에서 이 상황을 다시 한 번 생각해보자. 세포는 절대 스스로를 한계까지 밀어붙이지 않는다. 아주 작은 상처가 났다는 신호에도 세심하게 주의를 기울이며 복구체계를 가동한다. 세포는 휴식과 활동이 반복되는 자연의 주기에 순종한다. DNA에 깊이 새겨진 생명의 심오한 지식을 충실히 따르는 것이다. 통상적인 행복의 기준에서 볼 때 루스 앤의 행동은 꽤 괜찮은 선택처럼 보였을지 몰라도, 좀 더 근본적인 수준에서 보면 진정한 행복과는 거리가 먼 자기 몸의 지성과 단절된 상태였던 것이다.

여러분에게 설명할 긍정적인 요소가 너무나 많기 때문에 부정적인 측면은 딱 한 번만 언급하기로 한다. 행복을 위협하는 주요 요소인 질병과 노화는 안타깝게도 항상 존재한다. 눈에 보이지도 않고 알 수도 없지만, 현재 아무리 건강한 몸이라도 하루하루 조금씩 약해지고 있다는 걸 부인할 순 없다. 미시적 수준의 비정상적인 과정은 우리 몸 어디서나 일어나고 있다. 세포 안의 미세하고 비정상적인 현상은 분자 덩어리나 효소 하나의 형태에만 영향을 미치므로 탐지하는 게 거의 불가능하다. 이런 비정상적인 현상은 너무나 미시적이라 통증이나 고통, 애매한 불편함으로 나타나지 않으며, 아주 작은 증상으로 발현하는 데까지도 무려 수년이 걸릴 수 있다. 하지만 아무리 그렇다고 해도 루스 앤이 그랬듯이, 결국 몸이 이 달갑지 않은 뉴스를 전하게 될 날은 누구에게나 반드시 찾아온다.

이 책은 바로 그런 날이 오게 될 상황을 수년 또는 수십 년 뒤로 미룰 수 있는 방법을 알려주려는 것이다. 뿌리부터 진정한 행복은 현실적으로 얼마든지 가능하며, 가장 흥미로운 건 자기관리 혁명의 전주곡에 지나지 않는다. 이 혁명의 개척자가 되어보자. 몸과 마음 그리고 영성에 관해 깨닫는 것은 스스로 원하는 미래를 설계하기 위한 가장 중요한 단계다. 이제 설명하겠지만, 유전자는 이 모든 영역에서 중요한 역할을 수행한다.

슈퍼유전자가 된 인간의 유전체

우리의 행복을 갉아먹는 위협들은 끈질기게 이어지고 있다. 지금 당장은 안전하다고 생각할지 몰라도 미래에는 어떻게 될까? 바로 유전자가 이 문제를 해결해줄 수 있다. 유전자는 과거의 잘못된 선택을 올바른 방향으로 바꾸고, 우리가 삶을 지탱하는 선택을 하도록 이끌어줄 수 있다. 가장 먼저 해야 할 일은 **세포**에 집중하는 것이다. 우리 몸은 아주 대략적으로 추정할 때 50조에서 1백조 개에 이르는 세포로 이루어졌다. 아기를 갖겠다고 생각하는 일부터 햄 샌드위치를 소화시킬 때 침입한 세균을 막아내는 일에 이르기까지, 세포의 특별한 능력과 무관한 과정은 단 하나도 없다. 이러한 세포의 '뇌'인 **DNA**는 모든 과정을 책임지므로 세포는 DNA가 완벽하게 역할을 수행하고 있는지 살펴야 한다. 건강한 사람은 이 기능의 99.9% 이상이 완벽하게 작동하고 있다. 아주 드문 예외인 나머지 0.1%가 문제를 일으키는 것이다.

세포 안에 단단하게 접혀 있는 DNA는 놀라울 정도로 아름다운 화학물질과 단백질의 복잡한 조합으로, 지구상 모든 생명체의 과거와 현재 그리고 미래를 담고 있다. 인간의 피부 표면과 장 안쪽을 도배하고 있는 수백조 마리의 세균들도 우리 몸에 꼭 필요한 존재다. 장내 미생물들은 미생물 군집이라는 집단을 형성한다. 장내 미생물이 인간의 소화작용을 돕는다는 사실은 이미 널리 알려졌다. 하지만 최근 미생물 군집의 중요성이 한층 더 주목을 받고 있는데, 그 이유는 우리 몸 세포의 90%를 차지하는, 어마어마한 세균의 양 때문이다.

더 중요한 점은 세균 DNA가 수십억 년의 세월을 거치면서 인간 DNA의 일부가 되었다는 사실이다. 인간 유전자 정보의 90%가량이 세균으로부터 온 것으로 추정된다. 인간의 조상은 미생물이었고, 미생물은 여러 방법을 통해 우리의 세포 구조 안에 굳건히 정착했다.

인간의 몸에는 대략 100조 마리 이상의 세균이 살고 있다. 따로 분리해서 건조 중량을 측정하면 1.4~2.3kg 정도다. 보유하고 있는 유전자 수를 헤아려보면 인간 세포의 유전자 수가 2만3천 개인데 비해, 다양한 장내 미생물군이 가진 유전자 수는 무려 1백만 개에 이른다. 인간을 식민지화해버린 미생물들에게 있어 우리 인간은 아주 섬세한 숙주인 셈이다. 앞으로 이들이 의학과 건강에 미칠 영향은 꽤 엄청난 충격이 될 것이고, 탐험은 이제 막 시작되었다. 어쨌든 한 가지는 분명하다. 원래보다 열 배나 더 확장된 인간 유전체는 슈퍼유전자가 되었다는 사실이다. 우리의 이야기 속으로 들어온 미생물들 덕분에 지구의 28억 년짜리 유전적 재산이 현재 우리 안에 살아 숨 쉬고 있다. 유전학적 측면에서 태초의 물질 대부분은 아직도 인간의 몸속 세포에서 번창하는 중이다.

DNA가 생명체의 역사 전체를 담고 있다는 사실은 DNA에게 엄청난 책임감을 지웠다. 단 한 번의 실수로도 종 전체가 멸종될 수 있기 때문이다. 이 사실을 깨달은 유전학자들은 수십 년 동안 DNA가 안정적인 물질이라고 생각해왔다. 몸의 방어체계가 놓친 실수로 DNA가 불안정해지는 상황이야말로 가장 심각한 위협이 될 수 있기 때문이다. 하지만 이제 DNA가 인간의 삶에서 일어나는 모든 일들에 반응하고 있다는 사실을 깨닫게 되었다. 그리고 이러한 깨달음은 과학이 이제 막 이해하기 시작한 수많은 새로운 가능성들을 활짝 열어주고 있다.

그녀가 암을 이겨낸 비밀

누군가는 자신이 유전자의 희생양이라고 생각하며, 또 다른 누군가는 유전자로 인해 구원받기도 한다. 그런데 이 두 가지 경우를 모두 경험한 여인이 있다. 사스키아는 사십대 후반에 유방암 진단을 받았는데, 이때 이미 암이 뼈를 포함한 전신으로 전이된 상태였다. 병마와 사투를 벌이던 그녀는 최근 항암 화학요법을 받지 않고 면역력을 증가시켜 병을 치료하는 면역치료를 받았다. 또 일주일 동안 명상, 요가, 마사지, 그 외 다른 대체치료법으로 스스로를 관리하는 방법도 배웠다.

사스키아는 초프라 센터에서 일주일간 교육을 받은 뒤, 이전에 비해 자신의 몸과 더 나은 방식으로 연결되었다고 느꼈다. 스스로도 치료를 잘 받았다고 생각했고, 특히 마사지 치료사들의 친절한 태도를 칭찬했다. 일주일 후 그녀는 뼈의 통증이 사라졌다고 말했으며, 감정적으로나 신체적으로 이전보다 훨씬 가벼워진 채 집으로 돌아갔다. 최근 사스키아는 이메일로 그녀에게 나타난 변화에 관해 알려주었다.

집으로 돌아간 다음 날 나는 PET/CT 스캔을 찍었습니다. 지난번에 찍은 이후로 4개월 만이었죠. 그리고 그 다음 주에 담당 의사를 만났습니다. 최악의 상황에 대비하면서도 검사 결과가 얼마나 나쁘게 나오건 간에 나는 더 나아진 것처럼 느끼고 있으니, 그게 제일 중요하다고 되뇌었습니다. 하지만 의사는 나쁜 소식 대신 내게 이렇게 짧은 기간에 항암제를 복용하지 않고도 이런 결과가 나타난 사례를 본 적이 없다고 말했습니다… 의사는 매우 놀랐고, 내가 그동안 어떻게 지냈는지 너무 궁금해했습니다!

나는 의사에게 초프라 센터에서 명상, 요가, 마사지 교육을 받았고, 식단을 바꾸었으며, 지난 몇 달간 남편이 얼마나 내게 헌신적이었는지 설명했습니다. 나는 이 모든 것들이 모여 나를 치유했다고 믿습니다.

기본적으로 간에 전이됐던 암이 사라졌을 뿐만 아니라 전신의 림프샘에 퍼져 있던 전이암도 없어졌다고 의사는 말했습니다. 뼈에 전이됐던 암도 절반 이상이 사라졌다고 했습니다. 남아 있는 뼈 전이암도 크기가 아주 작아졌다고 합니다. 목 왼쪽 림프샘에 새로운 전이암이 하나 생겼지만, 몸 전체가 놀랄 만큼 호전되어서 의사가 보기에는 별로 걱정스럽지 않다고 합니다. 의사는 지금까지 하던 대로만 잘하라고 격려해주었습니다.

이런 이야기를 들은 사람들의 반응은 크게 두 가지로 나뉜다. 하나는 무시해버리는 태도로, 주로 의학계의 일반적인 반응이다.

사스키아의 사례를 들으면 종양학자들 대부분은 전체 통계에는 영향을 미칠 수 없는, 그저 암 치료와 생존기에 관한 의미 없는 일화가 또 하나 탄생한 것에 불과하다며 무시해버린다. 그들의 입장에서 암은 숫자 게임이다. 따라서 수천 명의 환자에게 동일하게 일어나는 일이 중요하지, 환자 한 명에게 일어나는 일 따윈 그들에게 아무런 의미가 없는 것이다.

사스키아의 사례에 대한 또 다른 반응은 그녀의 상황 변화가 어떻게 놀라운 결과로 이어졌는지에 대해 탐구하려는 태도다. 유전자 발현에 영향을 미쳤을지도 모를 사스키아의 변화를 모두 나열해보면 다음과 같다.

- 질병에 대한 태도를 바꿨다.
- 낙관적으로 태도를 바꿨다.
- 뼈의 통증이 감소했다.
- 남편에게 정신적인 지지를 받았다.
- 심신 커넥션에 대한 새로운 지식을 얻었다.
- 일상에 명상, 요가, 마사지 같은 새로운 생활방식을 넣었다.
- 치료 마사지와 다른 치료법의 도움을 받았다.

이 목록의 내용은 범주가 상당히 다양하고, 한두 가지 항목만이 현재의 표준 암 치료법에 부합되는 것처럼 보인다. 하지만 이 항목 전체를 꿰뚫는 공통점이 있다. 바로 새로운 메시지가 사스키아의 뇌와 유전자로 전달됐다는 점이다. 만약 의학이 이 메시지를 해독해낼 수 있다면 치유의 신비에 한 발 더 다가설 수 있을지 모른다. 환자를 치료하는 의사의 입장에서는 진정한 치유자는 몸 그 자체라는 사실을 인정하기가 힘겨울 수도 있다. 몸이 스스로 치유하기 위해 원자와 분자를 어떻게 다루는지에 대해서는 아직 풀리지 않은 수수께끼다.

앞으로 몇 달 또는 몇 년 뒤 사스키아에게 무슨 일이 일어날지에 대해서는 섣불리 예측할 수 없다. 필자들 또한 기적의 치료법 같은 것을 홍보하려는 게 아니다. **기적**이라는 단어는 몸이 어떻게 움직이는지 설명하는 데 별로 적절한 단어가 아니라는 점을 필자들은 너무나 잘 알고 있다.

다만 하루를 보내는 중에 유전자 수준에서 보내는 메시지의 흐름을 들을 수 있다면, 아마도 다음과 같은 메시지를 듣게 될 것이다.

- 지금 하는 일을 계속하라.
- 변화를 무시하거나 거부하라.
- 문젯거리는 치워버려라. 알고 싶지도 않다.
- 삶을 즐겨라.
- 힘든 일과 고통을 피하라.
- 네가 알아서 해라. 난 신경 쓰기 싫다.

메신저를 이용할 때처럼 메시지를 명확한 단어로 옮기는 건 아니므로, 대개는 자신이 유전자에게 계속 이런 말을 하는 것조차 모른다. 하지만 **의도** 자체는 명확하다. 즉 세포는 우리가 말하는 것이 아니라 원하는 것에 반응하는 것이다. 수십 년간 우리 몸이 자동으로 거의 완벽하게 움직였다는 점에서 우리 모두는 행운아라 할 수 있다. 하지만 그저 알아서 움직여주는 것만으로는 부족하다. 우리는 행복에 직접 관여해야 하고, 그러려면 의식적으로 유전자에게 메시지를 보내야만 한다. 진정한 행복을 위해서는 의식적인 **선택**이 필요하기 때문이다. 우리가 올바른 선택을 할 때 유전자도 우리가 원하는 바를 얻을 수 있도록 도와준다.

이것이 바로 필자들이 독자들에게 전하고 싶은 그리고 독자들의 이야기가 되기를 바라는 새로운 이야기다. 변화를 위해 유전자를 적극 이용하면 유전자는 **슈퍼유전자**로 변한다. 독자들 모두가 슈퍼유전자를 만드는 목표에 도달할 수 있도록 세 부분으로 이 책을 구성했다.

1부 신유전학이 몰고 온 변화의 새바람은 신유전학이 발견한 새로운 지식과 생물학, 진화, 유전 그리고 인간의 몸 자체를 바꾸는 혁명에 관해 설명한다.

2부 진정한 행복은 현명한 생활방식에서는 최소한의 노력으로 실제로 변할 수 있는 방법에 관해 생활 속 주요 6가지 측면에 걸쳐 상세히 알려준다.

3부 스스로 이끌어내는 진화 혁명은 모든 성장과 변화의 근원인 인식에 관해 설명한다. 스스로 인지하지도 못하는 대상을 바꿀 순 없다. 따라서 모든 것을 인지할 수 있어야 스스로 이끌어나가는 변화가 일어난다.

여기에 새로운 지도가 주어졌다. 그리고 이제부터 우리는 여행을 떠날 것이다. 지도에는 조사해야 할 영역이 표시되어 있지만, 그 영토에 들어서지 않는 한 실재가 아니다. 이 여행의 독특한 점은 각각의 단계가 독자 여러분의 현실을 직접 변화시켜줄 만한 커다란 잠재력을 지녔다는 점이다. 이보다 더 매혹적이고 보람찬 일은 아마 없을 것이다.

DNA가 아직 그 비밀을 드러내기 전인 거의 1000년 전 신비주의자인 페르시아 시인 루미Rumi도 같은 여정을 겪었던 것 같다. 루미는 어깨너머로 우리에게 길이 향하는 곳을 이렇게 일러주었다.

빛 속에서 춤추는 티끌처럼
우리의 춤도 그러하리
내면의 노래에 귀 기울이지 않으니
상관없으리
생명의 춤은 계속되고
태양의 찬란함 속에
신이 숨어 있으니

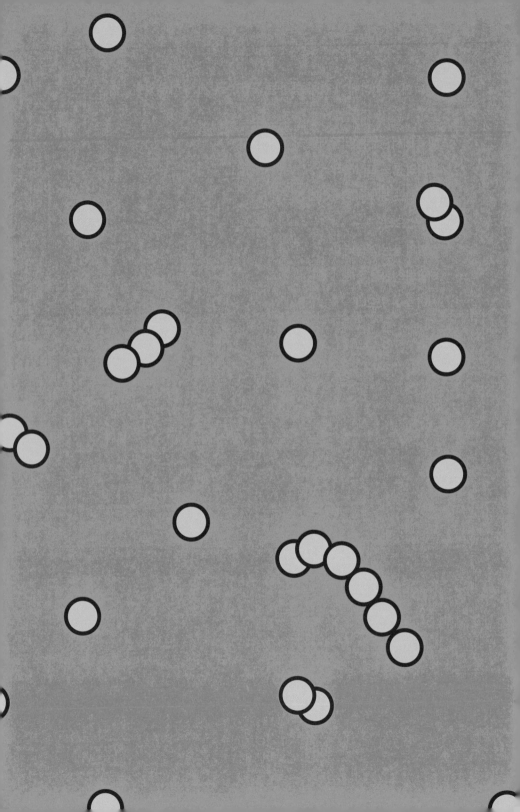

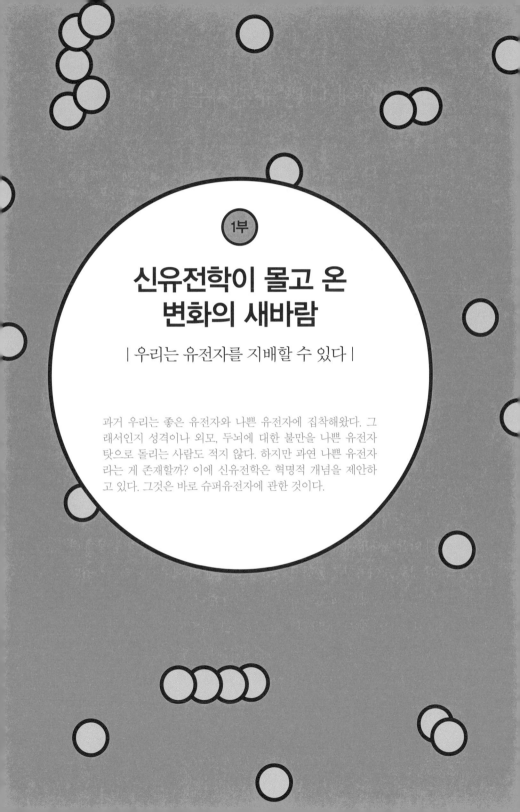

신유전학이 몰고 온
변화의 새바람

| 우리는 유전자를 지배할 수 있다 |

과거 우리는 좋은 유전자와 나쁜 유전자에 집착해왔다. 그
래서인지 성격이나 외모, 두뇌에 대한 불만을 나쁜 유전자
탓으로 돌리는 사람도 적지 않다. 하지만 과연 나쁜 유전자
라는 게 존재할까? 이에 신유전학은 혁명적 개념을 제안하
고 있다. 그것은 바로 슈퍼유전자에 관한 것이다.

1장 | 세상에 나쁜 유전자는 없다

 인간은 과연 부모로부터 물려받은 존재의 지속에 불과할까? 신유전학은 아니라고 당당하게 말한다. 유전체는 우리의 선택에 지속적으로 반응하며, 유전자 활성은 상상 이상으로 매우 유동적이다. 따라서 매일의 생활 방식은 유전자 수준에 지대한 영향을 미치고 있다.

현재 진행 중인 유전학 혁명 덕분에 인간을 행복하게 해줄 아주 강력하고 새로운 동맹이 나타났다. DNA에 생명의 암호가 들어 있다는 건 이미 널리 알려진 사실이다. 하지만 인간이 유전자를 **이용**할 수 있다는 사실은 전혀 새로운 이야기다. DNA는 결코 굳게 잠겨 있지 않다. 앞서 설명한 대로 '유전자는 곧 운명'이라는 낡은 신념은 이제 더 이상 절대명제가 아니다. 신유전학은 DNA의 무한한 가능성에 대해 새로운 이야기를 들려주고 있다. 하지만 이 이야기를 이해하려면 놀랍도록 복잡한 DNA에 대해 알아야만 한다.

지구 생명체의 진화는 **데옥시리보핵산**, 즉 **DNA** 안에 응축되었다. 외가닥 DNA는 길이만 해도 3m에 이르지만, 부피가 2~3 입방 마이크론[1]밖에 안 되는 세포핵 안에 들어 있다. 단백질을 만들거나 유전자 활성을 조절하는 DNA 복제물인 리보핵산(RNA)과 단백질의 청사진인 유전자는 인간의 DNA 중 단 3%에 불과하다. RNA와 단백질, 지방, 물 그리고 우호적인 미생물 군집이 어우러져 인간의 몸을 구성하고 있다. 유전학자가 바라보는 인간은 DNA를 바탕으로 만들어진 아주 복잡한 집단이며, 끊임없이 재구축되는 구조물이다.

몸의 상부구조는 우리가 어떻게 살아가는지에 따라 항상 바뀐다. 즉 대부분의 사람들이 믿거나 알고 있는 사실과는 정 반대로 유전자 발현은 쉽게 변화한다. 흔히 '그 녀석은 제 부모랑 똑 닮았어', '부전자전이군', '어쩜 제 아비랑 아주 판박이야'라고 말한다. 그런데 이런 표현들은 과연 얼마큼의 진실을 내포하고 있을까? 인간은 정말로 아주 작은 변화만을 허용하는 생명작용을 반복하는, 부모가 물려준 존재의 지속에 불과한 걸까?

이 물음에 대해 신유전학은 아니라고 대답한다. 우리의 모든 선택에 반응하는 뇌처럼, 인간의 유전체도 우리의 선택에 계속해서 반응한다. 물론 부모가 물려준 유전자는 평생 변하지 않는 독특한 청사진이며, 새로운 유전자로 바뀌지도 않는다. 하지만 **유전자 활성**은 유동적이며, 심지어 변화하는 속도도 빠르다. 유전자는 자신에게 불리한 변화에 대해 예민하기 때문에 다이어트나 질병, 스트레스 같은 요인으로도 얼마든지 유전자 활성이 달라질 수 있다. 따라서 매일의 생활 방식은 유전자 수준에 지대한 영향을 미치게 된다. 몸의 지성이 물리적인 형태를 갖추려면 반드시 유전자 발현을 거쳐야만 한다. 앞으로

1_1마이크론은 1백만분의 1m, 대략 1백만분의 1yd다.

자세히 설명하겠지만, 더 놀라운 사실은 오늘 우리의 선택이 먼 미래의 자녀와 손자의 행복에까지 영향을 미친다는 점이다.

인간의 유전체는 DNA와 DNA를 지지하고 '완충해주는' 특별한 단백질로 이루어진다. DNA 자체는 네 종류의 화학염기로 구성되며, 네 염기가 쌍을 이루어 이중나선의 가로대를 구성한다.

네 염기는 아데닌(A), 티민(T), 시토신(C), 구아닌(G)이다. 이 네 종류의 염기가 지구상 모든 생명체를 책임지고 있다는 게 놀라울 뿐이다. 여기서 우리는 단순성에서 발생하는 복잡성을 엿볼 수 있다. A는 T와, C는 G와 짝을 이룬다. 인간의 독특한 유전체는 부모로부터 각각 30억 개의 염기를 받아 만들어진다. 30억 개의 염기는 23개의 염색체에 나눠 들어가며, 염색체는 1에서 22까지 번호가 매겨진 염색체와 성염색체인 X와 Y 염색체가 있다. 어머니는 항상 자녀에게 X 염색체를 물려준다. 따라서 만약 아버지가 Y 염색체를 물려주면 아기는 남성이 되고, X 염색체를 물려주면 여성이 된다. 부모가 자녀에게 각각 염색체 23개, 30억 개의 염기가 들어 있는 DNA를 물려주므로, 자녀의 세포는 총 46개의 염색체, 60억 개의 염기를 갖는다. 이 사실만으로도 자연이 단 네 개의 염기만으로 나방과 쥐, 모차르트까지 만들어낼 수 있는 건축 재료를 얼마나 넉넉하게 마련했는지 알 수 있을 것이다.

2003년 완성된 획기적인 인간게놈프로젝트(Human Genome Project)와 그에 따른 후속 연구들은 놀랍다 못해 당혹스러운 결과를 내놓았다. 인간의 유전체에는 약 2만3천 개의 유전자가 있는데, 이는 과학자들의 예상보다 훨씬 적은 수였다. 우리는 **호모 사피엔스가**

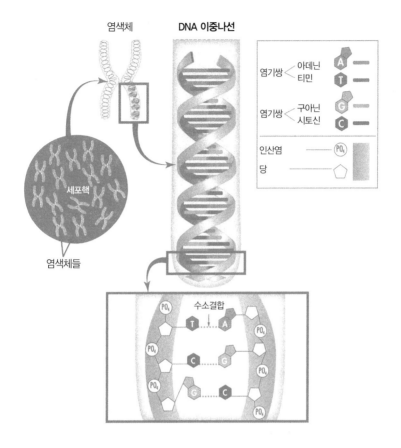

이 지구상에서 가장 진화한 생물이라고 여겨왔다. 하지만 만약 유전자 수를 진화의 척도로 삼는다면 쌀에게도 밀려날 판이다. 왜냐하면 쌀은 인간보다 더 많은 유전자를 가진 생물이기 때문이다. 염색체 12쌍 안에 무려 5만5천 개의 유전자를 갖고 있다! 쌀 같은 곡물보다도 유전자 수에서 부족한 인간이 어떻게 지금까지 그 어떤 생물보다 우월한 위치를 차지해온 걸까? 그 답은 인간의 유전자가 얼마나 효율적인지 그리고 각각의 유전자가 얼마나 다양한 단백질을 많이 만들어낼 수 있는지에 있다. 바로 **유전자 발현**이 해답의 열쇠인 것이다.

쌀과 비교해볼 때, 인간의 유전자는 같은 단백질이라도 다양한 형태를 만들어낼 수 있고, 이 단백질들은 세포를 만들거나 대사조절을 하는 등 몸의 여러 곳에서 조금씩 다른 역할을 수행한다. 인간의 DNA가 진화한 덕분에 우리는 적은 유전자로 더 다양한 생물기능을 발휘한다. 규모의 경제(economy of scale)와 더불어 중복성(redundancy)[2]은 진화의 규칙이다. 인간의 유전자는 말하자면 본전을 뽑기 위해 아직도 진화하고 있다. 게다가 인간 종족의 생존에 가장 중요한 유전자는 해로운 돌연변이로 인해 망가질 경우를 대비해서 여러 개의 예비 유전자가 만들어져 있다. 효율성과 미래를 내다보는 준비성에서 인간을 따라올 만한 생물은 가히 없다!

인간을 더욱 특별하게 만드는 것

몇 가지 기본적인 사실만 살펴봐도 인간의 유전자 구조는 두 가지 면에서 아주 특별하다. 첫째, 타고난 유전자 자체가 독특하다. 일란성 쌍둥이가 아닌 다음에야 똑같은 유전자를 소유한 사람은 없다. 둘째, 바로 지금 유전자가 무엇을 하는지가 개인마다 달라 독특하다. 지금 이 순간의 유전자 활성은 개인마다 다르기 때문에 인간 각자가 자기 이야기를 써나가는 작가인 셈이다. 일상적인 생활방식을 선택한 결

2_ 예비품을 만들어 생존이 단 하나의 유전자체계에만 의존하지 않도록 대비하는 것.

과, 예컨대 '운동하러 가는가, 아니면 집에 있는가?', '직장에서 험담하기를 좋아하는가, 아니면 남의 일이라며 신경 쓰지 않는가?', '자선단체에 기부하는가, 아니면 내 계좌를 불리는가?'와 같은 다양한 상황에서 내린 선택의 결과는 단 하나의 질문, 즉 우리가 우리 유전자에게 무엇을 하도록 요구하는지에 달려 있다. 인간과 인간의 유전체 사이에는 우리의 현재와 미래가 걸린 결정인자가 왔다 갔다 하면서 시소게임을 벌이고 있는 것이다.

각 개인이 특별한 존재라는 걸 증명하기 위해 굳이 전체 유전체까지 들먹일 필요는 없다. 부모가 각 자녀에게 물려준 DNA를 구성하는 염기 30억 개는 표준 인간 DNA와 비교할 때 염기 1000개당 1개 꼴로 다양성을 보인다. 즉 부모는 각각의 자녀에게 대략 3백만 개의 변이가 있는 DNA를 물려주는 셈이다. 드문 일이기는 하지만, DNA 변이주(variant)는 때때로 특정 질병에 걸리게 하거나, 병에 걸릴 위험률을 높이기도 한다. 예를 들어 30억 개의 이중나선 염기 중 하나가 부모는 A인데 자녀는 T로 변이했을 수도 있다. 바로 이러한 다양성 때문에 부모는 알츠하이머병이나 특정 암에 취약해도, 자녀는 부모와 달리 해당 질병에 대한 위험도가 낮을 수도 있다.

대중의 인식과 달리 '질병 유전자' 같은 건 없다. 모든 유전자는 **좋은** 유전자이며, 몸에 필요한 정상적인 기능을 수행한다. 다만 문제를 일으키는 것은 **유전자변이주**다. 긍정적인 측면에서 볼 때 질병에 대한 저항력을 높여주는 돌연변이도 분명 존재한다. 예를 들어 심장병에 대해 완벽한 면역력을 가진 아주 희귀한 가계가 있다고 가정해보자. 이 가족은 아무리 기름진 음식을 먹어도 콜레스테롤이 혈중 지방으로 바뀌지 않아 혈관 벽에 플라크가 쌓이지 않는다. 유전학자는 이런 사람들을 연구해서 심장병에 대한 저항력이라는 선물을 가져다 준 변이주를 찾아낸다. 같은 방법으로 조발성 알츠하이머병이 가계 전체에 나타나는 아주 희귀한 사람들도 찾아서, 이런 최악의 결과를 일으키는 유전적 원인을 찾아내기 위해 연구하고 있다.

필자들 중 루돌프 탄지는 유전학 혁명 초기의 선도적 연구에 참여했던 행운아다. 당시 이십대 초반이던 루돌프 탄지Rudolph Tanzi와 제임스 구슬라James Gusella는 매사추세츠 종합병원에서 인간 유전체 지도를 만드는 첫 번째 연구를 수행하면서, 유전체에서 자연적으로 발생한 DNA 변이주를 추적해서 질병을 일으키는 유전자를 밝혀낸 세계 최초의 연구자가 되었다. 탄지와 구슬라의 기념비적인 연구는 헌팅턴병(Huntington's disease)과 관련된 유전자가 4번 염색체에 있다는 사실을 밝혀냈다. 과거 헌팅턴병은 원인 불명의 치명적인 질병이었다.

흔한 변이주는 인간 집단에서 10% 넘게 나타나기도 하지만, 희귀한 변이주 중에는 산발적인 돌연변이도 있다. 유전적 변이는 특정 질병에 걸리게 하거나 특정 행동을 유발할 수 있어서, 연구는 보통 알츠하이머병이나 우울증에 유전자가 얼마나 영향을 미칠지에 집중되고 있다. 다른 변이주는 적어도 현재까지 밝혀진 바로는 인간의 진화에 아무런 영향도 미치지 않았다. 각 개인의 DNA '지문'은 물려받은 유전자변이주로 결정된다. 그리고 DNA 지문은 우리 몸속에 존재하는 수백, 수천 개의 다양한 단백질의 구조와 기능을 결정한다.

푸른 눈동자나 금발 머리처럼 변치 않는 특징을 부여하는 변이주는 이입유전자의 변이주로 추측되는데, 그 수는 전체의 5% 이하로 극소수다. 하지만 건강과 개성에 관련된 유전자는 대부분 불변의 운명과는 거리가 멀다. 이런 유전자는 DNA와 행동, 환경의 무한한 상호작용에 유동적으로 반응한다.

2015년 〈네이처 메디신Nature Medicine〉에 발표된 자폐증 연구 결과는 이 같은 사실을 뒷받침해준다. 자폐증은 종류가 많다기보다는 증상이 너무나 다양해서 이해하기 어려운 질병인데, 루돌프 탄지는 꾸준히 자폐증을 연구해왔다. 대중매체에서 자주 언급했던 자폐아는 주로 외부자극에 전혀 반응하지 않는 매우 내성적인 상태다. 자기 자신에게 완전히 파묻혀서 로봇 같은 동작을 반복하면서 몸을 배배 꼬기도 한다. 감정은 억제되거나 존재하지 않는다. 이들의 부모는 필사적으로 아이의 껍질을 깨트리려 노력한다.

하지만 현실은 좀 다르다. 두 명의 자폐아를 키우는 가정의 부모는 두 아이의 행동이 전혀 다르다는 말을 자주 한다. 자폐아 형제의 유전자를 연구한 최근 연구 결과는 이 말이 사실임을 확인해주고 있다. 연구자는 자폐 진단을 받은 자녀 두 명을 키우는 85개 가족을 조사했다. 유전체범위 연관성검사(genome-wide association screen)와 전체유전체서열결정법(whole genome sequencing)을 이용하면 인간의 유전체에 있는 수백만 개의 DNA 변이주를 관찰할 수 있다. 연구는 유전적으로 자폐증 발병 위험을 높이는 특정 변이주 100개를 집중적으로 연구했다. 놀랍게도 자폐 진단을 받은 형제자매의 30%만이 똑같은 DNA 돌연변이가 있었고, 나머지 70%는 달랐다. 똑같은 돌연변이가 있는 경우에는 둘이 비슷한 행동을 보였다. 하지만 70%에 해당하는 다른 돌연변이가 있는 형제자매는 전혀 다른 행동

양상을 보였다. 이 결과는 각 개인이 독특하므로 자폐증도 독특하다는 점을 증명해준다. 따라서 아무리 많은 자폐아의 유전체를 조사한다고 해도 자폐증의 생물학적 근거를 찾아내기란 아마도 매우 어려울 것이다.

불행히도 자폐증의 예측은 어려우므로 우리는 다시 불확실한 상태로 되돌아올 수밖에 없다. 4인 이상의 가족이 자폐증을 앓는 자녀 두 명을 키우게 될 확률은 1만분의 1 정도로 아주 낮다. 〈뉴욕타임스〉 기사를 보면, 심각한 자폐증을 앓는 자녀와 정상인 자녀를 한 명씩 둔 캐나다인 부부가 셋째를 낳으려고 의사와 상담했다고 한다. 이 부부의 셋째 아이가 자폐증을 앓을 확률은 과연 얼마나 될까? 병원에서는 자폐증을 앓는 첫째 아이의 유전체를 조사해서 결론을 유추했다. 그랬더니 셋째 아이가 자폐증을 앓을 확률은 아주 낮았고, 혹시라도 자폐증을 앓더라도 증상이 매우 경미할 거라는 결론이 나왔다.

하지만 실제로 이 부부의 셋째 아이는 심각한 자폐아였다. 그리고 큰 아이와 셋째 아이의 행동은 전혀 달랐다. 말하자면 한 아이는 낯선 사람을 보면 그를 향해 다가가고, 다른 아이는 뒤로 숨었다. 한 아이는 컴퓨터를 좋아하지만, 다른 아이는 전혀 관심이 없었다. 한 아이는 사방으로 뛰어다니는 반면, 다른 아이는 한곳에 가만히 앉아 있는 편이었다.

이것이 바로 다양성의 결과다. 가계 구성원의 유전자 표본을 아무리 많이 조사한들 다음에 태어날 자녀를 정확하게 예측하기란 힘들며, 이는 비단 자폐증뿐만 아니라 다른 일반적인 성향도 마찬가지다.

유전자가 희소한 질병을 유발하는 사례처럼 유전자가 뭔가를 결정한다는 것은 명백한 사실이지만, 소위 물려받은 유전자변이주의 대부분은 질병에 대한 **감수성** 정도에만 관여할 뿐이다. 특정 행동이나 개성에 대한 유전적 성향 역시 마찬가지다. 말하자면 우리가 무엇을 하고 경험하며 세계를 어떻게 바라보는지와 함께, 어떤 환경에 노출되었는지가 우리가 물려받은 유전자의 실제 발현 결과에 강력한 영향을 미치는 것이다. 우리가 스스로 유전자 발현에 얼마나 영향력을 행사할 수 있는지는 아직 아무도 모른다. 하지만 우리가 행사하는 영향력은 항상 우리 자신에게 영향을 미치므로, 스스로 행사하는 영향력이 중요하다는 점만은 의심의 여지가 없다.

현재는 네안데르탈인의 유해에서 유전체를 재구성해낼 수 있게 되었지만, 아무리 정밀하게 네안데르탈인 유전자를 연구해도 앞으로 다가올 인간의 진화에 대한 단서는 찾아낼 수 없을 것이다. 수학이나 과학 유전자 같은 건 없다. 모차르트의 유전자와 아마추어 바이올린 연주자의 유전자를 아무리 비교해도 어느 유전자가 천재 음악가의 것인지 구분할 수 없을 것이다. 심지어 가장 기본적인 예측조차 간단하지 않다. 임신한 어머니는 앞으로 자녀의 키가 얼마나 클지 궁금할 수 있다. 하지만 신장과 연관된 단일 유전자는 없다. 지금까지의 연구 결과만 두고 볼 때 신장과 연관된 유전자는 20개 이상이다. 이 20여 개의 유전자가 어떻게 발현될지 추측은 해볼 수 있겠지만, 아마도 정답률은 50%를 넘기 어려울 것이다. 어머니와 아기의 영양 상태 같은 환경요소가 나머지 절반에 영향을 미치기 때문이다.

백번 양보해서 언젠가는 유전학이 슈퍼컴퓨터를 이용해서 연관된 모든 물리적 요소를 계산해낼 거라고 가정해보자. 하지만 그 모든 데

이터를 고려한다고 해도 예상치 못했던 일들은 항상 벌어지므로, 성인이 된 아이의 키가 얼마나 될지 예측하기는 여전히 어려울 것이다. 지속적으로 학대를 받은 어린이의 성장이 멈추는 사회심리적 왜소발육증(psychological dwarfism)을 예로 들 수 있다. 감정적으로 크게 손상되었다고 하는 심리적인 요인이 신체적인 발현으로 드러난, 심신 커넥션을 보여주는 사례다. 요약하면 DNA 기본 구성요소는 쓸 수 있는 '단어'가 헤아릴 수 없이 많은데, 꼭 집어 이 단어가 무엇일지는 알 수 없다.

때로는 삶의 경험이 개인의 DNA를 어떻게 바꾸는지 직접 확인할 수도 있다. 염색체 끝에는 **텔로미어**telomere라는 부분이 있어서 신발끈 끝부분의 팁처럼 염색체가 풀리지 않게 해준다. 나이가 들면서 세포분열을 반복할 때마다 이 텔로미어는 점점 짧아진다. 세포분열을 수십 번 반복하고 나면 텔로미어가 아주 짧아지고 세포는 노화한다. 즉 더 이상 세포분열을 할 수 없는 상태가 된다. 그러면 세포는 죽게 되고, 이 자리를 메울 새로운 세포도 없는 상황에 이른다.

이미 밝혀진 사실인데, 개인의 경험은 텔로미어에도 영향을 미친다고 한다. 듀크대학교 연구팀은 실험대상이 5세일 때와 10세일 때 각각 DNA 표본을 분석했다. 연구팀은 실험대상 중에 신체적 학대, 따돌림, 가정폭력을 겪은 어린이가 있다는 점을 인지하고 있었다. 이 중 가장 부정적이고 스트레스를 많이 받은 어린이의 텔로미어가 가장 빠르게 짧아졌다. 반면 운동과 명상으로 텔로미어의 길이를 늘일 수 있다는 연구 결과도 있다.

여기에는 심오한 뜻이 내포되어 있다. 바로 부모로부터 물려받은 선택된 DNA 변이주만이 장수에 영향을 미치는 건 아니라는 점이다. 바로 오늘 일어난 일이 내일 우리의 염색체 구조에 얼마든지 변화를 일으킬 수 있다. 신유전학을 탐색하는 데 있어 가장 매혹적인 지점은 삶의 경험과 유전자를 중심으로 맴도는 경로다. 인간은 매우 복잡한 존재이며, 유전자가 일상생활에 어떻게 반응하는지를 이해한다는 건 어려운 과제다. 하지만 이는 새로운 가능성과 함께 풀어야 할 수많은 수수께끼를 던져주며, 이어지는 내용에서 다룰 과제이기도 하다.

2장 | 운명은 얼마든지 바뀔 수 있다

9.11테러를 목격한 임신부의 아이들은 직접 테러를 목격하지 않았지만 스트레스 호르몬인 코르티솔 수치가 더 높았다. 왜 그럴까? 여기에 후성유전학의 비밀이 숨어 있다. 유전체를 건축가가 그린 생명의 설계도에 비유한다면 후성유전자는 기술자이며 시공자 그리고 설비관리자인 셈이다.

유전자는 고정된 것이 아니라 유동적이며, 변화하고 상호 연관되어 있다는 관점을 취하는 새로운 학문이 바로 **후성유전학**(epigenetics)이다. epi는 그리스어로 '~위에'라는 뜻이므로, 후성유전학은 유전학 상위의 그 뭔가를 연구하는 학문이다. 물리적인 측면에서 epi는 DNA 가닥을 완충해주고 변형시키는 단백질과 화학물질을 가리킨다. 우리 몸속에서 후성유전적 변형이 일어난 DNA를 **후성유전자**라고 한다. 바로 여기서 유전자의 스위치가 마치 전등 스위치처럼 켜지거나 꺼지고, 온도조절장치처럼 활성이 촉진되거나 억제되므로, 후성유전자 연구는 현재 가장 주목받고 있는 유전학 분야다. 우리가 만약 이런 스위치를 스스로 조절할 수 있다면 어떻게 될까? 안 그래도 모험가 기질이 충만한 유전학자들은 그 어마어마한 가능성을 상상하는 것만으로도 아찔해질 정도다.

후성유전자의 존재를 의심조차 하지 못했던 1950년대에, 영국 생물학자 콘래드 워딩턴Conrad Waddington은 최초로 배아에서 성숙한 시민이 되기까지 인간의 발생과정이 전적으로 DNA에만 얽매이지는 않는다고 주장했다. 유전자는 고정된(hardwired), 즉 변치 않는 것이라는 생각이 워낙 지배적이다 보니 환경의 영향에 반응한다는 기존과 상반된 개념인 '부드러운 유전(soft wiring)'이 받아들여지기까지는 수십 년이 걸렸다. 그럼에도 불구하고 점차 변칙적인 사례들이 명확하게 나타나면서 더 이상 무시할 수 없게 되었다. 똑같은 유전자를 갖고 태어나는 일란성 쌍둥이가 전형적인 사례다. 만약 DNA의 지배력이 그토록 강력하다면 일란성 쌍둥이는 최소한 생물적으로는 평생 똑같은 운명을 공유해야만 할 것이다.

하지만 그렇지 않았다. 똑같은 유전체 DNA를 가진 일란성 쌍둥이조차 세상에 대한 경험을 어떻게 유전자 활성으로 연결하는지에 따라 운명이 크게 달라졌다. 만약 주변에 일란성 쌍둥이가 있다면 그들이 얼마나 서로에 대해 다르다고 느끼는지 쉽게 알 수 있을 것이다. 인간을 창조하려면 똑같은 유전체 그 이상의 것이 필요하다. 즉 똑같은 설계도로 똑같은 건물을 두 채 지을 순 있지만, 내부의 형태에 따라 완전히 다른 건물이 될 수도 있다는 뜻이다. 조현병은 소위 유전적 요인이 있다고 알려졌지만, 일란성 쌍둥이 중 한 명에게 조현병이 발병했을 때, 다른 한 명도 발병할 확률은 50%에 불과하다. 이 수수께끼에 대해서는 더 많은 연구가 이루어져야 하겠지만, 적어도 '유전자는 곧 운명'이라는 말에 딜레마가 있다는 점을 알려주기에는 충분하다. 유전학자가 유전자 발현을 넘어서서 유전자 통제방법에 의문을 갖기 시작하면서 후성유전학이 탄생했다. 유전자 통제의 유연성은 생명체에게 주어진 가장 귀중한 재능이다.

몸의 모든 세포가 대체로 동일한 DNA 염기서열과 유전자 설계도를 가지고 있지만, 우리 몸속 200여 종의 세포는 서로 다른 구조와 역할이 있다. 현미경으로 들여다보면 신경세포와 심장세포는 그 형태부터 완전히 달라서 똑같은 DNA를 공유하고 있다고 보기 어렵다. 유전자는 성숙한 세포의 '아기' 격인 전구체, 즉 줄기세포에서 다양한 종류의 세포를 창조하도록 프로그램되어 있다. 골수에 저장된 줄기세포는 몇 달 간격으로 죽은 혈구세포를 대체할 세포를 만든다. 뇌도 줄기세포에서 새로운 신경세포를 평생 공급받는다. 나이가 들어도 가능한 한 활기찬 생활과 분별력을 유지하고 싶은 노인 세대에게는 꽤나 반가운 소식일 것이다.

부드러운(soft) 유전, 즉 획득형질유전에 관한 지식은 점차 밝혀지기 시작한 단계지만, 매 단계마다 놀라움을 안겨주고 있다. 2005년 연구 결과에서 마이클 스키너Michael Skinner 박사는 임신한 쥐에게 성기능을 손상을 일으키는 화학물질에 노출시켰다. 그러자 3대를 내려간 자손까지 불임이 되었다고 발표했다. 더 놀라운 사실은 수컷 쥐도 획득형질인 불임문제를 다음 세대까지 물려주었다는 점이다. 이는 부모가 가진 DNA 염기서열과 함께 DNA에 붙은 화학적 표지인 메틸기를 통해 전달된 것이다. 이는 결코 아주 먼 선대로부터 고정되어온 '단단한(hard)' 유전이 아니다.

DNA가 수십억 년 동안 이어온 진화의 저장고라면, 후성유전자는

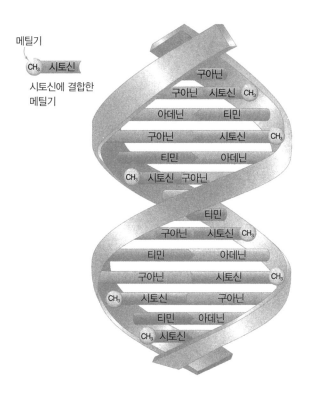

메틸기
CH₃ 시토신
시토신에 결합한
메틸기

구아닌
구아닌 시토신 CH₃
아데닌 티민
구아닌 시토신 CH₃
티민 아데닌
CH₃ 시토신 구아닌
티민
구아닌 시토신 CH₃
티민 아데닌
구아닌 시토신 CH₃
CH₃ 시토신 구아닌
티민 아데닌
CH₃ 시토신

아주 최근의 한두 세대 또는 몇 세대까지만 거슬러 올라가는 단기 유전자 활성의 저장고라 할 수 있다. 생물학 분야에서는 기억이 유전될 수 있다는 사실이 널리 알려져 있다. 물고기 조상의 지느러미뼈는 포유류의 발이나 인간의 손뼈와 구조가 똑같다. 물고기라는 종에서 곰, 너구리, 호모 사피엔스에 이르는 진화는 이 형태로 고정되는 데만 수백만 년의 세월이 걸렸으므로, 이런 형태의 기억은 명백히 고정불변의 단단한 유전이다. 하지만 후성유전학은 우리와 아버지 그리고 할머니, 즉 **개인**의 경험이라는 기억이 즉각적으로 후손에게 유전된다는 새로운 사실을 알려준다.

이는 신유전학 혁명의 가장 중요한 개념이다. 후성유전자는 유전자가 **경험**에 반응하게 한다. 인간이라는 존재가 그렇듯이 유전자 또한 고립된 존재가 아니라 세상에 열려 있다. 우리가 매일의 삶에 신체적으로 그리고 심리적으로 일으키는 반응은 부드러운 유전을 통해 후손에게 유전될 수 있는 것이다. 즉 우리가 유전자를 건강한 생활방식으로 길들이면 슈퍼유전자가 만들어진다. DNA는 부모가 자녀에게 물려주는 물질이라는 개념이 확고했던 이전 시대에 이런 가능성은 공상과학 소설에서나 나올 법한 황당한 이야기였다. 하지만 2003년에 발표된 기념비적인 연구를 통해 과학자들은 노란색 털과 식탐을 가진 돌연변이 쥐를 만들어냈다. 그리고 이 쥐들은 자연스럽게 유전자에 프로그램된 대로 비만이 될 때까지 과식했다.

그 뒤 과학자들은 돌연변이 쥐를 두 집단으로 나누어 한 집단은 일반적인 사료를 먹였고, 다른 그룹은 엽산, 비타민 B_{12}, 콜린, 사탕무에서 추출한 베타인 등의 영양보충제를 넣은 사료를 먹였다. 그러자 영양보충제가 든 사료를 먹은 집단의 후손들은 돌연변이 유전자를 갖고 있음에도 정상적인 갈색 털과 정상 몸무게로 태어났다. 어미 쥐의 영양 상태가 노란색 털과 식탐 돌연변이 유전자를 억제한 것이다. 이를 뒷받침해주는 또 다른 연구 결과를 보면, 비타민을 더 적게 준 집단의 후손일수록 비만과 다른 질병에 노출될 확률이 더 높았다. 따라서 어머니의 영양 상태는 자녀에게 생각보다 훨씬 더 근본적인 영향력을 행사하는 셈이다.

이런 연구 결과가 암시하는 바는 가히 혁명적이다. 바로 후성유전자가 일상생활과 항상 상호작용하고 있다는 점이다. 인간의 유전자가 쥐와 똑같이 작용한다면, 오늘 우리에게 일어난 일은 후성유전자 수준에서 기록되었다가 후손에게 전해질 것이다. 그러면 우리가 가진 성향은 더 이상 우리에게만 해당되는 사항에 머물지 않는다. 각 세대가 각자의 몫을 유전자에 덧붙이는 일종의 유전적 컨베이어 벨트 위에 놓여 있는 것이나 다름없다.

2005년에 발표된 또 다른 연구를 살펴보면, 9.11테러를 목격한 임신부가 낳은 아이들은 스트레스 호르몬인 코르티솔 수치가 더 높았다. 어린 시절에 트라우마를 가진 어머니나 할머니의 경험이 자녀를 걱정 많고 우울한 성격으로 바꿨을 수도 있다. 유전체를 건축가가 그린 생명의 설계도라고 한다면 후성유전자는 기술자이며, 시공자 그리고 설비관리자인 셈이다.

네덜란드인의 키가 갑자기 커진 이유

앞서 생활 속 경험을 통해 변화하는 유전자 활성을 연구하는 후성유전학에 관해 설명했다. 이런 변화에는 DNA 염기서열 자체의 변화는 없다. 즉 돌연변이가 생기지 않는다. 그 대신에 유전자 스위치의 활성이 중요한데, 이마저도 스위치를 끄고 켜는 단순한 작업이 아니다. DNA 스위치 기전은 인간의 행동만큼이나 매우 복잡하다. 예컨대 화를 내는 평범한 행동을 생각해보자. 분노는 전등을 켜고 끄는 것처럼 빠르게 나타났다가 사라지며, 잠깐 부글부글 끓어오르기도 한다. 또한 감정을 통제하면 분노가 표면에 나타나지 않도록 위장할 수도 있다. 일단 분노가 터져 나오면 가벼운 표출부터 폭발적인 경우에 이르기까지 그 범위도 상당히 다양하다. 세상에는 성급한 사람과 냉정한 사람이 존재하며, 일상적인 경험을 통해 누구나 이들을 구별해낼 수 있다. 우리 자신도 분노를 어떻게 삼켜야 하는지 알고 있지만, 동시에 그에 저항하며 분노를 내뿜기도 한다.

이제 유전자 활성에 같은 변수를 넣고 적용해보자. 유전자 활성은 숨겨지거나 스위치가 꺼질 수 있다. 또 온도조절장치로 통제하듯이 부분적으로나 전체적으로 발현되면서 발현량이 적어지거나 많아질 수 있는 것이다. 분노가 다른 감정과 뒤엉키듯이 모든 유전자는 다른 유전자와 서로 얽히게 된다. 주관적인 경험의 복잡성이 미시적 수준의 복잡성과 연관된다는 점이 점점 더 진실로 다가온다.

만약 감정이 유전자를 조절하고 유전자도 감정을 조절한다면, 이 순환은 영원히 끝나지 않을 것이다. 모든 것을 조작할 수 있는 통제실에 데려와 놓고도 정작 후성유전학은 우리 인간에게 스위치를 쉽사리 건네주지 않는다. 통제력을 숙달하는 과업은 각자에게 달려 있다. 통제할 사람이 없으면 유전적 변화는 극단적으로 진행될 수도 있다. 널리 알려진 난해한 사례를 소개해보겠다.

다음의 그래프는 컴퓨터 과학자 랜디 올슨Randy Olson이 1820~2013년까지 유럽 남성의 신장 변화를 집계한 결과다. 물론 이와는 다른 결과를 보여주는 경우도 있지만 전체적인 양상은 비슷하다. 아무튼 가장 오른쪽에서 제일 높은 수치를 나타낸 네덜란드인의 그래프를 자세히 살펴보자.

놀랍게도 네덜란드 남성의 평균 신장은 약 185cm로 세계에서 가

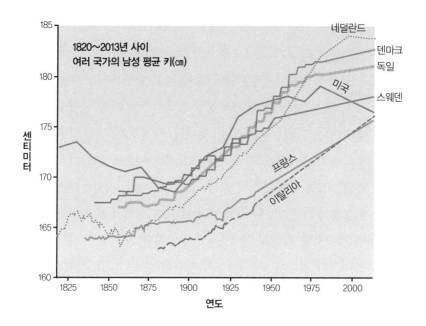

장 크다. 소문에 따르면 암스테르담의 한 남성 클럽에는 188cm가 넘는 엄청난 장신이 수두룩하다고 한다. 암스테르담 거리를 잠시만 걸어도 절로 시선이 가는 장신의 남녀를 쉽게 발견할 수 있다.

그런데 그래프에서 확인할 수 있듯이 이 현상은 최근에 나타난 것이다. 1820년 이후 각국의 남성 신장은 꾸준히 커졌지만, 당시 가장 작은 유럽인이었던 네덜란드인의 약진이 특히 두드러진다. 1850년대 이후 무덤 속 사체를 조사한 결과 네덜란드 남성의 평균 신장은 165cm, 여성은 155cm였다. 2013년 기준으로 세계에서 두 번째로 키가 큰 덴마크 남성은 1829년에는 네덜란드 남성보다 6cm 정도 더 컸는데, 현재는 네덜란드인보다 약간 작아졌다. 단기간에 네덜란드인의 놀라운 성장을 끌어낸 원인은 과연 무엇일까?

이 현상의 원인을 조사하던 올슨은 네덜란드의 소득이 높아지면서 풍요로워지고, 부가 전국으로 평등하게 분배되었다는 통계를 발견했다. 소수 특권층이 부를 독차지하지 않고 모두가 나누어 가진 것이다. 부가 평등하게 분배되면서 영양 상태가 고르게 더 좋아졌으니, 신장이 커지는 현상과 관련 있을 것이다. 하지만 당시 유럽은 경제 상황이 모두 비슷했으므로 왜 네덜란드인만 이토록 두드러지게 신장이 커졌는지를 설명해줄 수 없다. 게다가 19세기 네덜란드의 도시 거주자는 교외 거주자보다 키가 더 작았다. 도시에서 살고 있는 남성은 교외 거주자에 비해 키가 2.5*cm*나 작았지만, 도시 거주자는 점점 더 부유해졌기 때문에 부는 신장의 정확한 예측인자로 적합하다고 볼 수 없다.

당연히 유전자가 관련되었으리라고 예상되었다. 그런데 네덜란드인의 유전자 서열은 지금이나 200년 전이나 별반 다르지 않다. 이민자의 유입은 비교적 최근 상황이며, 이민자와의 결혼이 아니라면 네덜란드인의 유전자는 바뀌지 않는다. 만약 반대의 경우가 진실이라면? 올슨이 지적한 대로 우리 선조들은 신장이 매우 컸다는 게 일반적인 정설이다. 네덜란드인도 수백 세대 전의 선조는 신장이 컸지만, 나쁜 영양 상태로 인해 작아졌을 수도 있다. 이 경우에는 영양 상태가 좋아짐으로써 신장이 컸던 선조의 유전자 스위치가 다시 켜지면서 신장이 폭발적으로 성장했을 수 있다.

아주 보잘것없는 가능성이지만 어느 가설이든 유전자, 특히 후성유전자를 배제할 순 없다. 한 세대가 겪은 경험이 후성유전자를 변형시킨다면, 어떻게 해야 갑자기 신장이 커질까? 공교롭게도 후성유전자가 어느 정도 과거의 경험에 관한 **기억을 기록**할 수 있다는 명확한 증거를 네덜란드에서 찾을 수 있다. 네덜란드에 닥쳤던 기근인 **배고 픈 겨울**은 인간에게 미치는 후성유전자의 영향력을 잘 보여준다. 2차 세계대전의 패배를 앞두고 있던 1944년의 혹독한 겨울에, 독일군은 네덜란드로 유입되는 식품과 물품을 차단하고 조직적으로 네덜란드의 수송체계와 농장을 파괴했다. 끔찍한 식량부족으로 인해 1944~1945년의 겨울, 네덜란드에는 극심한 기근이 닥쳐왔고, 서부 네덜란드 도시에 비축되었던 식량은 금세 바닥나버렸다. 암스테르담의 일일 성인 식량배급량은 1944년 11월 말에는 1,000칼로리 이하로, 1945년 2월 말에는 580칼로리로 급격하게 줄었다. 이는 성인이 건강을 유지하고 생존하는 데 필요한 열량의 1/4에 불과하다. 암스테르담 시민은 딱딱한 빵과 작은 감자, 설탕, 아주 소량의 단백질로 연명해야만 했다.

하지만 수백 년간 이어진 진화는 인간이 장기간의 영양실조에서 살아남을 수 있도록 도왔다. 몸이 에너지와 자원을 보존하는 방향으로 천천히 적응한 것이다. 혈압과 심장박동 수는 낮아졌고 체지방을 소비하면서 살아가기 시작했다. 이 모든 능력은 인간의 유전자 활성에 변화가 생겼기에 가능했다. 몇몇 사례에서는 후성유전자에 의해 유전자 활성이 높아지거나 낮아지기도 했다. 하지만 혹독한 겨울에 대한 기억은 네덜란드인에게 깊이 스며들었고, 성인의 DNA 변화가 후손에게 유전될 수 있다는 사실을 보여주었다. 네덜란드의 배고픈 겨울에서 살아남은 생존자의 아이들을 조사해보면 이 사실을 명백히 확인할 수 있다.

하버드대학교 연구자는 당시의 건강 상태와 출생에 관해 꼼꼼하게 기록된 자료를 조사했는데, 예상한 대로 기근 동안 태어난 아기들은 건강에 심각한 문제가 있었다. 임신 3~9개월의 시기에 자궁 속에서 배고픈 겨울을 지낸 아기들은 저체중으로 태어났다. 하지만 배고픈 겨울이 끝나가던 기간, 즉 식량배급이 정상화되기 직전에 임신 초기였던 아기들은 평균보다 더 크게 태어났다. 임신한 어머니가 처했던 영양 상태의 차이가 이런 결과를 만들어낸 것이다.

하지만 더욱 놀라운 사실은 이 아기들이 어른이 되었을 때 드러났다. 배고픈 겨울 이후 태어난 아이들과 비교했을 때, 기근 기간에 태어난 아기는 성인이 되었을 때 비만이 될 확률이 매우 높았다. 배고픈 겨울에 자궁에 있었던 아기, 특히 임신 중기와 후기를 보낸 아기는 성인이 되었을 때 비만이 될 확률이 두 배나 높았다. 뭔지는 몰라도 후성유전자의 기억이 작용한 듯하다. 이에 대한 정확한 기전에 대해서는 조금 뒤에 설명할 것이다.

어쨌든 유전체를 변화시키는 임신기의 경험이 평생 영향을 미친다는 사실에 모두의 이목을 집중시켰다는 점에서 네덜란드의 기근 연구는 중요하다. 네덜란드에 기근이 닥쳤을 때 아름답고 사랑스러운 여배우 오드리 헵번은 어린아이였다. 성인이 된 오드리 헵번은 빈혈에 시달렸고, 한바탕 우울증을 앓았다. 오드리 헵번만 그런 게 아니었다. 네덜란드 기근 동안 엄마의 자궁 속에 있던 아기들은 조현병을 비롯한 여러 정신질환에 시달렸다. 확정적인 결론을 내릴 순 없지만, 기근을 겪은 아이가 자라 자녀를 낳게 되면 그 세대는 저체중에 시달린다는 사실을 암시하는 결과도 있다. 마치 돌아가는 컨베이어 벨트처럼 유전체는 한 세대에서 다른 세대로 심각한 식량부족 상황을 전달했던 것이다.

유전자에 새겨진 기억의 대물림

유전되는 특징에 대한 새로운 지식은 임신부를 잘 돌보는 게 얼마나 중요한지 잘 보여준다. 그런데도 논란은 여전하다. 컨베이어 벨트는 정말로 세대를 뛰어넘어 계속 돌아가는 걸까? 2014년 쥐를 이용한 연구 결과를 살펴보면, 포유류에서 세대 간 유전이 일어난다는 강력한 증거를 발견할 수 있다. 영국 케임브리지대학교 유전학자인 앤 퍼거슨 스미스Anne Ferguson-Smith는 최고의 과학지인 〈사이언스〉에 쥐를 대상으로 네덜란드 기근의 후성유전적 영향력을 실험한 논문을 발표했다. "비난만 할 게 아니라, 직접 이와 관련된 실험을 해야 할 때가 왔다고 생각했다."고 그녀는 말했다.

임신부의 영양 상태가 자녀의 평생 건강에 영향을 미친다는 중대한 발견을 중심으로 비판은 과열됐다. 엄격한 다윈주의자가 보기에는 아버지의 정자가 어머니의 난자와 수정되는 순간 자녀 유전자의 운명은 확고하게 고정된다. 하지만 퍼거슨 스미스와 연구팀은 극심한 영양실조에서도 생존할 수 있는 쥐를 대상으로 실험해서 직접적인 증거를 찾아냈다. 예상한 대로, 쥐는 극심한 저체중인 새끼를 낳았고, 이 새끼들은 훗날 당뇨병에 취약했다. 새끼 중 수컷은 다시 새끼를 낳았는데, 표준 사료를 먹은 이 손자 세대의 새끼도 당뇨병에 걸렸다. 이 놀라운 결과는 유전자 컨베이어 벨트가 실제로 존재한다는 사실을 증명해주었다.

이 새로운 패러다임은 새로운 앞날을 펼쳐 보인다. 이미 임신부는 임신 중에는 금주와 금연을 권고받는다. 태아가 독소에 노출되면 선천성 결함을 일으킬 위험성이 높아지기 때문이다. 위험에 대한 통계에 주의를 기울이는 태도는 좋은 현상이다. 그런데 자궁 속의 아기를 향상시키는 일에 대해서는 어떻게 생각하는가? 아마 임신부가 아기에게 모차르트 음악을 들려준다는 이야기나, 엄마가 겪는 고통스러운 상황이 자궁 안의 태아에게 영향을 미친다는 이야기는 들어본 적이 있을 것이다. 이 책의 중요한 주제는 유전자가 최적의 기능을 발휘할 수 있는 생활방식을 유전자에게 제공하자는 것이다. 만약 한 세대, 두 세대 또는 그 이상의 먼 미래 세대에게 물려줄 유전자를 현재의 우리가 결정한다면 이는 더더욱 중요한 일이다. 컨베이어 벨트가 최적의 경험을 실어 날라 자녀와 손자에게 '부드러운' 유전을 통해 삶을 시작할 때부터 최고의 잠재력을 물려줄 수 있다면? 필자들이 보기에는 태아의 유전체를 조작해서 유전적으로 '완벽한' 아기를 만드는 계획보다 이 방법이 훨씬 더 현실적이다. 변화의 과학은 주사기나 이식수술을 통해서만 이루어지는 게 아니다.

부드러운 유전을 통해 최고의 특성을 갖춘 아이를 만들려면, 이것이 무엇을 의미하는지 과학을 통해 더 깊이 이해해야 한다. 경험이 어떻게 유전자를 변화시키는지 이해하려면 우선 **후성유전 표지**(epigenetic marks)라는 새로운 용어를 알아야 한다. 후성유전 표지란 유전자의 변화를 나타내는 지문이다. 후성유전 표지는 굳이 '배고픈 겨울' 같은 급격한 변화가 아니더라도, 생활방식의 변화가 유전자에 어떻게 영향을 미치는지에 대한 수수께끼를 풀 수 있는 열쇠다. 후성 유전적 변화는 쿠션처럼 DNA를 둘러싸서 완충작용을 하는 히스톤 단백질을 화학적으로 변형해서 DNA를 프로그램할 수도 있다. 이 쿠션은 유전자를 구성하는 DNA의 어느 부분을 펼쳐서 단백질에 노출해 유전자를 켜거나 끌 것인지, 활성을 촉진하거나 억제할지를 결정하며 심지어 어떤 단백질이나 RNA를 만들지도 결정한다.

이제 음식이 부족해서 서서히 굶기 시작한다고 상상해보라. 임신부의 몸은 어떻게 반응할까? 일단 임신부는 겉으로 쇠약해질 것이다. 하지만 보이지 않는 곳에서 일어나는 변화는 더욱 심각하다. 임신부의 후성유전자는 유전자 활성을 변형하기 시작한다. DNA를 둘

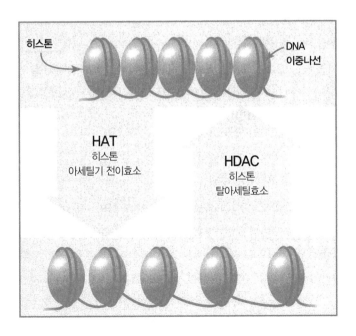

러싼 쿠션 같은 단백질과 DNA와의 결합방식이 바뀌면서 후성유전 표지를 남긴다. 이 표지는 여러 종류가 있지만, 이 중에서도 특별한 효소인 메틸화효소와 히스톤 탈아세틸효소(HDACs)가 남기는 표지가 대표적이다. 아주 작은 RNA인 마이크로 RNAs도 표지를 만들 수 있다. 후성유전적 변형이 일어나는 과정의 화학반응까지 알 필요는 없지만 영양 상태, 행동, 스트레스, 화학적 오염물질은 모두 유전자 활성에 영향을 미칠 수 있으며, 따라서 사람의 생존과 행복에도 영향을 미친다는 증거가 점점 늘어나고 있다.[3]

가장 많이 연구한 후성유전 표지는 아마 **DNA 메틸화**와 관련된 표지일 것이다. 염색체의 DNA 염기서열 중 구아닌 염기 옆에 시토신 염기가 여러 개 있는 곳은 메틸화될 가능성이 높다. 이 영역이 메틸기로 과하게 표지되면 유전자 스위치가 꺼져버린다.

메틸기 표지는 광범위한 단서를 제공한다. 수많은 알레르기 반응은 비교적 초기인 태아의 발생과정부터 시작된다. 임신부가 DNA에 메틸기 표지가 풍부한 음식을 섭취하면 자녀에게 알레르기가 생길 확률이 높아진다. 즉 똑같은 태아라도 다른 어머니의 자궁에서 자란다면, 동일한 DNA를 가지고 있더라도 다른 아이가 될 수 있다는 뜻이다. 단순하게 침에서 분리한 DNA의 메틸기 표지 개수를 세기만 해도 DNA 주인의 나이를 5세 이내의 오차범위로 맞출 수 있다는 연

3_ 매우 복잡한 유전자 스위치를 단순화하려고 우리는 메틸기 표지만 언급했지만, 유전자 스위치는 우리가 생략한 아세틸화반응 외에 다른 화학반응도 많다. 히스톤 '쿠션'은 유전자를 켜거나 끄는데도 관여하지만 DNA 이중나선이 풀리거나 감기는 상태에도 관여한다. 메틸화반응과 아세틸화반응은 모두 히스톤을 변형할 수 있고, DNA와 히스톤의 결합 상태에 관여해서 그 영역의 유전자 활성에 영향을 미친다.

1부 - 신유전학이 몰고 온 변화의 새바람

구 결과도 있다. 고무 타이어의 접지 면에 새겨진 흔적과 마찬가지로, 표지가 많을수록 나이가 많다. 다시 말해 과도하게 메틸화가 진행될 경우 노화와 퇴행성 질병이 빨리 진행되는 원인이 될 수도 있다는 뜻이다.

쥐가 태어나자마자 과식하게 하면, 특정 유전자에 메틸기 표지가 과도하게 붙으면서 비만이 될 성향을 높인다. 물론 쥐에게 나타난 이런 효과가 인간에게는 어떤 양상으로 나타날지에 대해서는 추론하기가 어렵다. 하지만 네덜란드의 배고픈 겨울과, 이어진 실험 결과는 분명 후성유전의 냉혹한 증거를 보여준다고 할 수 있다.

완벽한 인과관계란 없다

그러면 네덜란드인이 세계에서 가장 키가 큰 사람이 된 일은 어떻게 설명해야 할까? 질문에 대한 답을 얻을 때는 종종 오답부터 하나씩 제거해나가는 방법을 이용하기도 한다. 이 사례에서는 신장과 관련된 단일 유전자는 없으므로 키 유전자는 이 사례와 관계없다는 사실을 알 수 있을 것이다. 임신부가 성인이 된 아기의 키를 알고 싶어해도 현재의 유전학 지식으로는 답을 줄 수 없다. 아이의 키와 연관된 유전자는 지금까지 20십여 개가 발견되었는데, 이 유전자들의 상호작용은 너무나 복잡해서 정확한 예측이 불가능하다.

유전자를 항목에서 지워도, 모두가 최종 신장에 최소한 절반 이상은 영향을 미친다고 평가할 수 있는 환경요인이 여전히 남아 있다.

환경요인은 어머니와 아기의 영양 상태도 포함하지만, 그 외에도 어머니의 생활방식과 행동, 아이를 양육하는 가족의 환경 같은 무형의 요소가 복잡하게 얽혀 있다. 북한과 과테말라 같은 국가에서는 만성적인 영양실조가 만연해 아이들의 성장이 멈춰 있다. 보건시설이 열악해도 같은 결과가 나타날 수 있으며, 이와 반대로 전반적인 건강상태가 양호해지면 전체 인구의 신장이 커지는 경향이 나타난다. 하지만 네덜란드는 이런 부분에서 다른 유럽지역에 비해 월등히 뛰어났던 건 아니었다. 이미 언급했듯이 지난 200여 년 동안 1차 세계대전이 끝난 후의 독일처럼 영양 상태가 나빠진 기간도 있었지만, 더 나은 영양 상태와 더 큰 번영이 유럽 국가 전체의 신장을 키웠다.

또 어떤 답을 제외할 수 있을까? 네덜란드인의 유전자 풀에 원인을 제공할 만큼 충분한 양의 새로운 유전자가 진입한 것도 아니었다. 새로운 유전자가 섞여 들어왔다고 치더라도 네덜란드인이 키가 매우 큰 이민족과 결혼했다는 뚜렷한 증거가 없다. 키가 큰 유전자가 적합성을 갖춰 살아남았다는 설도 설득력이 없는 게 작은 네덜란드 남성이 키가 큰 남성과 음식과 물을 두고 경쟁한 결과 패배해서 밀려난 건 아니기 때문이다.

하지만 배우자의 선택은 어느 정도 관련이 있을 수 있다. 중국 황실에서 애완용 작은 개를 선호하기 시작하자, 2000년 전부터 서중국에서 키우던 종과 교배를 통해 페키니즈 종이 만들어졌다. 고대 왕실의 기록을 보면 이상적인 페키니즈의 모습은 작은 사자 같아야 한다. 따라서 사육자는 납작한 얼굴에 크고 반짝이는 눈, 풍성한 갈기, 짧은 다리, 아주 작은 몸집을 가진 개를 만들어야 했다. 중국 황실 여

1부 - 신유전학이 몰고 온 변화의 새바람

인의 눈에는 이런 특징들이 사자처럼 보였다. 이상적인 모습에 가깝게 만들기 위해 사육자는 가장 몸집이 작은 새끼를 골라 다시 교배를 통해 아주 작은 개를 만들었다. 다른 특징도 같은 방식으로 교배를 거듭해서 특징을 키웠다.

하지만 우리 인간은 사육자의 계획대로 배우자를 선택하지 않으며, 역사적으로 볼 때 거의 모든 사람들이 결혼했다. 따라서 특별한 특성이 의도적으로 제거되지는 않았을 것이다. 인간은 자신의 성향에 따라 배우자를 의식적으로 선택한다. 네덜란드인이 키가 큰 특질을 선호했다면 그리고 키 큰 사람이 또 다른 키 큰 사람에게 끌렸다면, 시간이 지나면서 키가 큰 후손이 탄생했을 것이다. 그런데 일반적으로 유전적 특성은 극단으로 치닫지 않고 평균치로 회귀하려는 속성이 있다. 예컨대 키가 60cm밖에 안 되는 작은 사람과 244cm나 되는 큰 사람이 섞여 있는 집단이 있다고 하자. 이렇게 특이한 사람들이 섞여 있더라도 이들 사이에서 태어나는 아기의 키는 152cm나 183cm 사이 어디쯤엔가 머물면서 점차 평균에 가까워진다.

바로 이것이 통계학에서 말하는 평균 회귀인데, 즉 부모의 IQ가 최상위 수준이라도 자녀의 IQ가 꼭 최상위는 아닌 이유를 설명해준다. 아직 논란의 여지가 많은 주제이기는 하지만, 지능과 관련된 유전적 요소는 평균 지능을 선호하며, 평균 키, 평균 몸무게 등도 마찬가지다. 따라서 네덜란드인이 대부분 키를 보고 배우자를 선택했더라도, 인구집단에 실제 변화가 일어나려면 세대를 건너뛰는 긴 시간이 필요하다. 다시 말하지만 유전은 한 가지 요소로만 설명하기에는 너무나 복잡하다.

그러면 대체 어떻게 된 일일까? 잘못된 답들을 제외하고 나니 새로운 답이 떠오르기 시작했다. 네덜란드 남성은 그 어떤 단순한 원인과 결과 때문이 아니라 여러 가지 원인의 구름 혹은 안개 때문에 키가 커진 것이다. 즉 유전자, 후성유전자, 행동, 영양 상태, 여러 외부 영향력이 모두 골고루 영향을 미쳤다는 뜻이다. 이것은 모든 아기에게 적용되며, 따라서 두 세기 동안 태어났던 네덜란드 아기에게도 적용되었다. 하지만 원인의 구름에서 몇 가지 긍정적인 결론을 끌어낼 수 있다.

- 원인의 구름 중 꽤 많은 요인을 우리가 통제할 수 있다.
- 결정적 요인은 아주 적기 때문에 인간은 유전자에 의해 조종되는 꼭두각시가 아니다.
- 원인의 구름은 변화에 잘 적응한다.

위의 결론은 아주 중요하다. 바람이 바뀌거나, 온도가 올라가고 내려가거나, 기상전선이 움직이거나, 습도가 오르내리면 구름의 모양도 바뀐다. 어느 순간이든 지금 머리 위로 흘러가는 구름은 이 요인 중 한 가지에만 반응하지 않고, 몇 가지 또는 모든 요인에 반응한다. 한 번에 한 가지씩 분석하려는 시도는 소용없을 뿐만 아니라 불가능하다. 마치 집 안에 각자 다르게 설정된 온도조절장치 다섯 개를 설치하고 집안 온도가 어떻게 변할지 예측하려는 시도나 다름없다.

전쟁으로 겪게 된 끔찍한 스트레스 같은 최악의 상황에서도 인간의 유전체는 이점을 발견하기도 한다. 2차 세계대전 중 식량부족 사태를 겪은 네덜란드 병원은, 희귀한 소화기질병인 셀리악병이 개선되는 성향을 아이들에게서 발견했다. 셀리악병의 정확한 원인은 알려지지 않았지만 식품, 특히 밀이 원인으로 추측된다. 네덜란드 소아과의사인 빌럼 디케Willem Dicke는 셀리악병을 연구했다. 아동 환자는 빵을 먹지 않으면 병이 회복되었고, 다시 빵을 주자 병이 재발했다. 이 현상은 최초로 셀리악병과 밀과의 관계를 증명했다. 지금은 셀리악병이 유전적 소인을 가진 자가면역질환으로, 밀에 함유된 글루텐 단백질인 글리아딘에 대한 알레르기 반응이라는 사실이 밝혀졌다. 다른 곡물에 들어 있는 비슷한 글루텐 단백질도 알레르기 반응을 일으킨다.

네덜란드와 벨기에처럼 버터와 치즈를 많이 먹는 나라는 전쟁이 일어나자 심장병이 눈에 띄게 줄어들었다. 전쟁 중에 나치에 점령되면서 일일 섭취 열량이 급격히 줄었고 버터와 우유, 치즈가 턱없이 부족했기 때문이다. 수십 년 후 체중을 줄이고 일일 지방 섭취량을 과감하게 줄이는 과정은 실제로 심장병 발생률을 줄이려는 예방 프로그램의 표준이 되었다.

하지만 구름이라는 개념은 과학에서 볼 때 그다지 만족스러운 모델이 아니며, 의학 연구에는 부적절한 모델이다. 의사들은 원인과 결과라는 선형 모델에 집착한다. 원인 A는 질병 B를 일으키므로 의사는 약 C를 처방한다는 식이다. 그럼에도 불구하고 실제로는 구름 모델이 정확하고, 이 모델을 적용해야만 한다면 어떻게 해야 할까? 어떤 집의 거실에도 독립적으로 작동하는 온도조절장치가 다섯 개씩이나 달려 있지는 않다. 하지만 인간의 몸에는 여러 개의 생체시계,

바이오리듬, 유전자 계획이 존재한다. 이런 이유로 누구도 처음으로 유치를 뺀 날, 사춘기에 들어선 날, 관절염이 주는 찌릿한 통증을 처음 느낀 날, 그 외 수많은 개인적인 사건이 서로 일치하는 사람은 없는 것이다. 모든 사람은 각 개인의 시간에 따라 저마다 다르게 움직인다.

그러면 인간의 몸은 어떻게 호르몬, 펩티드, 효소, 단백질 등의 분자 하나까지 생체시계들을 완벽하게 통제해서 정확하게 조절하는 걸까? 구름처럼 우리는 사방에서 온갖 압력을 받고 있지만, 구름과 달리 인간의 몸은 엄청난 통제력을 유지하는 복잡성의 기적을 보여준다.

이제 인간 유전체의 완전한 DNA 염기서열을 알게 되었으므로, 질병의 위험을 안고 있는 유전자와 돌연변이를 찾기가 훨씬 쉬워졌다. 암에서부터 당뇨병, 심장질환, 노후의 퇴행성 뇌질환에 이르기까지, 수천 개의 질병관련 유전자와 돌연변이가 발견되었다. 루돌프는 알츠하이머병의 원인이거나 알츠하이머병에 걸릴 위험도에 영향을 미치는 유전자와 돌연변이를 여러 개 발견했을 뿐만 아니라, 윌슨병처럼 서서히 진행되는 신경질환과 관련된 유전자와 돌연변이도 발견했다. 윌슨병은 세포에 구리가 축적되면서 심각한 신경계질환과 정신질환을 일으키는 희귀한 병이다. 발견되는 질병관련 유전자 수가 증가하면서, 대략 5%의 질병 돌연변이 유전자가 질병을 일으킨다는 사실이 밝혀졌다. 하지만 나머지는 대부분 환경과 개인의 생활방식과 함께 엮이면서 감수성만 높일 뿐이다. 결론은 인간의 직접적인 유전적 원인은 아직 밝혀지지 않았고, 아마 앞으로도 밝혀지지 않

1부 - 신유전학이 몰고 온 변화의 새바람

을 매우 복잡한 특성 덩어리라는 사실이다. 통상적인 질병이 유전되는 방식에 대한 좀 더 현실적인 관점은 DNA가 건물을 짓는 최초의 설계도임은 분명하지만, 필요할 때마다 끊임없이 개조되고 용도변경이 이루어지고 있다는 것이다.

누군가는 아직도 전체 유전자를 알면 모든 질병을 이해할 수 있고, 그 연관성이 입증되면 유전질환을 치료할 의학적 치료법이 자연스레 발견되리라 믿고 있다. 하지만 매우 소수의 질병을 제외한 나머지 질병이 이러한 기대에 부응할 수 없는 데는 이유가 있다. 유전자 스위치가 켜지거나 꺼지고, 활성이 촉진되거나 억제되고, 다양성을 갖춘 단백질을 만들도록 비틀어지는 방식을 이해하지 못하면 유전자의 역할이 무엇인지도 알 수 없기 때문이다. 아무리 컴퓨터 전기회로를 완벽하게 배열해도 스위치가 꺼진 컴퓨터는 죽어 있을 뿐이다. 그리고 이는 DNA도 마찬가지다. 현재의 유전학 혁명을 이끈 유전자 활성화 기전은 여전히 베일에 싸여 있다.

3장 | 세포는 모든 걸 기억하고 있다

 후생유전학은 세포가 모든 경험을 '기억'할 수 있다고 주장하는데, 경험은 세포 깊숙한 곳, 세포핵 안에 있는 DNA에 화학 결합을 통해 달라붙는다. 후성유전학은 이제 화학을 이용해서 더 최근의, 즉 개인적인 과거의 경험에 연결된 유전적 기억을 창조하고 있다.

지구가 28억 년의 진화를 거치며 얻은 가장 큰 성과는 인간의 DNA도 아니고, 뜨겁게 소용돌이치는 화학물질이 풍부한 간헐온천의 열하 웅덩이 속 무생물 분자에서 생명이 출현한 현상도 아니다. 진화가 획득한 가장 위대한 트로피는 바로 **기억**이다. 기억은 생명을 존재하게 했고, 이는 명백한 사실이다. 인간의 면역체계 속 항체는 인류가 맞닥뜨렸던 질병을 모두 기억하고 있다. 갓 태어난 아기는 어머니에게 빌려온 면역체계로 질병을 막아낸다. 그리고 점차 침입했던 세균과 바이러스와 치렀던 지난 전투기록의 저장고인 흉선이 발달하고 항체를 만들기 시작하면서 자신의 면역체계를 발전시켜간다. 흉선은 청소년기를 거치면서 점점 커지며 완전한 기능을 갖추고, 대략 21세를 전후로 임무를 완수하면 줄어든다.

이 과정에 초점을 맞춘다면 기억의 역할이 무엇보다 중요하다. 가계의 유전자는 후손에게 어떤 항체를 물려줄지 결정한다. 이는 인간의 진화라는 나무에서 잔가지에 해당된다. 이 가지는 최초로 항체를 만들었던 기억을 가진 나무의 몸통으로 연결된다. 나무의 뿌리는 후손을 위해 경험을 기억하고 유전자로 암호화하는 DNA의 능력이다. 그러니 다음에 유행하는 감기에 걸리지 않는다면 DNA가 만든 최초의 분자를 통해 부여된 면역력에 마땅히 감사해야 할 것이다.

후생유전학은 세포가 모든 경험을 '기억'할 수 있다고 주장한다. 하지만 이 주장은 증거가 없다. 열 살 생일파티를 기억하는 것과 유전학자가 기억을 암호화하는 유전자 변형을 연구하는 것은 완전히 다르다. 수십 년 전의 전신기사가 되어 전선을 통해 단점과 장점의 행렬을 전달받았다고 상상해보자. 영어를 모른다면 손에 모스부호를 받아들었을 때 종이테이프에 찍힌 구멍의 수를 셀 순 있겠지만, 그 뜻은 알 수 없다. 현대 유전학도 암호를 손에 쥐고는 있지만, 그 암호는 영어보다 더 어려운, 인류의 경험이라는 언어로 쓰인 셈이다.

기억에 휘둘려야 하는 끔찍한 운명이지만 다른 사람도 모두 같은 상황이다. 오래된 두려움, 상처, 트라우마가 된 사건이나 사고는 마음을 움츠러들게 하고, 제멋대로 방황하며 현재를 바라보는 시선을 비튼다. 열린 공간이나 공공장소를 두려워하는 광장공포증 환자는 집 밖을 자유롭게 나설 수 없다. 두려움이 인간을 기억의 노예로 만든 것이다. 크고 작은 일들로 인해 인간은 이미 지나간 일들의 노예가 되어버린다. 그러나 삶을 살아가려면 기억을 이용하는 방법을 배워야 한다.

기억은 유전된다

생각하기에 따라 조금 불편할 수도 있겠지만, 잠깐 앉아서 나쁜 기억을 떠올려보자. 다만 최근의 고통스러웠던 기억은 건드리지 말고, 그 대신에 아주 어렸을 적의 기억을 더듬어보자. 예컨대 그네에서 떨어졌다거나 시장에서 엄마를 잃어버렸던 기억 같은 것 말이다. 무엇을 알 수 있는가? 먼저 그러한 기억이 존재한다는 사실을 알 수 있다. 둘째로는 그런 기억을 검색해서 찾을 수 있다는 점을 알 수 있다. 기억이 얼마나 깊이 파묻혀 있는가에 따라, 실제 삶을 반복하는 느낌을 받게 된다. 인간은 열차 사고나 전투 장면을 목격할 때 활성화하는 시각피질을 똑같은 장면을 회상할 때도 활성화한다.

우리가 인지하는 모든 것은 후성유전자에 빠짐없이 기록된다. 한 걸음 더 나아가보자. 네덜란드 기근에 태어난 아이들이 비만과 당뇨, 심장병에 취약해진 이유는 어머니가 기아에 가까운 경험을 한 기억을 남겼기 때문일 수도 있다. 비록 직접 경험하지는 않았지만 자녀는 분자를 통해 기억을 물려받은 것이다. 저명한 잡지 〈네이처 뉴로사이언스Nature Neuroscience〉에 2014년 발표된 놀라운 연구를 보면 DNA에 영향을 미치는 기억에 대한 새로운 증거를 발견할 수 있다. 이 연구에서 동인動因은 영양 상태가 아니라 두려움이었다. 과학자는 쥐가 오렌지 꽃과 체리 향이 나는 기분 좋은 향인 아세토페논 냄새를 맡을 때마다 약한 전기충격을 가함으로써 화학물질인 아세토페논 냄새에 두려움을 느끼도록 훈련했다.

전기충격을 받자 쥐는 신경질적으로 몸서리치며 스트레스반응을 보였다. 얼마 후에는 더 이상 전기충격을 줄 필요가 없었다. 아세토페논 냄새만 맡아도 쥐는 동일한 스트레스반응을 보였던 것이다. 공포영화의 전유물인 어두운 방에서 나는 문이 삐걱거리는 소리도 같은 역할을 한다. 여주인공의 눈동자에 두려움이 차오르면 관객은 어떻게 반응할까? 곧 뭔가 끔찍한 일이 일어날 거라는 암시를 받으면서, 관객 대부분은 스트레스반응을 보이게 될 것이다.

해롭지 않은 향기를 전기충격과 연관시킨 쥐 연구는 여기서 한 발 더 나아갔다. 성체에 주입한 두려움이 쥐의 후손과 그 다음 세대로까지 유전된 것이다. 아세토페논 냄새에 대해 두려움을 가진 자녀와 손자 쥐는 이전에 아세토페논 냄새를 맡아본 적도 없지만, 그저 부모가 그 냄새를 고통과 연관짓도록 훈련을 받았기에 냄새를 맡자마자 몸을 움찔거렸다. 연구팀은 화학물질 냄새를 맡는 단백질 수용기를 발현하는 유전자를 조사해서, 이 유전자에 메틸기가 결합해서 후성유전적 변형이 일어났다는 사실을 밝혀냈다.

마크 트웨인은 이러한 삶의 지혜를 다음과 같이 명쾌하게 설명하기도 했다. "뜨거운 난로 위에 한 번 앉았던 고양이는 다시는 뜨거운 난로 위에 앉지 않는다. 그 고양이는 식은 난로 위에도 절대 앉지 않을 것이다." 유사한 맥락에서 볼 때, 한번 말에서 떨어진 사람이 바로 말에 올라타는 행동 또한 가능한 한 빨리 이에 대응하지 않으면 오래도록 두려움이 남는다는 본능적인 지식에서 나온 지혜다. 물론 이런 조건화도 뇌에 있는 신경계가 유지하는 기억 덕분에 가능하다. 반복되는 경험은 유전체를 화학적으로 변형시켜 그에 상응하는 '분자 기억(molecular memory)'을 창조할 수 있다.

지금까지 DNA는 안정성과 변화 모두와 관련 있다고 수차례 말했다. 이제 새로운 고지에 도착했다. 인간의 뇌와 유전자는 실제 위험(뜨거운 난로)과 허상의 위험(식은 난로)을 어떻게 구별할까? 전기 울타리로 훈련시킨 소 연구가 증명했듯이, 동물은 이 둘의 차이를 구별하지 못한다. 닿으면 약한 전기 충격을 주는 전기 울타리로 둘러싸인 곳에 먼저 소를 가둔다. 전류는 가는 전선 하나에 흐르고 있다.

단 하루 만에, 때로는 한 시간 만에, 전기충격을 경험한 소들은 더 이상 울타리에 접근하지 않았다. 그 뒤에는 소를 전선 한 줄만 쳐놓은 목초지에 풀어놓는다. 소 떼는 이 허술하기 짝이 없는 울타리를 얼마든지 부숴버릴 수 있을 텐데, 전기충격 훈련 덕분에 울타리를 벗어나지 않고 얌전히 있다. 소들을 둘러싸는 가로장 울타리 같은 물리적인 장벽이 심리적인 장벽으로 대체된 것이다. 나이 든 목장주는 물리적인 울타리보다 심리적인 울타리가 훨씬 더 강력하다는 사실을 받아들이기 어려울 수 있다. 하지만 소 떼와 건초 더미 사이에 전선만 한 줄 쳐놓으면 아무리 굶주린 소 떼라도 먹이를 구하려 전선으로 돌진하지 않는다.

이런 심리적인 훈련도 유전될 수 있을까? 신기하게도 그렇다. 그 증거도 소 떼가 증명해주었다. 소 떼가 도로로 내려가지 못하도록 목장주는 일정한 간격을 두고 철제 난간을 설치한다. 하지만 사실 소 떼를 가두는 난간은 필요 없다. 흥미진진한 사고와 연구로 유명했던 영국 생물학자 루퍼트 셸드레이크Rupert Sheldrake가 증명했듯이, 소 떼는 가짜 난간으로 쉽게 속일 수 있다(이런 기질은 보는 시각에 따라 셸드레이크를 획기적인 사상가, 대담한 반항아, 주류 생물학의 아웃사이더, 신비 현상에 빠진 사람 등등으로 만들었다. 물론 우리는 셸드레이크의 대담함에 감사할 따름이다). 1988년 〈뉴 사이언티스트New scientist〉 기사에 셸드레이크는 다음과 같이 썼다.

미국 서부지역 목장주는 길 건너편에 줄무늬를 칠하는 가짜 난간 덕분에 난간 설치비용을 절감했다고 한다.… 진짜 난간은 소 떼가 뚫고 지나가지 않는다. 그래서 소는 보통 난간을 뚫고 가지 않고 피해간다. 그런데 허상의 난간도 진짜 난간과 똑같은 역할을 한다. 소 떼는 가짜 난간에 다가서면 목장주가 말한 것처럼 '네 발에 모두 브레이크를 건다.'

셸드레이크는 네바다 주에 친구를 만나러 갔을 때 이 현상에 대해 들었는데, 그는 이 현상이 암시하는 것이 무엇인지에 대한 의문을 떨치지 못했다. 수십 년간 셸드레이크는 기억을 다음 세대로 물려줄 수 있다고 꿋꿋이 주장했다. 셸드레이크는 후성유전학이 출현하기 한참 전에, 정통 유전학자들의 비웃음에도 아랑곳없이 《새로운 생명과학(A New Science of Life)》(1981), 《과거의 현존(The Presence of the Past)》(1988)과 같은 통찰력 있는 책을 써서 기억이 세대를 건너 유전된다는 증거를 축적하기도 했다. 이 책들은 기억이 진화의 주요 동인이라는 주제에 관한 한 여전히 매혹적이며 주목할 만하다. 셸드레이크는 이렇게 설명했다.

내 가설에 따르면… 자기 종의 앞 세대로부터 습관을 물려받는다. 이 집단기억은 형태장(morphic fields)에서 유전되며, 시공간을 넘어 전달된다고 나는 생각한다… 이런 관점에서 볼 때, 소 떼는 생전 처음으로 난간 또는 난간과 비슷한 뭔가와 마주했을 때 다른 소에게 난간을 넘어가지 말라는 지식을 경험으로 배웠으므로[물려받았으므로], 난간을 피해간다.

회의주의자들은 좀 더 일반적인 가설로도 얼마든지 설명할 수 있다며 이의를 제기할 수도 있다. 즉 난간을 피하라는 지식을 물려받는 게 아니라, 말하자면 각 개체가 진짜 난간과 부딪쳐서 고통을 당하는 경험을 통해 배우거나, 무리의 경험 많은 다른 소에게 배울 수도 있다는 주장이다. 이에 대해 셸드레이크는 이렇게 답했다.

그럴 가능성은 없어 보인다. 목장주는 진짜 난간을 경험하지 않았던 소 떼도 가짜 난간을 피해간다고 했다. 이런 사실은 나와 교류하던 콜로라도주립대학교와 텍사스 농공대학교의 동물과학부의 과학자들도 증명해주었다. 텍사스 농공대학교의 테드 프렌드는 수백 마리의 소를 대상으로 페인트칠한 가짜 난간에 대한 반응을 조사한 결과, 진짜 난간을 겪어본 나이든 소뿐만 아니라 어린 송아지도 난간을 피해갔다고 했다.

그렇다면 혹시 인간도 마찬가지일까? 몇 대에 걸쳐 뉴욕시의 고층건물을 건설했던 모호크 족 인디언의 행동을 행동의 특질이 유전되는 현상으로 설명할 수 있을까? 모호크 족 인디언은 지상에서 수백 미터 높이에서 작업하면서도 두려운 기색 없이 작업대를 걸어 다녔다. 혹시 모호크 족은 이런 특질을 물려받은 걸까? 같은 방법으로 러시아 체스 선수들이 세계선수권대회를 휩쓰는 현상을 유전으로 설명

1부 – 신유전학이 몰고 온 변화의 새바람

할 수 있을까?

세대를 건너 유전되는 기억의 효과는 부드러워서 동물의 경우 역전되기도 한다. 가짜 난간을 피해 다니는 소 떼에 대해 셸드레이크는 이렇게 설명했다.

그렇지만 가짜 난간의 주술은 깨질 수도 있다. 예컨대 소 떼를 억지로 난간으로 몰아가거나, 난간 건너편에 먹이가 있다면 난간을 뛰어넘는 소가 몇 마리 출현할 수도 있다. 때로는 조심스럽게 가짜 난간으로 다가가 주의 깊게 살펴본 뒤 걸어서 통과하는 한 마리가 나타나기도 한다. 그런데 단 한 마리라도 이런 소가 나타나면 다른 소들도 그 뒤를 따른다. 그 결과 가짜 난간은 더 이상 장벽이 될 수 없다.

양과 말도 페인트칠로 만든 울타리를 넘는 것에 내재된 혐오감을 느끼고 있다. 이와 대조적으로 같은 실험을 돼지를 대상으로 했더니, 돼지는 페인트칠한 울타리로 몰려가 냄새를 맡은 뒤 핥기 시작했다. 텍사스 농공대학교 연구팀이 지울 수 있는 수성 페인트를 밀가루와 달걀 혼합물에 개어 실험에 썼던 것이다.

기억의 양상을 인지하기는 쉽다. 인간은 누구나 자기 마음속에서는 시간여행 전문가다. 그러나 기억을 저장하고 다시 떠올리는 데 능숙한 만큼 나쁜 기억을 지우는 데 서투르다. 기억은 끈질기다. 오래된 트라우마를 지우려는 수년간의 치료가 실패로 끝나기도 한다. 마약과 술은 트라우마를 일시적으로 덮을 뿐이다. 부정하면 나쁜 기억을 카펫 아래로 쓸어 넣어 잠시 덮어버릴 순 있지만, 나쁜 기억이 얌전히 카펫 밑에 있으리란 보장은 할 수 없다.

유전학은 과거의 경험이 좋든 나쁘든 쉽게 없어지지 않는다는 걸 알려준다. 경험은 세포 깊숙한 곳, 세포핵 안에 있는 DNA에 화학결합을 통해 달라붙기 때문이다. 소금은 나트륨원자와 염소원자가 단단하게 결합된 분자다. 많은 현상이 소금분자의 단단한 결합 덕을 본다. 소금을 각각의 원자로 분해하면 유독한 염소가스가 생기기 때문이다. 마찬가지로 DNA 결합이 단단하게 유지되지 않는다면, 생명체는 원자의 구름으로 산산조각이 날 것이다.

생명이란 기억의 영속이다. 최근까지 유전학자들에게 기억이란 DNA 이중나선을 잇는 가로대뿐이었고, 진화를 거치는 오랜 시간 동안 고정된 상태였다. 하지만 후성유전학은 이제 화학을 이용해서 태초에 DNA 분자를 만들었던 28억 년 묵은 기억보다 훨씬 더 최근, 즉 아주 개인적인 과거의 경험에 연결된 유전적 기억을 창조하고 있다.

1부 – 신유전학이 몰고 온 변화의 새바람

4장 | 우연인가, 의도된 적응인가?

 우리 인간은 자신의 몸을 유전자 활성의 수준에서 변화시키며 매일 환경에 적응하고 있다. 즉 생활 속에서 계속 몸을 변화시키고 있는 것이다. 말하자면 인간의 유전체는 유전자 활성을 통해 삶의 매 순간순간 실시간으로 적응하고 있으며, 이러한 변화는 다음 세대로도 전달될 것이다.

현재 유전학이 겪고 있는 혁명은 우리의 일상에 어떻게 영향을 미칠까? 답은 **적응**을 통해서다. 환경에 잘 적응했던 공룡은 한때 주요 포식자로서 지구를 지배했다. 공룡은 더 추운 지역인 현재의 북극 지방까지 이동해서 기후 장벽을 밀어 올렸다(이는 당시 지구 구조판이 이동했기 때문이기도 하다). 공룡은 먹이에 따라 초식 공룡과 육식 공룡으로 나뉘었다. 그러나 최고의 적응력을 보여준 공룡조차 대변동으로 멸종하고 말았다. 거대한 유성이 현재의 멕시코 유카탄 지역에 충돌하면서 하룻밤 사이에 기후를 바꿔버린 것이다. 충돌로 일어난 먼지가 구름처럼 지구를 뒤덮어 태양을 가리고 기온이 급격하게 떨어졌기 때문에 공룡의 DNA는 변화할 시간이 없었다.

혹은 변화하는 데 성공한 걸까? 현재 지구상의 파충류는 동면하면서 추운 겨울을 이겨내는데, 이는 추운 뉴잉글랜드 지역에서도 뱀이 살 수 있는 이유다. 하지만 무작위 돌연변이가 일어나기만을 한없이 기다리다가는 적응이 일어나는 데 너무 긴 시간이 걸리고, 때론 100억 년씩 걸리기도 한다. 그에 비해 개체 적응은 유전자 발현을 통해 더 빨리 일어날 수 있다.

두 발로 뛰게 된 염소의 비밀

1942년 네덜란드 수의사이자 해부학자였던 E.J. 슬라이퍼E. J. Sliper는 1920년대에 앞다리가 불구로 태어난 염소에 대해 발표했다. 이 새끼 염소는 마치 캥거루처럼 뒷다리로 깡충깡충 뛰는 법을 배워 자신의 불운을 나름 극복했다. 하지만 안타깝게도 이 염소는 1년가량 살다가 사고로 죽고 말았다. 슬라이퍼는 죽은 염소를 해부했는데, 몇 가지 놀라운 특징을 발견했다. 염소의 뒷다리 뼈가 길어져 있었던 것이다. 게다가 척추는 사람의 척추처럼 S자 형태로 휘어졌고, 뼈와 근육의 연결부위는 염소보다는 사람과 더 비슷했다. 그리고 사람과 비슷한 특징 두 가지가 더 형태를 갖추는 중이었는데, 바로 무릎을 보호하는 넓고 두꺼운 판형의 뼈와 배 안쪽에 둥근 형태의 공간이 생겨나고 있었다.

겨우 생후 1년 동안 두 발로 뛰는 새로운 행동을 익힌 염소가 마치 인간 또는 최소한 두 발로 걷는 동물이 되려는 것처럼 변화했다는 사실이 놀라울 뿐이다. 이 모든 변화는 두 발로 걷는 행동의 진화와 관련 있다. 염소의 해부학적 구조를 재구성하기 위해 유전자 활성이 변화했다. 하지만 슬라이퍼의 염소는 오랫동안 주목받지 못했다. 전통적인 다윈주의에서 볼 때 인간이 두 발로 걷는 법을 습득할 수 있었던 것은 영장류가 취하는 구부정한 자세를 벗어나게 한 무작위 돌연변이 덕분이며, 이런 돌연변이는 대개 한 번에 하나씩 일어난다. 슬라이퍼의 염소가 아니더라도, 어떻게 인간이 두 발로 걸을 수 있는 해부학적 구조 적응이 한 번에 하나씩 일어날 수 있는지를 설명하기란 진화론자에게 꽤 어려운 과제다. 하지만 염소의 사례를 볼 때 이 모든 일은 동시에 일어나며, 이는 우연한 돌연변이가 아닌 명백한 **적응**현상이다. 후성유전자가 정말 서로 연관된 완벽한 변화를 동시에 유전시킬 수 있을까?

논의가 한창이지만 인간의 적응 속도에 대해서는 물러섬이 없다. 우리의 생활방식이 자녀와 손자에게 얼마나 영향을 미칠 것인지에 대한 답이 아직 정해진 것은 아니다. 하지만 우리 안에서 일어나고 있는 변화를 부인하기란 어렵다.

일란성 쌍둥이가 서로 똑같지 않은 이유도 이 때문이다. 완벽하게 동일한 유전체를 가졌지만, 쌍둥이는 태어난 뒤 각자 다른 삶을 살면서 서로 다른 사람이 되어간다. 일란성 쌍둥이는 질병에 대한 감수성이나 행동 면에서도 상당히 다르다. 일란성 쌍둥이를 대상으로 한 유전학 연구는 대개 질병의 유전에 대한 것이다. 일란성 쌍둥이 중 한 명이 특정 질병에 걸릴 때, 다른 한 명도 15년 안에 동일한 질병에 걸릴 확률은 얼마나 될까? 사실은 아주 간단한 셈이다. 일란성 쌍둥이 수백 쌍을 연구한 과학자들은 쌍둥이 중 한 명이 알츠하이머병에 걸릴 때 두 명 모두 알츠하이머병에 걸릴 확률은 79%라고 했다. 즉 똑같은 유전체를 가졌어도 나머지 21%는 생활방식이 영향을 미쳤다는 뜻이다.

심지어 파킨슨병의 유전율은 불과 5%다. 즉 생활방식이 더 큰 영향력을 행사한다는 뜻이다. 70세가 되기 전 둔부골절을 겪을 유전율은 68%나 되지만, 70세를 넘어가면 유전율은 47%로 떨어진다. 관상동맥질환 유전율은 약 50%로 이는 무작위나 다름없다. 일란성 쌍둥이의 대장암, 전립선암, 유방암, 폐암 등 다양한 암의 유전율은 25~40%에 불과하다. 그러니까 이제 우리는 대부분 암을 예방할 수 있다는 희망을 갖게 되었다. 암과 연관된 후성유전자의 변화는 석면이나 화학용액, 담배연기 등에 만성적으로 노출되면 유도될 수 있다. 하지만 암을 유발하는 후성유전자의 변화는 건강한 식사와 운동 등으로 얼마든지 다시 되돌릴 수 있다. 이것은 상당히 희망적인 가능성을 시사해준다.

변화의 단초를 제공하는 것들

물리적인 변화에 반드시 물리적인 원인이 존재하는 건 아니다. 때로는 단순한 말 한마디도 자극이 될 수 있다. 처음 보는 사람과 만나 사랑에 빠지면 뇌의 활성이 엄청나게 변한다는 사실은 이미 증명된 바 있다. 사랑에 빠진 상대에게 "다른 사람이 생겼어"란 말 대신에 "당신을 사랑해"란 말을 들으면 뇌 속 감정중추의 유전자 발현이 급격하게 변한다. 동시에 내분비기관을 통해 전달되는 화학신호가 심장과 다른 장기에 적응현상을 일으킨다. 사랑 때문에 상사병에 걸릴 수도 있고, 거절당하면 비탄에 잠길 수도 있다. 양쪽 모두 독특한 유전자 발현이 일어난다.

이 오래된 경험은 과학적으로 설명할 수 있다. 1991년 앨라배마주 립대학교 미생물학자는 면역체계를 강화하는 화학물질을 쥐에게 주입했다. 이 화학물질은 폴리I:C(폴리이노신산:폴리시티딜산)로 면역체계 중 NK세포(Natural killer cell)[4]의 활성을 높여준다. 쥐에 폴리 I:C를 주입할 때는 항상 장뇌 냄새를 맡게 했다. 쥐는 재빨리 두 가지를 연관시켰고, 얼마 안 가 장뇌 냄새를 맡으면 폴리 I:C를 적은 양만 주입해도 NK세포를 자극할 수 있었다.

쥐는 면역체계를 활성화하는 데 필요한 화학물질을 스스로 만들어냈다. 아주 작은 촉발제만 있으면 된다. 이는 별다른 동기 없이도 유전자가 특정 방향으로 적응할 수 있다는 사실을 보여주므로, 아주 인상적인 발견이다. 쥐의 코를 통해 뇌로 전달된 장뇌 냄새분자는 면역체계와는 아무런 상관도 없다. 효과를 나타낸 것은 장뇌와의 **연관성**이다. 소에게 전기충격을 가해 그 고통을 기억하게 함으로써 행동을 바꾼 것보다 한발 더 나아간 결과다. 쥐는 의식적인 학습을 하지 않았다. 학습하거나 심지어는 생각도 하지 않은 채, 마음과 상관없이 쥐의 몸이 적응해버린 결과인 것이다.

물론 인간은 생각하는 존재다. 하지만 몸은 우리가 의식하지 않을

4_자연살해세포. 바이러스에 감염된 세포나 암세포를 직접 파괴하는 면역세포를 말한다.

때도 항상 영향을 받고 있다. 냄새에 관해서라면, 포유류의 피부에서 발산되는 페로몬은 성적 매력과 연관되며 이성을 매혹하는 역할을 한다. 아로마테라피의 효과를 알아보기 위한 실험에서도, 연구자들은 라벤더 향이나 아무 냄새가 없는 물과 비교했을 때 레몬 오일 향을 맡으면 사람의 기분이 긍정적으로 변한다고 보고했다. 이렇게 고조되는 기분은 과거 아로마테라피를 경험했는지 여부와는 상관없었다. 실제로 한 집단은 아로마나 다른 무엇도 들은 바 없이 실험에 임했음에도 레몬 오일의 향을 맡았을 때 기분이 고조되었다.

하지만 기대감의 영향은 부인할 수 없을 정도로 강력하다. **플라세보효과** 실험에서 아무 효과도 없는 설탕을 주면서 이를 통증이나 메스꺼움에 좋은 약이라고 말해주자 실험대상의 30~50%가 기대한 효과를 나타내는 화학물질을 몸에서 스스로 분비했다. 플라세보효과는 널리 알려져 있지만, 말 몇 마디, 예컨대 "이걸 먹으면 메스꺼움이 가라앉을 거예요." 같은 말로도 서로 연계된 뇌와 위에서 특별한 반응을 끌어내는 것이다. 심지어 실험대상에게 구토를 유발하는 약을 주면서 이를 구토 억제제라고 말해주면, 신기하게도 구토감이 사라지기도 한다. 반대로 **노세보효과**도 있다. 진짜 약을 주면서 효과 없는 약이라고 말해주면 심지어 정말로 아프게 되는 현상이다.

적응에 실패한 공룡에서 이야기가 너무 멀리 돌아온 것 같지만, 이 모든 것은 분명 서로 밀접하게 관련되어 있다. 만약 냄새나 "이걸 먹으면 나을 거예요." 같은 말로 유전자 발현을 변화시킬 수 있다면, 또 아무런 효과도 없는 물질이 구토를 억제하거나 유발할 수 있다면, 적응이라는 신세계가 펼쳐지는 셈이기 때문이다. 식사시간과 연관된

벨 소리를 들으면 침을 흘리는 파블로프의 개가 되는 대신, 인간은 또 다른 단계, 바로 판단을 끌어들인다.

장뇌 냄새를 더 강력한 면역체계반응과 연관시키도록 훈련받은 쥐는 판단할 여지가 없다. 그저 자극은 바로 반응으로 이어질 뿐이다. 하지만 같은 방식으로 인간을 훈련하려는 시도는 모두 반반의 확률로 실패하고 말았다. 돈이나 권력, 기쁨 같은 긍정적인 유인책은 대체로 긍정적인 영향을 미치지만, 싫다고 거부하는 사람도 항상 존재했던 것이다. 신체적 처벌, 따돌림, 벌금 등 부정적인 유인책은 실험대상을 복종시키는 데 훨씬 유용했지만, 이 경우에도 항상 누군가는 저항하고 거부했던 것이다. 자극과 반응 사이에는 현재의식(표층의식)이 존재하며, 인간은 현재의식으로 상황을 판단하고 그 판단에 따라 반응한다.

따라서 인간에게는 모든 경험에 항상 작용하는 피드백 고리가 있다. 시발점인 사건 A가 일어나면 정신적인 판단인 B로 이어지고, 반응 C를 유도한다. 이 반응은 마음에 기억되며, 이후에 비슷한 사건 A가 일어나면 반응은 처음과 똑같지만은 않다. 이 피드백 고리는 마음과 몸, 외부세계가 끝없이 나누는 대화와 같다. 인간은 빠르게 그리고 끊임없이 적응하고 있는 것이다.

쥐에게 장뇌 냄새를 맡게 하면서 면역체계를 억제하는 약을 주입한 실험 결과는 더욱 놀랍다. 이 역시 얼마 지나지 않아 장뇌 냄새만으로도 쥐의 면역반응을 억제할 수 있었다. 즉 같은 자극인 장뇌 냄새가 특정 반응을 유도할 뿐만 아니라, 정확히 그 반대의 반응도 끌어낸 것이다.

적응이 먼저다

후성유전학을 지지하는 증거는 계속 쌓이고 있다. 하지만 여전히 일부 진화생물학자들은 인간의 진화가 전적으로 우연과 자연선택에만 따른 결과라고 확신한다. 인간의 진화를 유도하는 고도의 후성유전자 프로그램이 있다는 암시만으로도, 독실한 골수 진화생물학자는 입에 거품을 물면서 '지적 창조(intelligent design)'[5] 개념을 앞세우는 '창조론자'라는 낙인을 찍으려고 할지 모른다. 그러나 필자들은 '지적 창조'를 주장하려는 게 아니다. 후성유전자가 건강에 미치는 총체적인 영향력을 증명하는 증거가 속속 쌓이고 있으니, 이제 인간의 진화에 대해 신유전학이 주장하는 바를 진지하게 고려해야 한다는 것뿐이다.

현재 결과를 보면 생사를 가를 수 있다. 오하이오주립대학교의 재니스 키콜트 - 글레이저Janice Kiecolt-Glaser 교수와 연구팀은 30여 년 동안 만성스트레스가 면역체계에 미치는 영향을 연구해왔다. 전체적인 그림은 이미 알려져 있다. 반복적으로 스트레스에 노출되면 질병에 대한 저항력이 떨어지고, 게다가 심장병이나 고혈압 같은 질병에 걸릴 위험도 커진다. 하지만 사람들은 매일의 스트레스가 좋은 건 아니지만 어쩔 수 없이 받아들여야 한다고 생각하며, 그 위험성에 대해 제대로 인식하지 못하고 있다.

키콜트-글레이저 연구팀은 알츠하이머 환자를 돌보는 간병인에

5_ 우주 만물이 우연이 아닌 지능적인 존재에 의해 고안되고 창조되었다는 이론.

게 최근 널리 퍼진 스트레스를 연구했다. 베이비붐 세대는 알츠하이머병에 걸린 부모를 돌보면서 점점 사회에서 밀려났다. 전문 간병인을 고용하기에는 비용이 너무 많이 들고 제약도 많았으므로, 수백만 명이 직접 부모를 돌봐야만 했다. 부모에 대한 애정과는 별개로, 온종일 병간호를 해야 하는 상황은 심각한 만성스트레스를 야기했다.

유전자도 대가를 치르고 있었다. 오하이오 주 홈페이지에 올린 연구 결과를 보면, "이전의 연구 결과를 보면, 만성질환을 앓는 자녀를 돌보는 어머니는 염색체가 변화했으며 다른 간병인과 비교했을 때 수년 정도의 노화가 더 축적된 상태였다."고 나와 있다. 따라서 키콜트-글레이저 연구팀이 알츠하이머 환자 간병인을 조사했을 때, 우울증과 다른 심리적 영향력 지표가 높게 나타난 결과는 어쩌면 당연하다. 그러나 연구팀은 유전자가 변화했다는 증거를 명확하게 보여주는 특정 세포를 추적했다.

연구팀은 면역세포의 **텔로미어**에서 그 증거를 찾아냈다. 텔로미어는 앞서 설명한 대로 문장 끝에 찍는 마침표처럼, DNA 염기서열 끝의 마개와 같다. 텔로미어는 세포가 분열을 반복하면서 짧아지므로 노화의 지표이기도 하다. "면역세포에서의 이 변화가 몸 전체 세포의 변화를 대표할 수 있다고 본다. 몸의 다른 세포 역시 같은 정도로 노화했으리라고 추정된다."고 키콜트-글레이저는 말했다. 키콜트-글레이저는 급격한 노화현상이 알츠하이머 환자 간병인의 수명을 4~8년 정도 줄였다고 주장했다. 즉 우리 몸의 적응성에는 심각한 한계가 존재한다는 뜻이다.

키콜트-글레이저는 스트레스를 받은 간병인이 그런 경험이 없는 사람보다 더 일찍 사망한다는 충분한 증거가 있다고 지적했다. "현재 이것이 사실이라는 적절한 생물학적 근거가 충분하다"고 키콜트-글레이저는 대답한 것이다. 루돌프 탄지는 1,500명 이상의 알츠하이머 환자와 환자의 건강한 자녀의 전체 유전체 서열을 비교하면서, 유전체에 A, C, T, G가 반복되는 서열이 가득하다는 사실을 알았다. 이런 DNA 반복 서열에는 세포핵 안쪽 깊숙한 곳에 있는 특정 단백질이 결합해서, 근처에 있는 유전자 활성을 통제할 수 있다. 염색체 끝부분에도 반복 서열이 있는데, 이 부분의 길이는 **텔로머레이스** telomerase 같은 단백질이 조절한다. 염색체 말단의 길이가 길수록 염색체는 안정되므로(텔로머레이스가 다시 길이를 늘여준다) 세포는 더 오래 살 수 있다.

결론적으로 인간은 살아가면서 자신의 몸을 유전자 활성 수준에서 변화시켜 매일 환경에 적응하고 있다. 식사 한 끼, 순간순간 느끼는 기분, 운동하는 시간 등 끝없는 변화의 흐름 속에서 인간의 몸은 변화하고 있는 것이다. 다윈은 오랜 시간, 공룡이 진화하고 다시 조류로 변화하는 수십, 수백만 년의 시간 동안 종이 환경에 적응하는 현상을 설명했다. 날개깃은 환경압력에 대응하는 물리적인 적응이며, 엄격한 다윈주의자에게는 그 이상도 그 이하도 아니다. 하지만 사실 인간의 유전체는 유전자 활성이라는 형태로 삶의 매 순간순간 실시간으로 적응하고 있다. 이런 적응이 인간 스스로 만들어낸 동인이 될 수 있을까?

이는 현재 뜨거운 쟁점이다. 진화생물학자 대부분은 적응이 돌연변이보다 먼저 일어난다는 점을 인정하지 못한다. 하지만 예외도 있다. 2015년 1월 〈뉴 사이언티스트〉에 '적응이 먼저, 돌연변이는 나중에'라는 기사를 쓴 콜린 배러스Colin Barras는 슬라이퍼의 염소를 새로운 관점에서 해석했다. 아프리카에서 발견된 고대어인 비챠bichir는 육지에서 살아갈 수 있다. 이는 적응의 결과로, 육지에서 걸어 다니는 능력은 가뭄이 지속될 때 비챠가 말라버린 웅덩이에서 나와 깨끗한 물과 먹이가 있는 곳으로 이동할 수 있게 해주며, 지배영역을 넓히는 데도 도움이 된다. 다른 종도 비슷한 적응을 한다. 동남아시아에 사는 걷는 메기[6]는 플로리다 주 생태계로 빠져나가자마자, 육지를 이동할 수 있는 능력 덕분에 플로리다 주에 급속히 퍼졌다. 발은 없지만 몸을 꿈틀거리면서 이동하고, 가슴지느러미로 몸을 지탱해서 머리를 든다. 몸이 마르지 않는 한, 걷는 메기는 거의 무기한으로 물 밖에서 움직일 수 있다.

육지를 이동하는 적응현상을 보면서 오타와대학교의 진화학자인 에밀리 스탠든Emily Standen은 수억 년 전 바다에서 물고기의 선조가 육지로 올라온 사건을 떠올렸다. 최근 3억6천만 년 전의 화석이 발굴되면서 지구 생명체에 일어났던 획기적인 변화의 물리적 증거가 나타나 학계를 놀라게 했다. 새롭게 발굴된 화석 물고기는 **틱타알릭 로제**Tiktaalik roseae로, 뼈대는 물고기와 같지만 다리처럼 보이는 네 개의 새로운 구조를 갖추고 있었다. 스탠든은 종의 진화역학 전문가였으므로 이런 적응현상의 속도가 빨라질 수 있는지에 관심을 가졌고, 그 결과 속도는 놀랄 만큼 빨라질 수 있다는 결론을 얻었다.

◇◇◇◇◇◇◇◇◇

6_ 학명은 Clarias batrachus.

스탠든 연구팀은 비챠를 육상에서 키우면서 야생에서 살 때보다 지느러미를 더 많이 사용하도록 유도했다. 그러자 비챠의 행동이 변화하면서 더욱 효율적으로 걷게 되었다. 비챠는 지느러미를 몸 가까이에 짚고 머리를 들어 올렸다. 뼈대도 발달상의 변화를 보였는데, 지느러미뼈가 더 큰 중력에 반응해서(물속의 물고기는 더 가볍다) 형태가 바뀌어버렸다. 슬라이퍼의 염소처럼 생존에 필요한 적응이 총체적으로 갖춰진 것이다. 이런 연구가 어디까지 이어질지는 앞으로 계속 더 지켜봐야 하겠지만, 〈뉴 사이언티스트〉의 기사 제목에서 보듯이 '적응이 먼저, 돌연변이는 나중'이 될 듯하다.

유전자 스위치의 메커니즘

이런 수정주의적 사고에는 수많은 것들이 섞여 있지만, 그 모두가 위대한 뭔가를 향해 있다는 점만은 확실하다. 단순 명료한 진화의 인과 모델을 모호한 영향력의 구름으로 대체한다는 게 어쩐지 불안할지도 모른다. 하지만 바로 지금 우리의 몸에도 같은 사실이 적용되고 있다. 몸은 음식, 행동, 정신활동, 오감, 환경에서 일어나는 모든 사건의 영향력에 의해 항상 폭격당하고 있다. 가장 결정적인 요인은 무엇일까? 유전자는 우리에게 우울증이나 2형 당뇨병, 다양한 암에 걸리는 성향을 부여하지만, 그 성향이 실제 유전자의 발현으로 이어지는 사람은 소수다. 말하자면 특정 유전자를 활성화할 특정 요인을 찾아내는 건 카드 한 무더기를 공중에 뿌린 다음 흩어지는 카드 속에서 스페이드 에이스 카드를 뽑아내는 것이나 다름없다.

　원인과 결과라는 직선 모델을 포기하는 게 과학자의 입장에서는 달갑지 않을 것이다. 그래서 러시아 전통인형인 **마트료시카** 모델을 선택했다. 마트료시카는 큰 인형 안에 작은 인형이 있고, 그 작은 인형 안에는 더 작은 인형이, 그 안에 또 더 작은 인형이 들어 있는 형태로 아주 작은 마지막 인형까지 겹겹이 인형이 들어 있다. 그런데 만약 이 마트료시카의 가장 큰 인형이 사실은 안쪽에 들어 있는 인형에 의해 만들어졌다면 그리고 그 인형은 그 안의 더 작은 인형에 의해 만들어진 것이라면 어떻게 될까?

　이것이 바로 유전학이 우리를 이끄는 방향이다. 때로 유전학이 보여주는 큰 그림은 단순해서 모호함이 전혀 없다. 수천 마리의 분홍색 홍학들 사이에 한 마리의 흰색 홍학이 있다고 상상해보라. 그 홍학은 왜 흰색일까? 일련의 사고과정을 거치면 답을 얻을 수 있다. 먼저 종을 고려해보면 홍학 속屬에는 아메리카 대륙과 아프리카 대륙에 흩어져 사는 여섯 종류의 홍학 종種이 포함된다. 각각의 종은 자손 대대로 분홍색 깃털을 만드는 우성유전자가 있다. 하지만 모든 유전자는 돌연변이를 일으키거나 발현되지 않을 수 있고, 이는 새끼 한 마리에게 무작위로 알비니즘albinism을 일으킨다. 흰색 깃털을 가진 홍학이 출현하는 빈도는 통계적으로 예측할 수 있으며 여기서 이 이야기는 끝난다.

　하지만 지금은 마트료시카 방식의 추론을 하고 있으므로, 자연현상의 원인을 추론하면서 좀 더 미세한 수준으로 내려가 보자. 이는 환원주의 방법론으로 과학계에서는 전통으로 인정받고 있다. 자연을 아주 작은 구성요소까지 추적해 내려가는 것이 과학이며, 물리학자는 아원자입자, 유전학자는 유전자에 달린 메틸기까지 추적한다. 하지만 여기서 중대한 문제가 발생한다.

유행병처럼 비만이 퍼지고 있는 선진국의 비만 환자를 생각해보자. 비만이 되는 이유에 대한 가설은 수없이 많다. 스트레스, 호르몬 불균형, 아동기부터 이어지는 나쁜 식습관, 정제설탕과 전분이 과도하게 함유된 현대인의 식단에 이르기까지 다양하다. 마트료시카 방식으로 추론을 해보면 단계적인 설명을 거쳐 결국 유전자에 이르게 된다. 과체중이 가계를 통해 유전된다는 통계 증거에 힘입어 '비만 유전자'를 찾는 연구가 진행되기도 했지만, 이 연구는 FTO 유전자처럼 약한 비만 성향을 보이는 일부 변이주를 발견하는 데 그쳤다. 유전적 요인이 있는 조현병처럼 비만의 유전적 영향력은 기껏해야 성향을 드러내는 수준이다.

현재까지 우리가 발견해낸 더 작은 인형이라면 후성유전학과 이를 조절하는 유전자 스위치 정도다. 비만과 관련된 거의 모든 요인, 즉 과도한 스트레스, 과도한 설탕, 나쁜 식습관, 호르몬 불균형이 이론적으로는 경험을 유전자 변형으로 바꾸는 스위치인 후성유전자에 의해 조절될 수 있다. 그러나 여기서 환원주의적 추론은 벽에 부딪힌다. 어떤 경험이 어떤 유전자에 무슨 표지를 해서 유전자 활성을 어떻게 바꾸는지를 밝히기는 매우 어렵다. 스트레스나 설탕과 상관없이도 비만이 되는 사람은 있다. 따라서 과거나 미래의 경험이 확실하게 유전자 활성을 변형시킬지 정확하게 예측하기가 힘든 것이다. 네덜란드인의 신장이 왜 갑자기 커졌는지를 둘러싼 원인의 구름은 이제 후성유전자를 에워싸고 있다. 뭔가가 메틸기 표지를 만들어내는데 표지 자체는 자연에 있는 물질이지만, 때때로 이 뭔가는 자연의 물질이 아니기도 하다. 환경독소도 후성유전자를 변화시키고, 최소한 쥐에서는 두려움 같은 강한 감정도 후성유전자를 변화시켰다.

좀 더 깊이 들여다보면, 후성유전자 표지를 야기하는 원인이 반드시 물질적일 거라는 기본적인 가정조차 불안정하다는 사실을 알 수 있다. 신체적인 행동에서 감정적인 반응까지 인생 전체에 걸친 모든 경험이 특정 유전자에 메틸기 표지를 붙이는 화학적 변형을 일으킨다. 메틸기 표지는 유전자를 변형하는 표지 중에서 가장 깊이 연구되었으며 크기가 매우 작다. 화학적으로 설명하자면, 메틸기는 탄소원자 하나에 수소원자 세 개가 결합한 아주 작은 작용기다. 대빨판이 (remora)[7]가 상어의 배에 달라붙듯이 메틸기 표지는 DNA 염기 중 C(시토신)에만 달라붙는다. 시토신 분자는 메틸기보다 40배나 크다. DNA에 더 많은 메틸기가 결합해서 변형되면 유전자 스위치가 꺼진다는 점이 증명되었다. 그러니 이제 더 큰 인형들을 모두 작동시키는 가장 작은 인형을 찾아낸 셈이다. 질병과 관련된 DNA 변형의 90% 가 유전자 스위치 부근에서 일어난다. 게다가 후성유전학은 부모에게 물려받은 유전자와 돌연변이를 넘어서 태내 발달, 성격 및 행동성 틱장애, 질병에의 감수성에 큰 영향을 미친다.

어머니가 임신 중에 어떤 생활을 했는지가 자녀의 유전자 활성과 수십 년 후 질병에 걸릴 위험에 영향을 미칠지도 모른다. 캐나다 레

─────────

7_ 자기보다 큰 상어·새치·거북이 등의 입 아래쪽에 붙어 큰 물고기와 같이 바다를 돌아다니면서 숙주가 먹다 남긴 찌꺼기, 배설물, 숙주의 몸에 붙은 기생동물을 먹는다.

스브리지대학교 연구팀은 성체가 된 쥐를 스트레스 환경에 노출한 뒤 태어난 후손을 연구했다. 스트레스를 받은 어미 쥐의 새끼는 임신주기가 짧았다. 게다가 스트레스를 직접 받지 않았던 자녀 쥐의 새끼인 손자 쥐 또한 임신주기가 짧았다. 연구팀은 이 현상이 후성유전적 현상이라고 주장했다. 더 자세히 설명하자면, 스트레스가 일으킨 후성유전적 변화에는 마이크로 RNA[8]가 관여한다고 했다. 마이크로 RNA는 유전체에서 만들어진 아주 작은 RNA 조각으로 유전자 활성을 조절한다.

의학적으로 연구할 수 있는 잠재적 기형을 제쳐두면, 여기서 떠올릴 수 있는 것은 스위치뿐이다. 유전자 스위치는 어머니의 자궁에서 수정된 하나의 세포가 건강하고 완전한 아기로 자라는 과정의 기본이라 할 수 있다. 첫 번째 세포가 분열할 때 생성되는 모든 세포는 똑같은 DNA를 갖는다. 하지만 아기로 자라면서 간세포, 심장세포, 뇌세포 등등이 필요하고 이들 세포는 각자 서로 다르다. 후성유전자와 표지는 이 차이를 조절한다. 자궁 안 태아의 발생과정에서 다양한 세포가 결정되는 방법을 규명하려면 후성유전자 지도를 빨리 만들어야 한다. 미국, 프랑스, 독일, 영국은 의미 있는 표지를 파악하기 위해 공식적으로는 '주요 인간 조직의 유전자 메틸기 패턴을 유전체 범위에서 확인하고 분류하고 해석하는' 인간 후성유전자 프로젝트(Human Epigenome Project)를 만들었다.

◇◇◇◇◇◇◇◇◇

8_ 유전자 사이에 있는 DNA는 보통 정크junk DNA라고 부른다. 그러나 지금은 유전자 사이의 DNA(혹은 유전자간 DNA)에서 유전자 활성을 조절하는 마이크로 RNA라는 아주 작은 분자가 만들어진다는 사실이 밝혀졌다.

인간 후성유전자 프로젝트에는 2백 명이 넘는 과학자가 참여해서 2015년 2월, 수백만 개의 유전자 스위치 중에서 우리 몸속 1백여 개가 넘는 종류의 세포 발달을 결정하는 스위치에 관한 논문 24편을 발표하는 성과를 냈다. 이 논문은 성인의 조직뿐만 아니라 태아조직, 줄기세포를 대상으로 수천 번의 실험을 거친 결과다(이론적으로는 전 세계 모든 표범의 몸에 있는 점무늬를 전부 세는 게 더 쉽다). 서로 다른 세포를 조절하는 화학물질은 이미 알려졌고, 때때로 유전자 스위치는 영향을 미치는 유전자와 멀리 떨어져 있기도 하다. 사실 스위치 A는 유전자 B에서 아주 멀리 떨어져 있기도 하다. 이런 경우 연구팀은 거꾸로 화학조절물질을 통해 스위치의 역할을 추측해야 한다. 해당 유전자의 화학조절물질이 세포 안에 있으면 스위치가 켜져 있다고 추측하는 식이다.

우리의 선택이 유전자 활성을 바꾼다

후성유전자 지도를 이 정도까지 완성했다는 건 분명 놀라운 과업이다. 주요 유전자의 스위치를 켜고 끄는 일은 질병을 치료하고 예방하는 데 최선의 방법이 될 수 있다. 과학자들도 인정하듯이, 모든 유전자 스위치의 위치를 파악한 새로운 정보가 산더미처럼 쌓였지만, 이는 시작에 불과하다. DNA 활성에는 유전자 스위치가 작용하며, 이 둘은 네트워크라는 회로를 형성한다. 심지어 스위치는 멀리 떨어져 있으면서도 유전자에 영향력을 행사할 수 있다. 모든 회로망을 밝히는 작업만으로는 왜 활성이 촉진되는지 알 수 없으며, 이는 도시의 모든 전화의 위치를 알아도 사람들이 전화로 나누는 대화는 알 수 없는 것과 같다. 유전체 구조는 3차원 입체구조이므로, DNA 가닥이 고리 모양으로 접히듯이 멀리 떨어진 영역이 서로 접근하면서 유전체의 다른 영역이 후성유전자를 통해 동시에 켜질 수도 있다.

자궁을 떠난 아기의 초기 삶에도 후성유전자가 영향을 미친다. 이 기간은 어머니의 후성유전자로 인한 영향력과 아기 자신의 경험이 겹쳐지는 중심축과 같다. 이 둘이 만나 겹쳐지는 게 얼마나 중요한 걸까? 이는 아기를 둘러싼 의학 문제의 핵심을 이루는 질문이며, 이 중에는 땅콩 알레르기 문제도 있다. 2015년 2월 〈뉴욕타임스〉가 보도했듯이 미국 어린이 중 2%가 땅콩 알레르기인데, 이는 1997년 이후 4배나 증가한 수치로 누구도 그 원인을 설명할 수 없었다. 또 지난 몇 십 년간 모든 종류의 알레르기가 증가세를 보였는데, 이 역시 뚜렷한 원인을 파악할 수 없었다. 이러한 경향은 모든 서방국가에서 나타났다.

땅콩 알레르기가 심한 어린이는 음식물 속에 든 아주 적은 양의 땅콩만 섭취해도 자칫 사망에 이를 수 있다. 표준 권고안은 땅콩버터나 땅콩이 든 음식을 유아에게 먹이면 땅콩 알레르기를 유발할 위험을 높인다고 경고했다. 그러나 2014년 〈뉴잉글랜드 의학저널(New England Journal of Medicine)〉에 발표된 주목할 만한 논문 한 편이 이런 생각을 완전히 뒤엎어버렸다. 논문은 유아기 초기에 땅콩버터 같은 음식을 섭취하면 "땅콩 알레르기 유발 위험성이 급격히 감소한다."고 결론 내렸다. 이는 유아를 돌보는 방식을 간소화하고 방향 자체를 바꿀 만한 놀라운 소식이었다.

이 새로운 실험은 땅콩 알레르기를 유발할 위험이 높은 유아, 예를 들어 이미 달걀이나 우유에 알레르기를 나타낸 아이들 530명을 두 집단으로 나누어 런던에서 시행되었다. 4개월에서 11개월 사이의 유아를 대상으로, 한 집단은 땅콩이 든 음식을 먹이고 다른 집단은 땅콩이 없는 음식을 먹였다. 이 아이들이 5세가 됐을 때 땅콩에 노출되었던 집단은 단 1.9%만이 알레르기를 나타냈지만, 땅콩이 없는 음식을 먹은 집단의 경우 13.7%가 알레르기를 나타냈다. 사실 부모의 지나친 걱정 탓에 땅콩을 엄격하게 제한함으로써 오히려 자녀의 땅콩 알레르기를 극단적으로 증가시키지 않았을까 하는 추측도 가능하다.

한동안 부모들은 땅콩뿐만 아니라 온갖 종류의 알레르기와 신생아 문제에 대해 혼란스러워했다. 이 논문이 발표되기 전까지는 정보가 명확하지 않았다. 이미 설명한 대로, 신생아는 스스로 면역체계를 발달시키기 전까지 다리의 역할을 하는 어머니의 면역체계를 물려받는다. 가슴 부근, 폐와 심장 사이에 있는 흉선은 면역체계의 일부인 T세포가 성숙하는 곳이다. 외부 바이러스나 세균, 흔한 꽃가루 같은 물질이 몸속으로 침입하면 T세포가 제거해야 할 이물질을 구별한다. 알레르기란 이런 구별에 오류가 발생한 경우로, 해롭지 않은 물질을 적으로 착각해서 침입자가 아닌 자신에 대해 거부반응을 일으키는 현상이다.

흉선은 태어난 직후부터 아동기까지 가장 활발하게 움직인다. 일단 T세포를 만드는 체계를 완성하면 사춘기를 지나면서 흉선은 위축된다. 알레르기 문제는 유전적으로 물려받는 면역력이 어느 정도인지, 태어난 후 환경에 얼마나 영향을 받는지가 중요하다. 선진국에서 급격히 증가하고 있는 알레르기 문제를 보면, 마치 환경오염이 심할수록 알레르기 문제도 더 심각한 것처럼 보인다. 그러나 1991년 소련이 해체되면서 연방에 속해 있던 공화국이 모두 개방되자, 미국이나 서구 유럽보다도 환경오염이 훨씬 더 심각해졌다. 그런데 연구자들은 환경오염이 매우 심각한 동구 유럽에서는 서구에 비해 알레르기 유발 빈도가 오히려 낮다는 사실을 발견했다.

그러자 서구 국가가 과도하게 청결을 유지하고 살균처리를 하는 바람에 아이들의 면역체계가 적응해야 할 물질에 노출될 기회가 사라진 탓이라는 추측이 힘을 받게 되었다. 따라서 땅콩 알레르기에 대한 발견은 아주 중요한 사실일 수 있다. 미국소아과학회는 2000년에 알레르기를 유발할 위험이 있는 3세 이하 아동은 땅콩이 든 음식을 금지해야 한다는 권고안을 발표했다. 그러나 2008년 미국소아과학회는 4~6개월 이상의 아동에게 땅콩을 제한하는 게 효과적이라는 명확한 증거가 없다고 인정했다. 하지만 땅콩을 먹는 편이 올바른 방향이라는 증거도 없기는 마찬가지였다. 실제적인 첫 번째 증거는 2008년 〈알레르기와 임상 면역학 저널(Journal of Allergy and Clinical Immunology)〉에 발표된 논문이었다. 이스라엘 어린이는 영국에 살고 있는 유대인 어린이에 비해 땅콩 알레르기가 1/10 수준밖에 되지 않는다는 내용이었다. 이스라엘 어린이는 태어난 첫해에 집에서 땅콩이 든 음식, 특히 튀긴 옥수수와 땅콩버터를 섞은 간식인 밤바Bamba를 먹지만, 영국 어린이는 부모가 알레르기에 예민하게 반응하는 경우 땅콩을 먹을 기회가 없다.

하지만 이 새로운 연구 결과는 어린이 알레르기를 유발하는 다른 식품에는 적용되지 않는다. 여기서, 중요한 질문 두 가지에 대한 답을 알아내야 한다. 첫째, 땅콩 식품을 먹던 어린이가 섭취를 멈추면 알레르기가 쉽게 생길까? 이와 관련해서는 후속 연구가 진행 중이다. 둘째, 식품 알레르기가 일어날 가능성이 낮은 어린이에게도 적용할 수 있을까? 이에 대한 답은 아직 알 수 없지만, 땅콩 식품을 먹어도 해롭지 않으리라고 생각하는 과학자가 많다. 그러나 일반적인 권고안은 모두 '잘못된' 식품은 피하라고 되어 있으므로, 불안해 하는 부모가 습관을 바꾸라는 권고를 쉽게 받아들일 리 만무하다.

이야기가 너무 세부적으로 흘러갔지만, 알레르기에 대한 답을 알기 때문이 아니라 환경의 영향력이 얼마나 불확실한지를 보여주기 위해 알레르기에 관해 설명한 것이다. 물론 일반적으로 후성유전자 표지가 환경에 민감하게 반응한다고 알려져 있기는 하다. 배아에서 영아, 유아, 청소년, 성인에 이르는 기적 같은 인간의 발달단계는 유전자와 환경의 복잡한 2인무로 이루어진다. 포유류의 경우는 새끼와 부모의 상호작용이 수십 년 후 새끼의 건강에 근본적인 영향을 미치기도 한다. 이 분야는 아직 쥐를 대상으로 연구한 결과뿐이지만, 인간에게도 같은 상황이 적용된다는 증거가 속속 쌓이고 있다. 예를 들어 유아기에 학대나 방치를 겪은 아이는 유전자 활성에 의해 후성유전적 변화가 일어나고, 이후의 삶에서 신체적, 정신적 건강에 영향을 받는다는 증거가 계속해서 쌓이고 있는 것이다.

좋든 나쁘든 부모와 자녀 사이에 형성되는 초기 유대감은 자녀의 두뇌발달과 성격에도 근본적인 영향을 미친다. 이런 유대감은 어떻게 형성될까? 연구 결과를 살펴보면, 자녀 유전자의 후성유전적 변형은 삶의 초기인 어린 시절의 경험에 크게 좌우된다고 추측된다. 어머니와 아이를 떼어놓으면, 스트레스에 관련된 시상하부-뇌하수체-부신(HPA)반응의 기능장애와 인지발달의 손상이 일어나며, 아이의 타액에서 유독한 코르티솔 농도가 높아진다.

학대받은 아이는 일찍 사망하기도 한다. 이런 비극이 일어나면 아이의 뇌를 부검하기도 하는데, 부검 결과를 보면 NR3C1 유전자에 후성유전적 변형이 일어난, 즉 메틸화가 증가한 상태라는 것을 확인할 수 있다. 이는 뇌 영역 중 단기기억을 담당하는 해마의 신경세포가 죽는 결과로 이어진다. 살아 있더라도 감정적, 신체적, 성적으로 학대받은 어린이의 경우 타액에서 NR3C1 유전자의 변형을 확인할 수 있다. 그리고 몇몇 경우 이런 피해가 정신병적인 행동으로 이어지기도 한다.

이러한 결과는 유아기의 학대와 방치가 아이의 심리에 근본적인 영향을 미친다는 지식을 확장해준다. 그리고 이제 우리는 이런 피해를 세포 수준까지 추적할 수 있게 되었다. 이런 사건의 배후에 존재하는 생물학적 변화를 연구하면, 뇌의 유전자 발현을 통제하는 후성유전자 경로가 연루되어 있음을 알 수 있다. 마찬가지로 미래에는 나쁜 영향을 미치는 후성유전자가 바뀌었는지 여부를 확인하는 방식으로 심리치료나 약물치료의 효율성을 검사하게 될 것이다.

동물실험에서는 이미 진전이 있다. 2004년 맥길대학교 신경과학자 마이클 미니Michael Meaney가 발표한 연구를 보면, 어미 쥐가 털을 자주 핥아준 새끼는 뇌의 글루코코르티코이드 수용체 발현량이 늘어나 불안감과 공격적인 행동이 감소했다. 이런 행동의 변화는 어떻게 나타났을까? 바로 후성유전자 덕분이다. 어미에게서 애정 어린 육아와 털 고르기를 받은 새끼는 글루코코르티코이드 수용체 유전자에 메틸화가 줄어들어 코르티솔의 양도 감소했고, 따라서 불안, 공격성, 스트레스반응도 낮아졌다.

후성유전학에서 가장 논란이 되는 영역은 현재의 스트레스와 학대가 다음 후손에게 영향력을 미치는지 여부다. 태어나자마자 어미에게서 분리된 새끼 수컷 쥐는 불안과 우울, 무력감을 보이며, 다음 후손에게 이 특성을 물려준다. 어미에게서 분리된 쥐의 부정적인 후성유전적 변화는 실제로 쥐의 정자에서 확인되며, 정자는 다음 후손에게로 전달된다. 관련된 연구를 통해 불균형한 식단, 독소에 노출되는 스트레스(살충제는 쥐의 뇌와 정자에 후성유전적 변형을 일으킨다) 같이 영향력을 행사하는 모든 요인은 다음 세대로 전달될 수 있다.

인간이 자신의 유전자 활성에 영향을 미치는 사례는 공상과학소설에서 영감을 받은 연구에서 볼 수 있다. 스위스와 프랑스 합동연구팀은 게이머의 이마와 귓불에서 뇌파를 기록하는 헤드셋을 사용하는 마인드플렉스Mindflex라는 혁신적인 게임에서 영감을 받았다. 뇌파 게임인 마인드플렉스는 게이머가 가벼운 공에 정신을 집중함으로써 공을 들거나 내려놓을 수 있으며, 생각만으로 공을 움직여 장애물을 통과시키기도 한다.

연구팀은 같은 방식으로 유전자 활성을 변형시킬 수 있을지 의문을 가졌다. 뇌파를 분석하는 뇌파검사(EEG) 헬멧을 만들고 블루투스를 통해 무선으로 뇌파를 전송했다. 2014년 11월 〈공학과 기술(Engineering & Technology)〉에 실린 대로, 전송된 뇌파는 전자기장으로 변환되어 세포배양액 속에 있는 이식물질을 작동시켰다. 이식물질은 다이오드(LED) 전구에 연결되어 적외선을 내며, 발생한 적외선은 세포를 자극해서 특정 단백질을 생산했다. 이 장치는 "유전자를 통제하는 새로운 방식이며 단순성에서도 매우 독특하다."고 평가받았다.

연구팀이 적외선을 활용한 이유는 조직 깊숙이 조사해도 세포를 손상시키지 않기 때문이다. 조직 표본을 대상으로 원격 뇌파전송을 실험한 연구팀은 쥐를 대상으로도 똑같은 실험을 진행해서 성공했다. 다양한 사람을 대상으로 뇌파검사 헬멧을 쓰고 생각만으로 쥐에서 특정 단백질을 생산하도록 통제하는 실험도 수행했다. 세 집단으로 나누어, 한 집단은 컴퓨터로 마인크래프트 게임을 하는 데 집중하게 했다. 〈공학과 기술〉 기사에 따르면 "이 집단은 쥐의 혈액에 있는 단백질 농도를 측정했을 때, 가장 낮은 성취도를 보였다. 두 번째 집단은 명상이나 완전한 휴식을 취하도록 했는데, 이 집단은 쥐의 혈액에 더 높은 농도의 단백질을 생산했다. 세 번째 집단은 바이오피드백을 이용해서 실험대상인 쥐의 몸에 이식한 LED 전구를 의식적으로 켜거나 끌 수 있게 했다."

생각이 유전자 활성에 직접 영향을 미칠 수 있다는 놀라운 암시를 넘어, 이 연구는 훗날 뇌전증 환자에게 도움이 될 수도 있을 것이다. 간질발작이 일어나는 순간 뇌 속 이식물질을 통해 특정 유전자 스위치를 켜고 끄거나, 즉시 약물을 공급한다는 원리다. 간질이 일어나기 직전에 뇌는 특정 형태의 전기적 활성을 나타내므로 이를 이용해 유전자 이식물질을 활성화해서 간질억제 약물을 재빠르게 생산할 수 있다. 만성통증의 경우도 통증이 생기는 첫 번째 신호가 발생하는 즉시 뇌에서 통증억제 물질을 생산하도록 비슷한 전략을 적용할 수 있을 것이다.

인간 유전체는 DNA와 단백질이 놀라울 정도로 교묘하게 조립되어 구조적으로 그리고 유전자 활성 측면으로도 끊임없이 재구축되며, 대부분 우리의 삶에 대한 반응으로 재구축되는 것처럼 보인다. 그러나 마트료시카 문제는 옆으로 치워놓을 수 없다. 화학적으로 유도되는 스위치가 유전자 활성을 조절하는 근본이라는 점이 명백하기 때문이다. 여기에는 반론의 여지가 없다. 생활방식에 반응하는 유전자 활성 스위치는 유전자에 결합하는 작은 메틸기 하나로도 작동할 수 있으며 이는 숨길 수 없는 표지다. 유전자의 화학적 변형 없이는 줄기세포도 간세포나 심장세포, 특정 뇌세포로 발달할 수 없다. 어쩌면 암세포처럼 계속 분열만 할 뿐 어떤 세포로도 발달하지 못할 수도 있다.

메틸기 표지는 유전자 활성을 억제하는 화학적 변형일 뿐만 아니라 더 복잡한 유전자 상호작용이라는 교향곡의 음표이기도 하다. 표지를 하나의 집단으로 인식하면 우리(우리뿐만 아니라 어쩌면 부모님과 조부모님)의 삶에 상응하는 활성 네트워크를 발견할 수 있다. 후성유전자에서 특정 경험, 즉 기근 같은 경험을 직접 알아낼 수 있을지도 모른다. 수많은 음표들이 모여야 실제 음악이 되므로, 후성유전자 표지를 교향곡 악보로 보아도 타당하다. 교향곡의 한 마디만 본다면 스냅사진 한 장만 보는 것과 다름없다. 물론 마트료시카의 가장 작은 인형을 찾으려는 노력이 유전자 이야기 전체를 알려줄 순 없다.

유전학에서 표지는 화학적으로 판독되지만, 그 의미를 삶의 경험과 연결하는 건 어려운 작업이다. 우선, 실시간으로 유전자의 변화를 관찰할 수 없다. 둘째, 경험 A를 유전자 변형 B와 연결시키는 건 몇몇 희귀한 사례를 제외하면 불가능하다. 흡연으로 일어나는 후성유전자의 변형을 찾을 순 있지만, 모든 사람이 흡연으로 동일한 손상을 입는 건 아니다. 특정 유전자에 결합한 화학적 표지가 어떤 결과를 만드는지는 알 수 있지만, 어떤 삶의 경험, 예컨대 오래 지속된 기근 같은 경험이 유전체의 절묘한 위치에 있는 특정 유전자에 특정 표지를 만드는지는 알 수 없다.

현재 가장 큰 문제는 표지와 그 의미를 연결할 수 없다는 점이다. 바이올린 연주자는 바바바 밤-하고 시작하는 베토벤의 5번 교향곡 악보를 보면, 팔을 위아래로 움직여 바이올린 현을 그으면서 연주를 시작한다. 그런데 연주자의 팔이 움직이는 모습은 볼 수 있어도 이 움직임 뒤에 숨은 수많은 요소는 볼 수 없다. 바이올린 연주자는 악보를 읽을 수 있으므로 음표의 의미를 안다. 악보는 흰색 종이 위에 무작위로 그려 넣은 기호가 아니다. 연주자는 악보를 뇌, 눈, 팔, 손가락이 정교하게 조화를 이루는 행동으로 바꾼다. 마지막으로 너무 잘 알려진 사실이라 언급되지 않는 것이 있는데, 바로 인간인 루트비히 판 베토벤이 이 교향곡을 작곡했고 전 세계에 널리 알려진 대로 네 개의 음표로 이루어진 곡을 창조했다는 사실이다. 수백 마디로 이루어진 이 교향곡은 이 단순한 네 음표를 바탕으로 만들어진 것이다.

이런 지식을 알고 있어도, 수백만 개 유전자의 화학적 안무와 각각의 화학적 통제조절 스위치가 어떻게 뇌의 '생각한다'라는 놀라운 능력을 창조하는지에 대해서는 아무도 모른다. 뇌는 오랜 세월 동안 새롭게 생겨나는 돌연변이에 어떻게 반응하면서 진화했을까? 다윈주의 유전학이라면 이 모든 돌연변이가 무작위로 일어난 것이라고 말할지도 모른다. 하지만 후성유전적 변형이 우리의 삶에 반응해서 유전체 어느 위치에 새로운 돌연변이가 생길지를 결정한다는 점을 생각할 때, 무작위 돌연변이만으로는 도저히 이야기 전체를 완성할 수 없다. 다윈도 모든 돌연변이가 반드시 무작위로 생기지는 않는다고 인정해야 할 것이다.

물론 다윈은 살아생전 후성유전학에 대해 알지 못했다. 만약 그가 알았다면 어땠을까? 그랬다면 인간의 진화는 새로운 유전자 돌연변이와 후성유전자 표지가 상호작용하면서 이루어졌다고 말했을지도 모른다. 다윈은 현대인이 생겨난 과정을 설명하면서 신 또는 창조주를 배제해 당시 사람들에게는 엄청난 충격을 안겨주었다. 무대 뒤에 숨어 있는 전능한 존재는 인간이 어떻게 진화했는지 유전학적인 관점에서 연구할 때 전혀 도움이 되지 않는다. 하지만 이제 단 하나만을 인정하는 무작위 돌연변이와 적자생존이라는 독단적인 개념에서 벗어나 진화과정에 내재된 조직화 원칙을 고려할 때가 되었다. 수천 개의 유전자에 표지된 메틸기와 유전자와 결합한 히스톤 단백질이 유전체와 상호작용하는 새로운 진화 모델은 어디에 새 돌연변이가 일어날지 결정하는 데 도움을 줄 것이다(또한 DNA의 3차원 구조에도 영향을 미칠 것이다). 그러면 다윈의 자연선택설은 어떤 돌연변이가 살아남을지를 결정한다. 아직은 추측에 지나지 않지만 흥미로운 이 시나리오에서는 무작위 돌연변이가 일어나기만을 무턱대고 기다리지 않아도 된다. 우리는 스스로의 선택으로 유전체 진화에 직접 영향을 미칠 수 있는 존재기 때문이다.

5장 | 능력자로 급부상한 장내 미생물군

장내 미생물군의 균형이 무너지면 단순히 소화가 안 되는 문제가 아니라 총체적 손상을 초래한다. 관련된 장애의 범위는 점점 더 넓어지고 있는데, 천식이나 습진에서 자폐증, 알츠하이머병, 암에 이르기까지 다양하며, 새 치료법의 방향도 같은 길, 즉 장내 미생물군을 향해 있다.

현재 유전학 지식은 폭발하고 있다. 매일 유전체와 후성유전자에 대한 정보가 홍수처럼 쏟아지고 있는데, 디지털 정보로 따지면 1조 바이트, 기가바이트의 천 배인 테라바이트 수준이다. 산처럼 쌓인 정보를 다 헤아리기도 어렵고, 분석하기는 더 힘든 판인데, 누구도 예상하지 못했던 방향, 즉 미생물에서 히말라야쯤 되는 엄청난 부담이 추가되었다. 의대 수업에서 미생물은 대개 신체 침입자로 간주되며, 세균과 바이러스는 인간의 면역체계를 뚫고 들어오는 순간 질병을 일으킨다. 물론 장에서 살면서 우리가 섭취하는 음식을 소화해주는 이로운 미생물도 잠깐씩 언급되기는 한다.

소화기내과 의사라면 장내에서 이상이 생기는 경우를 흔히 접하겠지만, 우리 몸속 세포와 더불어 살고 있는 미생물에 대해 잘 모르는 사람이 태반이다. 질병을 일으키는 세균을 죽이는 항생제는 장에 살고 있는 이로운 세균도 함께 죽인다. 보통 이로운 미생물은 항생제가 사라지고 나면 단기간에 복원되며 우리는 그저 한바탕 설사를 할 뿐이다. 여행지에서 갑자기 폭풍 같은 설사에 시달리는 이유는 장 속 생태환경이 뒤바뀌었기 때문이다. 소화를 돕는 미생물 생태계는 세상 그 어느 곳과도 다르다. 통증이나 불편함, 복부팽만, 설사, 변비 등이 생기면 우리는 소화력에 문제가 생겼는지 고민하지만, 실상 미생물까지 떠올리지는 않는다.

그러나 지난 몇 년간, 인간의 몸속에 살고 있는 미생물 집단은 갑자기 매우 중요한 대상으로 떠올랐다. 우리 몸속에는 약 100조 마리의 미생물이 살고 있는데, 이는 우리 몸속 세포의 90%는 미생물이란 뜻이고, 유전물질의 양으로 봐도 미생물이 훨씬 더 우세하다. 인간의 몸에 인간 유전자가 2만3천 개인 반면, 세균 유전자는 100만 개가 넘는다. 말하자면 세균 무리 속에 인간 세포 몇 개가 달라붙어 있는 셈이다! 우리의 장관에, 피부에, 입 안에, 그 외 여러 곳에 사는 수백, 수천 종의 세균 유전체 정보를 발견한 뒤에야 인간은 이 사실을 깨닫게 되었다.

인간의 유전자를 이해하기 전에 먼저 **장내 미생물군**(microbiome)[9]의 유전자가 가진 영향력을 살펴보는 편이 좋을 듯하다. 장내 미생물군은 미생물의 생태를 가리키며, 양적으로 볼 때 인간 세포를 10대 1로 능가한다. 장내 미생물은 더 복잡한 생명체가 출현했을 때 갑자기

9_ 마이크로비오타microbiota도 동의어로 사용된다.

끼어 들어온 것이 아니다. 미생물이 처음 출현했던 수십억 년 전부터 오랫동안, 인간 세포와 수조 마리 미생물의 공생관계는 쭉 이어졌다. 2백5십만 년 전 출현한 인간의 선조가 거쳐온 세월은 유전자를 창조하고 서로 교환할 수 있는 세균의 유구한 진화 역사와 비교하면 찰나에 불과하다. 그동안 인간과 세균의 상호작용은 뇌를 포함한 모든 장기의 진화에 영향을 미쳤다. 우리 몸에 얼마나 많은 세균 종이 살고 있는지는 아무도 모른다. 대략 1000여 종 이상일 거라고 추정되는데, 참으로 어리둥절할 만큼 많은 수다. 장내 미생물군 존재에 대한 충격은 '두 번째 인간 유전체', '새롭게 발견한 장기', '몸속 세균 열대우림' 등과 같은 표현으로 짐작할 수 있다. 우리 몸에서는 시간당 대략 1억에서 3억 개에 달하는 대장세포가 떨어져 나가고 소장세포는 10억에서 30억 개가 떨어진다. 미생물은 장관 벽을 감싸는 생물막에 단단히 달라붙어 있지만, 일정량이 떨어져 나가는 것을 막을 순 없다. 변 무게의 대략 40%는 미생물이 차지한다.

장내 미생물군이라는 용어는 루돌프 탄지의 이전 동료이자 노벨상 수상자이며 분자생물학자인 조슈아 레더버그Joshua Lederberg가 도입했지만, 장내 미생물군이라는 개념을 처음 설명한 사람은 19세기미 육군 군의관이며 소화생리학의 개척자인 윌리엄 버몬트William Beaumont, 1785-1853다. 버몬트는 분노의 감정이 소화를 방해한다고 주장했다. 이후 수많은 장내 미생물이 자궁부터 무덤까지 뇌와 중추신경계의 발달에 직접 영향을 미친다는 사실이 밝혀졌다. 덧붙여 장내 미생물군은 매일 인간의 면역체계까지 조절한다.

장내 미생물군의 자연스러운 균형이 무너지면 이를 **장내 세균총 불**

균형(dysbiosis)이라고 하는데, 그 비밀은 이제야 조금씩 밝혀지는 중이다. 장내 세균총 불균형은 단순히 소화가 안 되는 문제가 아니라 총체적 손상이다. 장내 세균총 불균형에 얽힌 장애의 범위는 점점 더 확장되고 있다. 장내 세균총 불균형과 연관된 병은 천식, 습진, 크론병, 다발성 경화증, 자폐증, 알츠하이머병, 류마티스 관절염, 루푸스, 비만, 심혈관계 질환, 죽상동맥경화증(atherosclerosis), 암, 영양실조 등이 있다. 그뿐만 아니라 새로운 치료법의 방향 또한 장내 미생물군을 향해 있다.

최근 장내 미생물군을 향한 대중의 관심은 가히 폭발적이므로, 아마도 이미 언론매체를 통해 접했거나, 장내 건강한 미생물이 자라도록 도와준다는 프로바이오틱스probiotics 상품 정도는 알고 있을 것이다(주로 가장 많이 선전하는 품목은 액티브 요구르트다). 유전학적 관점에서 장내 미생물군은 면역체계를 학습시키고 질병을 예방하는 데 도움을 준다. 오랜 진화를 거치면서 장내 미생물의 DNA는 단순히 공생만 하는 게 아니라 인간에게 스며들어서 오늘날 인간DNA의 일부가 되었다. 인간이라는 종에서 수백만 년간 지속된 이 상호 의존적인 관계에서 우리는 다양한 연결고리를 발견할 수 있다.

그중 하나가 장내 미생물군과 크론병의 연관성으로, 빠른 시일 내에 모두의 삶에 큰 영향을 미치게 될 것이다. 또 과민성대장증후군 같은 장관내 장애와도 연관성이 있다. 음식이 소화되고 대사되는 방식 때문에 비만도 관련이 있다. 장내 미생물군은 멀게만 보이는 심장질환, 1형 당뇨병, 암, 심지어는 정신병인 조현병과도 예상치 못한 연결고리를 갖는다.

현재는 장내 미생물이 신경활성물질을 생산해서 뇌세포와 상호작용하며, 후성유전자를 통해 인간의 유전자 발현을 조절할 수 있다는 사실이 밝혀졌다. 뇌와 장 사이에 강한 연결고리가 있다는 추측이 나오자, 인간 세포와 외부 세포의 경계는 허물어지고 말았다. 장내에 살고 있는 미생물들이 인간의 감정이나 정신병에 실제로 영향을 미칠 수 있다면, 몸에 대한 완전히 새로운 개념이 전면으로 떠오를 수밖에 없다(프로바이오틱스와 식단에 대한 자세한 이야기는 2부에서 다룰 것이다).

대변 이식이 은밀히 성행하는 이유

인간의 몸에 살고 있는 수백 마리 미생물의 유전체와 테라바이트급 정보는 그 자체로 커다란 수수께끼다. 즉 좀 더 이해하기 쉬운 일반적인 분류법이 필요하다는 뜻이다. 콜로라도대학교의 인간 장내 미생물군 전문가인 롭 나이트Rob Knight는 장내 미생물군에 대해 "우리가 짊어지고 다니는 미생물 1.4kg은 인간 유전체의 유전자 한 개보다 더 중요할 수도 있다."고 언급했다. 무게로 따지면 장내 미생물군은 뇌 무게와 맞먹는다. 나이트는 미생물 개체군을 거주하는 몸속 주요 부위, 즉 장관, 피부, 입, 질로 나누어 단순하게 분류했다. 열대와 북극의 생태가 확연히 다르듯이, 이들 또한 생태가 완전히 다른 미생물군 또는 유전자군으로 보인다. 이 단순한 지도 뒤에는 건강한 성인 250명의 장내 미생물군을 분석한 나이트의 연구 결과가 숨어 있다.

거기에다 연방정부가 1억7300만 달러의 연구자금을 댔던 휴먼 마이크로바이옴 프로젝트Human Microbiome Project에서 나온 방대한 유전체 서열 데이터베이스도 한몫했다.

장내 미생물군과 관련된 주요 수수께끼는 사람마다 다양성이 매우 크다는 점이다. 나이트는 조회 수 30만 건을 넘긴 2014년 2월 테드 강연에서 흥미로운 사실을 이야기했다. 다른 사람에 비해 모기에 잘 물리는 사람이 있는 데 반해, 어떤 사람은 모기에 전혀 물리지 않는다. 이는 각자 피부의 미생물 군집이 다르기 때문이고, 또 모기가 피부 미생물 군집에 얼마나 끌리는지에 따라서도 좌우된다. 심지어 장내 미생물군은 처방전 없이 쉽게 살 수 있는 타이레놀(아세트아미노펜) 같은 진통제가 간을 손상할지 여부를 결정한다.

이러한 다양성 덕분에 완벽하게 건강한 미생물군의 구성을 조사하기란 매우 어렵다. 부정적인 측면에서 보면 현대인의 장은 심각하게 위태로운 상태다. 2014년 발표된 영향력 있는 논문에서 스탠퍼드대학교 미생물학자인 에리카와 저스틴 소넨버그Erica and Justin Sonnenburg는 장내 미생물군이 다양한 원인으로 사라질 수 있다고 주장했다. 그중 한 원인으로 식물성 섬유소가 부족한 서구식 식단을 들었다. 섬유소는 **프리바이오틱스**prebiotic로 장내 미생물이 번식하는 데 꼭 필요한 영양소인데, 이는 소화관 안에 새로운 미생물을 집어넣는 **프로바이오틱스**probiotic와는 다르다. 항생제 남용도 세균과 바이러스의 다양성을 해친다. 이보다 명확하지는 않지만 의심스러운 요인이 현대인의 과중한 스트레스인데, 스트레스 호르몬과 감정은 장내 미생물군에 변화를 일으킬 수 있다. 인간의 유전자 활성과 마찬가지로 인간의 장내 미생물군 역시 역동적이므로, 명사가 아닌 동사로 이해해야 한다.

소넨버그의 주장 중 가장 충격적인 점은 현대 서구식 식단이 만성질환과 알레르기 같은 자가면역질환을 유도한다는 부분이다. 장내 미생물군은 면역력을 조절하도록 도와주며, 소화과정에서 염증반응을 줄여주는 화학물질을 부산물로 생산한다. 심장질환, 고혈압, 여러 암 같은 질병과 염증반응 사이의 연결고리를 입증하는 증거는 계속 쌓이고 있다. 즉 장내 생태계의 다양성이 감소하면 건강도 망치게 된다는 것이다. 소넨버그는 이 위험성에 대해 "서구인의 장내 미생물군은 실제로는 장내 세균총 불균형을 일으키며(장내 미생물군에 해롭다는 뜻이다), 인간을 각종 질병으로 이끈다."라고 선언했다.

장내 미생물군을 두고는 논란이 분분한데, 이 주장을 확실하게 입증하기에는 어려움이 많다. 현재 세상에는 장내 미생물군이 손상되지 않은 인구집단이 거의 남아 있지 않다. 2014년 12월 〈뉴요커New Yorker〉에는 소넨버그와 공동연구 중인 인류학자 제프 리치Jeff Leach가 연구한 아프리카의 하드자 부족에 대해 에밀리 에이킨Emily Eakin이 쓴 기사가 실렸다. 리치는 탄자니아에서 아직도 원시 수렵생활을 이어가는 하드자 부족 3백여 명을 1년간 연구했다. "아직 항생제를 접해보지 않은 사람들, 얼룩말과 기린, 코끼리가 마시는 물을 함께 마시는 사람들, 자연과 어우러진 삶을 사는 사람들을 찾아야 했다."고 리치는 에이킨에게 말했다. 리치가 말한 환경은 바로 호모 사피엔스 유전자가 발달했던 환경이다.

하드자 부족의 대변 표본을 조사한 리치는 "하드자 부족은 전 세계에서 가장 다양한 대장 생태계를 갖고 있다."고 했다. 하드자 부족을 관찰했던 독일 막스 플랑크 연구소의 진화인류학 연구팀은 하드자 부족에게는 전혀 본 적 없는 새로운 세균이 있는 대신 서구인의 미생물 군집을 구성하는 세균은 없다는 점을 밝혀냈다. 하드자 부족의 대장 생태계가 유전적으로 더 우월하다고 믿었던 리치는 하드자 부족의 장내 미생물군을 자신의 장관 내로 이식했다.

이것이 소문을 타면서 곧 대유행했다. 리치는 스포이트를 사용해서 하드자 부족의 대변을 자신의 결장으로 주입해서 장내 미생물군을 이식했다. 혐오스럽고 역겨운 작업이지만, 이 이식방법은 유튜브에 영상으로 올라와 있다. 이 이식술은 아주 간단한 논리에 근거한다. 서구인의 장내 미생물군은 손상된 상태지만, 갓난아기나 건강한 어린이의 장내 미생물군은 아직 건강할 수도 있다. 이를 서로 바꾸면 좋지 않을까?

미국 식품의약처(FDA)는 신약을 승인하는 과정과 마찬가지로 공식적인 시험을 거치기 전까지 대변을 이용한 장내 미생물군 이식술(FMT)을 금지했다. 그러나 이식술은 마치 열병처럼 퍼져나가 은밀하게 시술되고 있고, 여타 국가에서는 의사의 시술이 금지되지 않았다. 식품의약국의 제재로 소규모 연구는 연구자금이 끊겼고, 7~10년씩 걸리는 터무니없이 비싼 시험을 감당할 수 없게 되었다. 그러나 에이킨의 기사에 따르면 당시 식품의약국은 수혈로 에이즈(AIDS)에 감염된 수천 명의 환자 때문에 손이 모자라는 실정이었다. 그때는 아직 인간면역결핍바이러스(HIV)가 혈액을 통해 전파된다는 사실을 모르던 시기였다. A형 간염 같은 질병을 일으키는 미생물과 바이러스는 장내에 살고 있다(A형 간염의 경우, 이 질병에 대한 면역력이 없는 사람의 입으로 감염된 대변이 들어가면 병에 걸린다. 대개 식품을 다루는 사람의 위생 상태가 나쁠 때 발생한다). 이외에도 아직 모르는 다른 위험도 감시해야 하는 식품의약국은 신중해질 수밖에 없었다.

대변을 이용한 장내 미생물 이식술은 공여자의 장내 미생물군에 뭐가 있는지도 모르는 상태에서 무조건 받아들이는 행위다. 굳이 이런 위험을 감수할 필요가 없다. 그럼에도 불구하고 이 지저분하고 혐오스러운 시술이 은밀하게 계속 이뤄지고 있는 이유는 수많은 만성질환의 치료 가능성이 높기 때문이다. 가장 놀라운 사례는 크론병이다. 크론병의 증상은 만성적인 설사와 함께 심각하게 체중이 감소하고 복부 통증과 열을 동반한다. 크론병 환자는 병 때문에 일상생활이 힘들 정도다. 근본적으로 원인 불명의 염증반응이라 피부에도 발진이 생기고, 눈은 붓고 충혈되며, 당뇨 같은 다른 염증반응이 동반되기도 한다.

크론병은 약물치료가 어렵고 증상이 심각할 경우 손상된 장을 모두 제거해야 한다. 하지만 1950년대로 돌아가 보면 당시 돌팔이로 여겨지던 의사가 크론병 환자를 건강한 사람의 대변으로 치료했고(위생적으로 처리한 알약 형태로 먹거나 직장으로 주입하기도 했다), 실제로 환자를 치료했다. 가끔 치료기간이 몇 주, 몇 달 단위로 놀랄 만큼 짧은 사례도 있다. 현재 장내 미생물 이식술은 크론병의 주요 치료법이 되었고, 식품의약국조차 예외로 인정했다.

더 놀라운 건 상황에 따라서는 장내 미생물을 이식함으로써 거의 죽어가던 환자도 몇 시간 안에 살릴 수 있다는 점이다. 대개는 **클로스**

트리듐 디피실 Clostridium difficile이 침입한 사례이며, 이 병은 고용량의 항생제 복용으로 발생한다. 해마다 50만 명가량이 감염되고, 그중 1만 명이 심각한 증상으로 발전해서 목숨을 잃는다. 클로스트리듐 디피실은 항생제에 내성이 있으며, 고용량의 항생제 치료로 장내 미생물군이 감소한 입원 환자들에게 나타난다. 이때쯤 되면 장내 환경은 클로스트리듐 디피실에 유리하게 바뀌어서, 크론병과 유사한 설사 증상을 보이면서 발병한다.

아이러니하게도 클로스트리듐 디피실의 표준 치료법은 항생제인 반코마이신을 투여하는 것이다. 그러나 반코마이신에 내성을 가진 새로운 세균주가 출현하면 치료효과는 사라진다. 하지만 의학 문헌을 살펴보면 대변을 통한 장내 미생물 이식술로 환자를 치료했다는 주목할 만한 보고가 여기저기 산재해 있다. 몇 시간 안에 새로 주입한 미생물군이 클로스트리듐 디피실을 몰아내고 모든 증상을 완화한 것이다. 식품의약국은 이 경우에도 예외조항을 인정했다. 여기서 더 나아가서, 대변을 이용한 장내 미생물 이식술이 똑같은, 악질적인 염증반응을 보이는 두 질병을 치료한다면 그리고 염증반응이 여러 만성질병의 원인이라면, 기부해도 될 만큼 건강하다고 확신하는 사람의 대변을 이용해서 장내 미생물 이식을 시도해도 괜찮지 않을까? 이런 생각이 집에서 스스로 시행하는 대변을 이용한 은밀한 이식술이 유행하게 된 논리다.

이것이 좋은 과학이라거나 효과적인 치료법이라는 증거는 아직 없으며, 필자들도 여기에 찬성하지는 않는다. 앞으로 설명하겠지만, 굳이 이 방법이 아니더라도 장내 미생물군을 건강하게 만들 안전한 방법이 있다. 하지만 동물실험을 보면 진정한 혁명이 무르익는 중이다. 2006년 세인트루이스 워싱턴대학교 연구팀은 장내 미생물군과 비만과의 연관성을 명확하게 입증했다. 연구팀은 비만이 되도록 유전자를 변형한 쥐에서 장내 미생물군을 채취해 정상 쥐에게 주입했다. 그러자 정상 쥐는 비만이 되었고, 이는 최소한 동물의 경우 장내 미생물을 통해 질병이 전파된다는 첫 번째 증거가 되었다. 그러나 이보다 더욱 놀라운 사실은 장내 미생물군 이식을 받지 않은 쥐는 이식술을 받아 뚱뚱해진 쥐와 같은 먹이를 먹어도 뚱뚱해지지 않았다는 점이다.

같은 열량을 섭취하는데 왜 한쪽은 뚱뚱하고 다른 한쪽은 정상일까? 주입한 장내 미생물군이 어떤 식으로든 소화한 음식에서 더 효율적으로 영양분을 추출하기 때문이라고 가정해볼 수 있다. 이는 오랜 믿음이었던 '섭취 칼로리와 소비 칼로리의 균형'이라는 말에 대한 정면 도전이다. 섭취 칼로리와 소비 칼로리의 균형이라는 말은 곧 식사로 1,000kcal를 섭취했을 때, 건강한 사람이라면 거기서 1,000kcal의 에너지를 추출할 수 있다는 뜻이다. 하지만 우리는 모두 "나는 물만 마셔도 살이 쪄…"라며 하소연하는 사람을 최소 한 명은 알고 있을 것이다. 도발적이긴 하지만 이 새로운 연구 결과는 이들의 말이 어느 정도 사실임을 암시해준다. 다른 미생물군보다 더 효율적으로 영양소를 추출하는 미생물군이 존재할지도 모르기 때문이다. 즉 비만인 사람은 영양소를 효율적으로 더 많이 추출하는 데 반해 마른 사람은 영양소의 추출 효율이 낮을 수도 있다.

암스테르담 연구팀은 대변을 통해 마른 사람의 장내 미생물군을 뚱뚱한 사람에게 이식하면 체중이 감소하는지 연구했다. 현재까지의 결과만 보면 장내 미생물군 이식만으로는 충분하지 않았다. 실험 대상의 인슐린 민감도가 개선되기는 했지만(열량을 지방으로 축적하는 대신 적절하게 대사하는 데 중요한 요소다) 체중은 감소하지 않았고, 그나마 개선효과도 1년 후에는 사라졌다. 치료가 더 필요했든지, 아니면 '마른 성향의' 장내 미생물군에서 특별한 세균을 분리해야 했을 수도 있다.

그런데 유전자 이야기는 아직 시작도 하지 못했다. 아마 생각보다 훨씬 더 복잡한 이야기가 될 것이다.

전혀 새로운 생태계로의 진입

이미 깨달았겠지만 외계인이나 침입자 같은 표현은 수백만 년간 인간의 몸과 공생하는 법을 터득해온 장내 미생물군과는 전혀 어울리지 않는다. 아기의 정상적인 발육에 장내 미생물군이 한몫을 한다는 암시도 있다.

롭 나이트의 단순한 지도로 돌아가 보면, 입과 장(대변), 피부, 질의 미시생태계는 그 환경이 서로 다르다. 태어나기 전 아기의 몸에는 미생물이 없으며, 아기의 위장관은 사실상 멸균 상태다. 태어나면서 어머니의 질을 통과할 때 아기는 얇은 막 형태로 미생물군을 받게 된다. 아기에게 있어 출산은 처음으로 미생물에 노출되는 과정이며, 이후 아기는 어머니의 젖, 음식, 물, 공기, 애완동물, 다른 사람 등 온갖

1부 - 신유전학이 몰고 온 변화의 새바람

곳에서 미생물과 접촉하게 된다. 태어난 지 불과 몇 시간 안에 위장관에는 미생물 군체가 자라기 시작한다. 동물실험 결과를 살펴봐도 미생물이 없는 무균환경에서 사육한 동물은 소화기능이 떨어지는 비정상적인 측면 외에도, 면역력이 결핍되고 심장의 크기가 작아져서 뇌세포를 적절하게 자극하지 못하는 등 비정상적인 발달 상태를 보였다.

끊임없이 변화하는 장내 미생물군은 유아기의 어떤 시점에 이르면 움직임을 멈춘다. 이후 안정기에 접어드는데, 모든 사람이 똑같은 상태에 이르지는 않는다. 나이트의 보고를 살펴보면, 초기 장내 미생물군의 발달은 탄생 직후 피부–질 영역에서 시작되어 장관–대변 영역으로 이동한다. 음식을 소화하는 소화관은 보편적인 기관이므로 이 과정은 누구에게나 똑같이 일어난다.

하지만 더 많은 미생물 군집에 노출되면 더 좋다는, 조금 역설적인 증거가 있다. 개발도상국 어린이는 장내 미생물군의 다양성이 큰데, 이는 서구 어린이가 **지나치게 깨끗한** 곳에서 살고 있을 가능성을 암시한다. 하지만 개발도상국 어린이는 더 많은 유아 질환에 시달리며, 시설에 맡긴 아이처럼 알레르기 유발 위험은 낮지만 동시에 감기나 귓병, 독감, 그 외 전염성 질병에는 더 잘 걸린다.

후성유전학의 가장 큰 문제점은 직선적인 인과관계의 부재다. 심신체계에 존재하는 다양한 원인의 구름 때문에 A는 B로 곧바로 이어질 수 없다. 장내 미생물군의 가장 큰 문제는 변화하는 속도다. 유전자는 후성유전자를 고려하더라도 장내 미생물군보다는 움직임이 느리다. 바닷가의 파도가 해안에 와서 부딪혀 모래를 계속 움직이는 광경을 떠올려보자. 모래가 얼마나 남아 있고 쓸려갈지는 조수와 날씨가 결정한다. 만약 모래알이 살아 있는 미생물이라면 소화관 안의 조수와 날씨도 미생물을 계속 움직이면서 몇몇은 씻어 내리고 몇몇은 들여보낼 것이다.

생태계라는 단어는 은유처럼 들리지만, 이제 의학계는 대략 7.6m 길이에 표면적은 테니스 코트만 한 장관이 마치 지구 생태계처럼 매우 복잡하며 역동적이라는 점을 인정한다. 장내 미생물군은 인간보다 40~150배나 많은 유전자를 갖고 있다. 장내 미생물군과 연관성이 큰 질병인 비만에 대해 살펴보자.

'섭취 칼로리와 소비 칼로리의 균형'이라는 오래된 격언은 비만의 책임을 온전히 개인의 식습관으로 돌린다. 어떤 이유로든 과식하면 몸은 여분의 열량을 지방으로 저장한다. 연구 결과를 봐도 대식가는 자신이 섭취하는 열량을 과소평가하는 경향이 있다. 그러나 단지 과식이 비만의 유일무이한 원인이라면, 다이어트에 성공해서 최소 2.3 *kg*을 감량하고 감량한 몸무게를 2년 동안 유지하는 사람이 불과 2% 정도인 현상을 설명하기 어렵다.

그렇다면 비만이 생기는 이유는 무엇일까? 첫째는 나쁜 습관이 교정되지 않았을 가능성으로, 과식을 즐기는 오랜 습관이 슬금슬금 되돌아오는 경우다. 그러나 체중증가는 훨씬 더 다양한 원인과 연관되어 있다. 다음에 제시한 목록은 여러분을 놀라게 하거나 우울하게 만들려는 목적이 아니라, 그저 식습관이 얼마나 복잡한 활동인지를 보여주려는 것이다.

체중은 왜 늘어날까?
과식한다.
가족이 모두 과식하며, 이는 유전적 요인일 수 있다.
친구들이 과식한다.
섭취하는 음식에 정제설탕, 단순(정제)탄수화물, 지방이 너무 많다.
신선한 과일과 채소, 식이섬유를 거의 먹지 않는다.
첨가물, 인공성분, 과량의 소금과 설탕이 든 가공식품, 정크푸드, 패스트 푸드를 즐긴다.
TV를 보면서 음식을 먹거나 음식을 먹는 속도가 빠르고, 식사 사이에 간식을 먹는 등 식습관이 잘못됐다.
스트레스가 심하다.
해고됐거나 이혼하는 등 개인적으로 삶의 위기를 겪고 있다.
공복감이나 포만감 관련 호르몬인 렙틴과 그렐린의 균형이 깨졌다.
뇌의 식욕조절중추인 시상하부가 손상을 입었거나 염증반응이 일어난다.
몸 전체에서 만성적인 염증반응이 일어난다.
요요현상을 동반하는 다이어트를 반복한 뒤 체중감량을 포기했다.
최근 금연한 뒤 보상심리로 과식한다.

이처럼 수많은 요인이 연계되어 있을 뿐만 아니라, 대개 여러 요인이 함께 작용하므로 비만은 치료하기 어렵다. 질병은 하나인데 영양, 내

분비계, 유전학, 소화기계, 정신건강계, 사회학 등 여러 분야가 겹쳐 있고 각자의 관점에서 비만문제를 바라본다. 원인의 구름이 꽤 무거워 보인다. 그러나 이 복잡한 상황에서도 한 가지 해법을 발견할 수 있다. 바로 음식을 소화하고 호르몬, 면역력, 스트레스반응, 만성염증반응에 주요 영향력을 행사하는 장내 미생물군이다. 장내 미생물군이 아니면 이토록 많은 기능을 아우를 만한 요소는 없다.

단서는 음식이 장을 거쳐 몸 전체로 흘러가는 과정에 있다. 이 과정을 추적한 사람이 뉴욕주립대학교 버펄로캠퍼스 의과대학의 당뇨병 전문의인 파레시 단도나Paresh Dandona다. 단도나는 맥도널드 음식을 연구하면서 중요한 단서를 얻었다. 정상 체중인 9명의 지원자에게 총 910kcal의 전형적인 맥도널드 아침식사인 치즈와 햄이 든 달걀 샌드위치, 소시지 머핀 샌드위치, 해시 브라운 패티 두 개를 먹게 했다. 열량은 차치하고, 이런 아침식사가 지방과 소금은 많고 섬유소는 거의 없는, 건강하지 않은 식단이었기 때문이다. 단도나는 여기에 예상치 못했던 요소를 조금씩 첨가했다. 2013년 4월호 〈마더 존스Mother Jones〉에 실린 기사를 보면 다음과 같다.

전신 염증반응 지표인 C-반응성 단백질 농도가 '문자 그대로 몇 분 안에' 급격히 치솟았다고 단도나 박사는 말했다. "나는 정말 놀랐다. 해롭지 않을 것 같은 맥도널드 음식을 먹었을 뿐인데", 미국인 네 명 중 한 명이 항상 먹는 고지방, 고탄수화물 식사가 이토록 놀라운 효과를 보일 줄은 몰랐다. 이 효과는 5시간 동안 지속됐다.

'해롭지 않을 것 같은'이라는 말은 대다수 미국인이 패스트푸드에 대해 보이는 자유방임적인 태도를 반영한다(염증반응이 급증하는 현상 외에도 빅맥 세트를 먹으면 혈액으로 지방이 급속하게 주입되어, 혈구를 제거하고 나면 투명해야 할 혈청이 눈에 띄게 혼탁해진다). 단도나의 연구 결과는 주목받았고 그는 이후에 더욱 놀라운 사실을 발견했다.

이후 십 년 동안 단도나는 만성적인 저강도 염증반응의 영향을 받는 면역체계에 다양한 음식들이 미치는 영향을 연구했다. 모이세스 벨라스케스 마노프Moises Velasquez_Manoff 기자는 "아침식사로 패스트푸드를 먹으면 염증반응을 일으키지만, 섬유질이 많은 식품을 과일과 함께 먹으면 괜찮다는 사실을 단도나 박사가 밝혔다. 단도나 박사는 2007년 소다 대신 설탕물을 이용해 실험한 결과, 설탕물은 염증반응을 일으키지만 오렌지주스는 설탕을 함유하고 있어도 염증반응을 일으키지 않는다는 사실을 발견하면서 돌파구를 찾았다고 했다."고 썼다. 가공하지 않은 신선한 오렌지주스가 910kcal의 맥도널드 식사가 일으킨 염증반응을 상쇄해버린 것이다. 맥도널드 음식을 먹을 때 설탕물이나 정제수를 마신 사람은 염증반응을 일으키면서 혈당이 높아졌지만, 오렌지주스를 마신 실험대상은 아무런 반응도 나타내지 않았다.

벨라스케스 마노프의 기사는 이렇게 이어진다. "오렌지주스는 항산화 물질인 비타민 C, 유익한 플라보노이드, 소량의 식이섬유 등이 풍부하며, 이는 모두 항염증반응에 직접 작용하는 물질이다. 그러나 단도나 박사의 관심을 끈 것은 다른 물질이다." 이 물질은 바로 내독소(endotoxin, '내재한 독소'라는 뜻이다)로, 맥도널드 식사를 하면서 물이나 설탕물을 마신 실험대상의 혈액에서 식사 직후 나타났다. 하지만 오렌지주스와 함께 먹은 실험대상에게는 내독소가 나타나지 않았다. 내독소는 세균의 외막에서 만들어지며, 내독소가 혈액에 나타나면 면역체계가 작동해서 염증반응이 일어난다. 단도나는 이 내독소의 출처가 장내 미생물군이 아닐까 의심했다. 맥도널드 음식이 장 내벽을 통과하면서 내독소도 같이 혈액 속으로 끌어들였다고 추측했던 것이다. 기전은 정확히 알 수 없지만, 오렌지주스는 내독소가 원래 있어야 할 장소인 장 속에 남아 있도록 억제했다('장누수증후군'에 대한 연구는 음식과 관련해서 이후 자세히 설명할 것이다).

이런 효과를 가진 만병통치약은 비단 오렌지주스만이 아니다. 다양한 식품이 만성염증반응을 상쇄할 수 있다. 근본적인 행복을 위해 항상 변화하는 미생물 생태계에 지속적인 영향을 주는 것만으로도 충분할 수 있는 것이다. 그러나 유익한 식품만큼 중요한 요소가 더 있다 (165~166쪽에 최신 연구 결과를 반영한 최상의 장내 미생물군을 위한 식단이 있다).

두 번째 유전체의 위력

단도나의 발견은 표준 권고안을 보강하는 역할 그 이상이었다. 균형 잡힌 식단은 채소와 과일의 식이섬유와 함께 통곡물을 포함해야 한다. 건강에 해로운 염증반응을 뒤집겠다는 기대는 신 나는 것이었다. 진전은 전혀 생각지도 못한 곳에서 일어났다. 위우회술(Gastric bypass)을 시술한 환자의 혈액에서 염증물질인 내독소 농도가 감소하는 현상을 발견한 것이다. 위우회술은 위를 달걀 크기 정도로 축소하는 수술이다. 소장은 위와 직접 연결되며, 위가 크게 줄어들면 환자는 음식 섭취량이 줄어서 체중이 감소한다.

이것이 공식적인 설명이지만, 염증반응의 감소는 장내 미생물군으로 시선을 돌리게 했다. 매사추세츠 종합병원 연구팀은 쥐를 대상으로 한 실험에서 주목할 만한 결과를 얻었다. 쥐에게 위우회술을 시술하자 쥐의 장내 미생물군이 초기 상태로 재설정된 것이다. 그러자 유익한 미생물이 급증하면서 염증반응이 줄었을 뿐만 아니라 체중 감소로도 이어졌다. 이 인과관계는 위우회술을 받은 쥐의 장내 미생물군을 무균 상태에서 자란 쥐의 장에 주입했을 때도 증명됐다. 장내 미생물군을 주입받은 쥐는 이전에 먹던 고열량 사료를 계속 먹으면서도 체중이 감소했다. 사실 체중에 변화가 없었던 대조군에 비해 미생물 군집을 주입받은 쥐는 대조군보다 더 많은 열량을 섭취하고도 체중이 감소했다. 이 결과는 체중의 증가 또는 감소가 전적으로 열량 때문이라는 오랜 믿음을 깨트렸다. 동시에 아주 흥미로운 가능성을 제시했다. 장내 미생물군을 초기 상태로 재설정하는 과정에서, 위우회술을 받은 쥐와 이 쥐의 장내 미생물군을 주입받은 쥐는 글루코스, 즉 혈당을 정상적이고 건강한 방향으로 대사할 수 있게 된 것이다. 하지만 단순히 먹이의 양을 줄여서 체중을 줄인 쥐는 그렇지 않았다. 다이어트를 하는 사람들이 요요현상을 반복하는 이유는, 어쩌면 '잘못된' 식단이나 의지박약, 몰래 과식하는 식습관 탓이 아닐지도 모른다. 쥐실험 결과를 볼 때, 어쩌면 장내 미생물군이 통제하는 대사과정의 초기화가 필요한 것일 수도 있다.

이에 대해서는 생활방식의 변화를 설명하는 2부에서 좀 더 상세히 다루겠지만, 가능성에 대해 일단 다음과 같이 요약해놓는 편이 도움이 되리라 생각한다.

장내 미생물군을 초기화하려면 어떻게 해야 하나?
지방, 설탕, 정제된 탄수화물을 적게 먹는다.
장내 미생물군에 필요한 프리바이오틱스인 과일, 채소, 통곡물의 식이섬유를 충분히 먹는다.
화학적으로 가공한 식품을 먹지 않는다.
술을 마시지 않는다.
프로바이오틱 보충제를 먹는다(169~170쪽 참조).
요구르트, 사우어크라우트, 피클 같은 프로바이오틱 식품을 먹는다.
염증반응을 일으키는 식품의 섭취를 줄인다.
갓 짜낸 오렌지주스처럼 항염증 효과가 있는 음식을 먹는다.
스트레스를 관리한다.
분노나 적대감 같은 '격앙된' 감정을 잘 다스린다.

위의 목록은 아직 모두 **가능성**에 머물러 있다. 장내 미생물군은 소화작용을 넘어 몸의 모든 부분에 영향을 미친다. 따라서 그 효과는 매우 복잡한 형태로 나타나며, 이에 관한 연구도 계속되어야 한다. 그

러나 지금까지 알려진 결과만으로도 매우 희망적이다.

예를 들어 많은 질병은 몸속에서 단계적으로 일어나는 증폭반응의 결과라고 생각된다. 연쇄적으로 일어나는 사건은 한 단계를 거칠 때마다 더 많은 문제를 만들어낸다. 정상적인 장내 미생물군이 없는 상태로 사육한 쥐는 과식을 하더라도 소화가 잘 안 돼서 체중이 증가하지 않는다. 하지만 이 쥐를 다른 쥐 무리에 집어넣어 장내 미생물군을 형성하게 해주면 식탐을 가진 이 쥐는 금세 뚱뚱해질 것이다.

같은 과정이 내독소를 통해서도 일어날 수 있다. 패트리스 카니 Patrice Cani가 이끄는 벨기에 연구팀은 쥐에 소량의 내독소를 주입해서 간이 인슐린 저항성을 갖게 했다. 쥐는 곧 비만이 되고 당뇨병에 걸렸다. 이 일련의 사건은 장내 미생물군의 누수가 비만의 주요 요인일 수도 있으며, 비만이 과식과 나쁜 음식을 통해 악화될 수 있다는 것을 지적한다. "그리고 폭탄선언이 이어졌다."라고 벨라스케스 마노프는 적었다. "바나나, 마늘, 아스파라거스 등에 있는 식물 식이섬유인 올리고당을 소량 첨가하자 이 모든 단계가 억제되었다. 내독소도, 염증반응도, 당뇨병도 사라진 것이다." 카니는 단도나의 오렌지주스에 필적하는, 손상을 예방하는 식이섬유를 찾아냈다. 장에 특정 식이섬유가 온전한 상태로 도착하면 미생물은 식이섬유를 분해한다. 건강한 장내 미생물군의 필수 전구물질인 프리바이오틱은 질병이 일어나는 연쇄반응을 억제한다. 식이섬유는 열량이 없지만 장내 미생물군은 이를 분해해서 유익한 물질을 만들어내며, 여기에는 아세트산, 뷰티르산, 비타민 B군, 비타민 K가 있다. 다음은 소화관과 염증반응의 연관성을 요약한 목록이다.

소화관-염증반응의 연관성
고지방, 고탄수화물 식품은 혈액 속 염증물질의 농도를 높인다.
특정 세균이 배출하는 내독소와 여러 해로운 분자는 소화관 벽을 뚫고 몸으로 스며들 수 있다.
장에서 위와 같은 누수가 생기면 면역반응이 일어나 염증반응을 끌어낸다.
염증반응은 혈당 농도나 간의 인슐린 저항성처럼 많은 과정을 교란한다.
이렇게 되면 정상적인 열량을 섭취해도 비만이 될 수 있다.
오렌지주스와 식이섬유는 장내 미생물군의 균형을 유익한 쪽으로 유도하며, '장누수증후군' 효과를 상쇄한다.

현재 대다수의 과학자들은 소화관-염증반응의 연관성이 비만뿐만 아니라 만성질환의 주요 원인이라고 생각하는데, 주로 당뇨병이나 고혈압, 심장질환, 암 같은 질병이 거론된다. "장내 미생물군을 잘 관리하면 미생물도 인간의 건강을 돌봐준다."고 카니는 말했다. "이 문장으로 마지막 말을 대신한다. '우리는 장을 믿는다.'"

빠르게 쌓여가는 장내 미생물군에 관한 연구 결과들을 살펴보면 소화관-염증반응 연관성은 더욱 중요해진다. 중국 미생물학자 리핑 자오Liping Zhao는 2012년 6월 〈사이언스〉에 특별주제로 헌정된 장내 미생물군 시리즈에 자신의 이야기를 기고했다. '장내 미생물군과 나'라는 기사에서 자오는 자신을 비만, 고농도의 나쁜 콜레스테롤, 고혈압이 있던 최악의 상태에서 건강한 상태로 되돌아온 인간 실험체로 묘사했다. 통곡물과 중국 의학에서 유익하게 여기는 여주와 마를 섭취하는 식단으로 바꾸면서 2년간 무려 20kg을 감량한 자오는 2004년, 비만과 염증반응의 연관성에 대해 의심하게 되었다. 자신의 경험에 비춰 볼 때, **페칼리박테리움 프라우스니치이**Faecalibacterium prausnitzii라는 항염증 특성을 가진 세균이 자신의 장에서 거의 측정할 수 없었던 수준에서 전체 세균 종의 14.5%까지 번성한 결과를 보고 이 세균이 매우 중요하리라고 추측했던 것이다.

자오는 자신의 변화에서 장내 미생물군이 어떤 역할을 했는지 연구해보기로 했다. 쥐실험을 한 뒤 인간을 대상으로도 실험했다. 병적으로 비만인 26세 환자는 체중이 175kg이었는데, 자오가 경험했던 여러 장점을 체험하자 1년간 무려 45kg을 감량했다. 여기서도 특별한 세균 하나가 큰 역할을 했다. 바로 염증반응을 일으키며 환자의 장내 미생물군의 1/3을 차지했던 **엔테로박터 클로아케**Enterobacter cloacae였다. 그런데 자오의 식단을 따르면서 엔테로박터 클로아케의 양이 줄어들었고 항염증 특성을 가진 미생물군은 증가했다.

비만을 치료하기 위해 특이질환 프로세스와 나쁜 미생물을 목표로 정할 필요는 없다. 일란성 쌍둥이 중 한 명은 마르고 다른 한 명은 뚱뚱한, 네 쌍의 일란성 쌍둥이를 관찰한 연구 결과도 있다. 쥐에 쌍둥이 한 명에게 받은 장내 미생물군을 주입하자, 뚱뚱한 쌍둥이의 장내 미생물군을 주입한 쥐는 지방층이 두꺼워지면서 비만이 되었다. 이 중요한 발견이 의미하는 바는 이후 2부에서 살펴볼 것이다.

이 책은 유전자에 관해 이야기하려는 것이지, 장내 미생물군에 관해 논하려는 게 아니다. 하지만 이제는 장내 미생물군을 빼놓고 유전자를 논할 수 없게 되었다. 장내 미생물군은 인간의 두 번째 유전체다. 그러나 인간의 유전체와 달리, 장내 미생물군은 전염된다. 누군가의 장내 미생물군을 다른 사람에게 전파할 수 있다. 좀 괴상하게 들릴지도 모르지만, 사람들 간의 친밀한 접촉을 통해 세균을 서로 교환하면 전체 인구집단에 유익할 수 있다. 진화학자 중에는 인간이 미생물을 공유하기 위해 사회적 행동을 진화시켰다고 주장하기도 한다. 감염과 식이독소에 대한 저항력이 향상하는 현상도 주요 요인이 될 수 있다. 초식동물의 장내 미생물군은 기본적으로 식물 영양소를 소화하지만, 사자가 잡은 날고기는 기생충과 병원체, 독소가 가득하고, 따라서 육식동물의 장내 미생물군은 이런 침입자로부터 숙주를 지켜야 한다. 인간의 진화는 질병 저항력을 최대로 끌어올리려는 바로 이 지점에서 시작됐다.

뇌와 장의 커넥션에 주목하라

장 유전체의 수는 인간의 유전체 수를 넘어서며, 장내 미생물군은 소화와 대사작용에 강력한 영향력을 행사한다. 여기에서 주목해야 할 것이 바로 뇌장 축, 즉 뇌와 장의 커넥션이다. 초프라 센터에서 장내 미생물군에 관한 영역을 깊이 연구한 크리스틴 타라 피터슨Christine Tara Peterson 박사는 장에는 척수보다 많은 1억 개의 신경세포가 있고, 몸에 공급되는 세로토닌의 95%를 생산한다고 지적했다. 세로토닌은 매우 중요한 신경전달물질의 하나로 이 물질의 농도가 우울증과 연관되어 있으리라고 오랫동안 추측되었다.

그리고 뇌는 열두 개의 뇌신경을 통해 몸의 각 부분과 의사소통한다. 그중 하나가 **미주신경**이며, 이 미주신경은 뇌 아래쪽의 연수(medulla oblongata)에서 시작해 목을 지나 심장을 통과한 뒤 소화관으로 들어간다. 뇌로 가는 감각정보의 80%가 가지처럼 뻗어 나간 미주신경을 통해 전달된다. 여기서 흥미로운 점은 미주신경 정보의 90%가 장에서 뇌로 가는 정보라는 것이다. "장내 미생물군은 불안감이나 자폐증 같은 정신 상태에 영향을 줄지도 모른다."고 피터슨은 말했다.

그러나 장에서 뇌로 가는 분자정보를 추적할 수 있는 실험실은 거의 없어서 단서를 찾기란 어렵다. 그래도 뇌와 장 사이의 통로가 양방향이라는 점에는 모두 동의했다. 장내 미생물군은 뇌의 움직임에 영향을 미치고, 감정을 변화시킬 수 있으며, 신경질환이나 정신질환에 영향을 미칠 가능성도 있다. 역으로 감정과 스트레스가 장내 미생물군에 영향을 미칠 수도 있다. 여기서 눈에 띄는 것은 일찍이 1880년대에 저명한 심리학자인 윌리엄 제임스William James와 생리학자인 칼 랭Carl Lange이 제시했던 주장이다. 두 사람은 뇌가 몸에서 보내는 신호나 반응을 해석하면서 감정이 생긴다고 주장했다. 이를 최신식 표현으로 바꾸면, 화학적 메시지를 이용한 뇌와 몸의 피드백 고리라고 할 수 있다.

갓 태어난 새끼 원숭이를 어미로부터 떼어놓으면 심리적 스트레스를 받을 뿐만 아니라 장내 미생물군이 바뀐다는 연구가 1974년에 발표되었다. 다른 연구에서도 새끼 쥐를 어미에게서 분리하면 새끼 쥐는 어미와 함께 있던 새끼 쥐보다 불안감을 크게 느꼈다. 그런데 어미에게서 분리된 새끼 쥐의 장관에 어미와 함께 있던 새끼 쥐의 장내 미생물군을 주입함으로써 미생물군을 초기화하자 새끼 쥐의 불안 증세가 사라졌다. 이 결과는 인간에게도 적용된다. 과민성대장증후군 환자의 장내 미생물군을 쥐의 장에 주입하면, 그 쥐는 집단에 적응하지 못하고 불안감을 크게 느낀다. 감정적 스트레스는 오랫동안 과민성대장증후군과 관련이 있을 거라고 여겨졌으며, 이 실험 결과를 볼 때 이 연관성에는 단순히 심리적인 근거뿐만 아니라 물질적인 근거도 있다는 걸 알 수 있다.

또 다른 연구에서 네덜란드 연구팀은 어머니의 스트레스가 자녀의 장내 미생물군을 실제로 변화시킨다고 발표했다. 당시에는 만성적인 사회적 스트레스가 장내 미생물군을 바꿀 수 있고, 뇌와 장 사이의 피드백 고리를 파괴적으로 몰아가면서 뇌를 포함한 전신에 염증반응을 일으킨다는 주장이 그럴듯해 보였다. 현대의학은 거의 백년이 넘는 세월 동안 세균을 박멸하려고 애써왔는데, 이제부터 우리는 세균과 **공존**하며 건강한 삶을 살아가는 법을 배워야 한다.

장내 미생물군에 대한 이 모든 이야기가 다소 거북하게 느껴질지도 모른다. 왜냐하면 인간이란 본래 자신이 가장 우월한 창조물이라는 생각에 익숙한 존재기 때문이다. 게다가 지구상에서 가장 원시적인 생명체인 미생물이 비교상대라면 더욱 그럴 것이다. 하지만 이제 미생물은 한낱 기생충에서 **동반자**로 바뀌었다. 이론생물학자인 스튜어트 카우프만Stuart Kauffman은 "모든 진화는 공진화共進化다."라고 했고, 양자물리학의 개척자인 에르빈 슈뢰딩거Erwin Schrödinger는 "어떤 생명체도 스스로 존재할 수 없다…'나'라는 존재는 수많은 요소를 통해 선조와 연결된다."고 했다.

그러나 인간과 미생물의 진화가 함께 일어났다는 발견은 인간을 오히려 우쭐거리게 만들 수도 있다. 인간의 유전체와 미생물의 유전체를 통해, 인간의 몸속에는 지구 생명체의 역사가 통째로 들어 있는 셈이기 때문이다. 모든 개인이 생물학 백과사전이며, 모든 세대는 저마다 새로운 장과 페이지를 써내려간다. 거울에 비치는 몸은 **생명 그 자체**이며, 그 생태는 이제 더 이상 '저 바깥쪽에' 존재하는 게 아니므로, 생태를 보존하는 과업은 더더욱 중요해졌다. 오늘 점심으로 뭘 먹을지는 타인이 손댈 수 없는 자기 보존의 문제이며, 열대우림을 보호하거나 온실가스를 감축하는 일 못지않게 중요한 문제다. 그런 측면에서 이제 2부에서는 몸을 근본적으로 재정의하는 작업이 어떻게 새로운 생활방식으로 이어지면서 새로운 생활방식의 결실인 뿌리부터 진정한 행복에 이르는지에 관해 설명하려 한다.

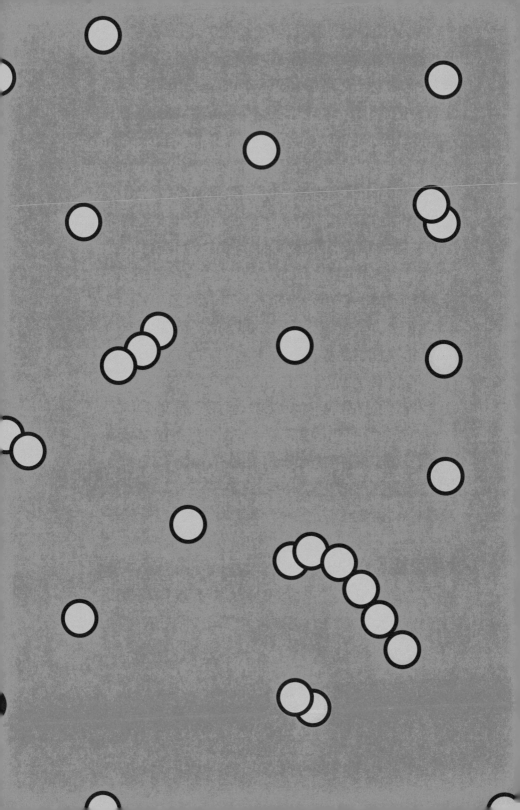

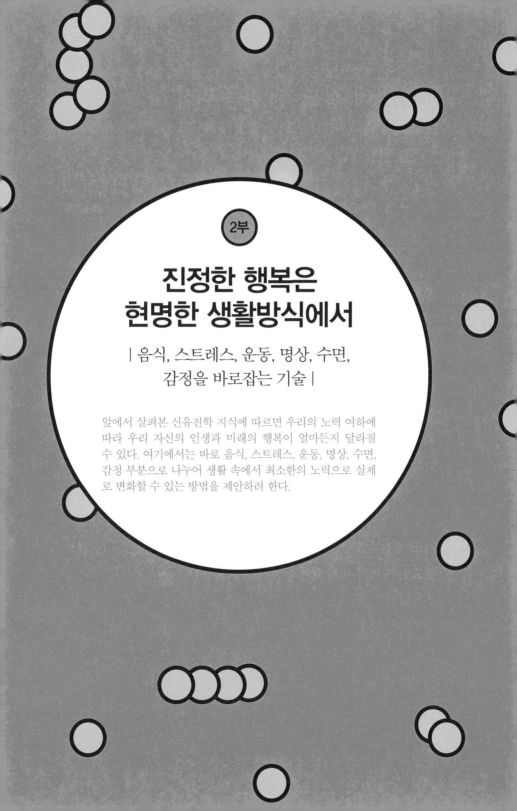

2부

진정한 행복은
현명한 생활방식에서

| 음식, 스트레스, 운동, 명상, 수면,
감정을 바로잡는 기술 |

앞에서 살펴본 신유전학 지식에 따르면 우리의 노력 여하에
따라 우리 자신의 인생과 미래의 행복이 얼마든지 달라질
수 있다. 여기에서는 바로 음식, 스트레스, 운동, 명상, 수면,
감정 부분으로 나누어 생활 속에서 최소한의 노력으로 실제
로 변화할 수 있는 방법을 제안하려 한다.

6장 | 천 리 길도 한 걸음부터

 무엇이 건강에 유익한지에 대해 알고 있다는 것과 실천한다는 것은 전혀 별개의 문제다. 귀찮아서 차일피일 미루고 있거나, 뭐 크게 달라질 게 있을까 하는 회의 때문에 선뜻 시작하지 못하고 있다면, 가장 감당하기 쉬운 것부터 일단 시작해보자. 분명 후회하지 않을 것이다.

신유전학은 우리가 쉽게 잊어버리고 지나쳐버릴 것들을 되새기도록 만들었기에 경이롭다. 인간의 몸만큼 신비한 것도 없다. 경험에 따라 역동적으로 변화하며, 삶의 역경에 완벽하고 정교하게 반응한다. 건강하고 활기찬 삶을 넘어, 몸은 뿌리부터 진정한 행복을 실현하기 위한 토대다. 모든 세포가 변화를 위한 준비를 마쳤고 슈퍼유전자도 충전되었지만 단 하나, 우리의 마음은 아직 준비되지 않았다. 필요한 지식에 대해 알게 된 지금, 여러분이 더 큰 가능성을 깨닫고 받아들이기 바란다.

생활방식이 유전적 변화를 일으킬 수 있다는 사실을 몰랐을 때는 더 큰 행복을 이루는 확실하고 유일한 방법은 표준 예방법에 따르는 것뿐이었다. 하지만 후성유전자와 장내 미생물군이라는 중요한 해

2부 - 진정한 행복은 현명한 생활방식에서

결책을 쥐게 된 인간의 유전자는 이제 더 큰 긍정적인 변화를 이끌어 낼 수 있다. 우리의 의도나 욕망과 조화를 이루면 어떤 유전자든 슈퍼유전자가 될 수 있는 것이다. 개인의 진화에는 이러한 조화가 필요하며, 그렇지 않으면 앞으로 나아갈 수 없다.

근본적이든 아니든, 모든 행복은 단순한 두 단계를 거친다.

첫째, 자기에게 좋고 나쁜 것이 무엇인지 알아낸다.

둘째, 나쁜 것은 피하고 좋은 것만 한다.

첫 번째 단계를 실천하려면, 지식이 없거나 잘못된 지식을 믿고 있는 경우 **신유전학**으로 극복해야 한다. 질병관련 유전자 돌연변이의 5% 이하만이 실제로 질병을 일으킨다면, 나머지 95%는 유전자 활성 변화에 따른 가능성이 열리게 된다.

두 번째 단계는 지식을 실제로 **실천**하는 단계로, 사실 이 부분이 가장 힘들다. 잘 알려진 위험인자와 친절한 조언으로 채워진 표준예방책은 40년이 넘도록 건강에 대해 한결같은 메시지를 전달했다. 그럼에도 불구하고 왜 사람들은 건강해지지 않았을까? 암의 조기진단율은 급격하게 높아졌지만, 암의 사망률은 1930년대부터 거의 변화가 없다. 인구의 25%가 흡연하는 문제는 여전하고, 비만인구의 비율은 계속 높아지고 있다. 문제는 바로 실천을 **거부**하는 태도에 있는 것이다.

디팩은 최근 명상 관련 회의에 참석했다가 아주 희망적인 소식을 들었다. 저명한 유전학자가 강연자로 나와, 명상이 후성유전자를 통해 유익한 유전자 활성을 유도한다고 설명한 것이다(명상과 유전체의 관계에 대해서는 뒤에서 좀 더 자세히 살펴볼 것이다). 질의응답 시간에 한

청중이 "그럼 당신도 명상을 합니까?"라고 물었다.

"아니요." 강연자가 대답했다.

청중은 놀랐다. "왜 안 합니까?"

강연자가 대답했다. "명상과 같은 효과를 나타내는 알약을 개발 중이거든요."

그 말에 모든 청중이 웃음을 터뜨렸지만, 불응하는 자신의 태도를 유머러스하게 넘기는 건 또 다른 형태의 거부나 다름없다. 유익한 행동을 실천하고 나쁜 행동은 자제하도록 사람들을 동기화하는 일이 우선이어야 한다. 우리는 모두 머릿속에서 울리는 다음과 같은 유혹의 목소리에 저항해야 한다.

"그건 나중에 하면 되지."

"그러긴 너무 귀찮아."

"어쨌든 아마 난 아직 괜찮을 거야."

"그런다고 정말 뭐가 달라질까?"

더 나은 식단, 규칙적인 운동, 스트레스 관리 등 뭔가 행동에 나서려고 할 때면 어김없이 위와 같은 목소리가 머릿속을 맴돌 것이다. 심지어 변명조차 필요 없을 때도 있다. 편리한 기억상실 증세가 나타나는 것이다. 초콜릿 케이크에 현혹될 때면 전혀 배고프지 않다는 사실을 잊어버리고, TV 프로그램에 빠져 식후 산책을 잊어버리는 식이다.

이제 현재 상황을 알아보기 위해 간단한 테스트부터 해보자. 2부로 나누어진 다음의 질문지에 답해보기 바란다. 1부는 유전체에 유익한 행동을 하는지를 알아보는 부분이고, 2부는 해로운 행동을 하지 않는지를 알아보는 질문지다. 되도록 솔직하게 대답해서 평가해보기 바란다. 이 질문에 대한 답은 앞으로 설명할 생활방식을 선택하는 데 훌륭한 길잡이가 되어줄 것이다. 먼저 유전체에 긍정적인 메시지를 보내는 생활방식부터 점검해보자.

	1부 질문	당신의 유전자가 바라는 삶
※ 스스로 생각했을 때 거의 항상(대략 90% 정도의 빈도) 참인 항목에 표시한다.

빡빡한 일정이나 끝없이 밀려드는 일 없이 내 삶은 자연스럽게 흘러간다.	☐
매일 밤 충분히 자고(최소 8시간) 상쾌한 기분으로 일어난다.	☐
규칙적이지만 융통성 있게 일과를 지킨다.	☐
균형 잡힌 식단에 신경 쓰며 건강에 좋은 식품을 고루 먹는다.	☐
인공 재료가 섞인 해로운 식품, 나쁜 공기와 물을 섭취하지 않는다.	☐
식사를 거르지 않는다.	☐
간식을 먹지 않는다.	☐
스트레스를 줄이려 노력하며, 피할 수 없는 스트레스도 관리하고 있다.	☐
가끔 타임아웃을 적용해서 몸을 재충전한다.	☐
명상한다.	☐
요가를 한다.	☐

적당한 양을 먹고 적절한 체중을 유지한다.	☐
오래 앉아 있지 않고 적어도 한 시간에 한 번은 몸을 움직인다.	☐
흡연하지 않는다.	☐
술은 가끔 마시거나 전혀 마시지 않는다.	☐
붉은 고기는 먹지 않거나 먹더라도 가끔만 먹는다.	☐
유기농식품을 먹으려고 노력한다.	☐
활동적이다.	☐
만성염증반응의 위험성을 알고 있으며, 피하려고 노력한다.	☐
나 자신의 행복에 큰 가치를 두며 자기관리를 매일 실천한다.	☐

점수: _____ (0~20점)

점수를 비교해보면, 다음과 같이 대략적인 평가를 할 수 있다.[10]

-10점 미만 : 위험 수위

-10~15점 : 평균적인 삶을 살고 있다고 본다. 예방책에 깊은 인상을 받았지만 노력 없이 운에 맡기고 있다.

-그 이상 : 아주 훌륭한 결과다. 슈퍼유전자가 이미 현명한 생활방식에 화답하고 있을 것이다.

이제 부정적인 측면을 들여다보고, 유전체에 잘못된 메시지를 보내는 생활방식을 찾아보자.

◇◇◇◇◇◇◇◇

10_ 이 체크리스트의 평가기준은 미국인을 기준으로 한 것임을 참고할 것.

스스로 생각했을 때 가끔 자주(대략 50% 정도의 빈도) 참인 항목에 표시한다.

끝내야 하는 일이 끊임없이 반복되는 일과를 보낸다. ☐

하루가 끝날 때쯤에는 탈진한 기분이다. ☐

긴장을 풀기 위해 습관적으로 술을 마신다. ☐

성공하기 위해 살며, 성공을 위해 개인적인 희생도 치를 수 있다. ☐

수면시간이 짧고 불규칙하며, 자고 일어나도 피곤하다. ☐

잡다한 생각이 머릿속에 가득한 채로, 때론 걱정거리를 안고 잠자리에 든다. ☐

담배를 피운다. ☐

의도치 않게 몸의 균형이 깨지기도 한다. ☐

식품 포장에 기재한 영양성분표와 재료에 신경 쓰지 않는다. ☐

스트레스가 불만이지만 관리하지는 않는다. ☐

항상 바쁘고 뛰어다니며, 나를 위한 조용하고 정적인 시간을 가질 틈이 없다. ☐

식단에 신경 쓰지 않는다. ☐

간식을 먹는다. 특히 한밤중에 자주 먹는다. ☐

내 체중은 정상범위를 벗어난다. ☐

식품이 유기농인지 아닌지에 신경 쓰지 않는다. ☐

닭고기와 생선보다 붉은 고기를 즐겨 먹는다.	☐
일하거나 컴퓨터를 사용하거나 TV를 보며 움직이지 않고 오래 앉아 있다(2시간 이상).	☐
10년 전에 비해 활동량이 심각하게 줄어들었다.	☐
나이 드는 게 무섭지만 노화방지를 위한 식이요법을 따르지는 않는다.	☐
자기관리에 대해 생각해보지 않았다.	☐

점수: _____ (0~20점)

점수를 비교해보면, 다음과 같이 대략적인 평가를 할 수 있다.[11] 2부의 점수는 부정적인 메시지가 유전체에 전달되는 시간이 절반 이상이라는 뜻이다.

- **-10점 미만** : 좋은 방향으로 잘 살아가고 있다.
- **-10~12점** : 평균적인 현대인의 삶을 산다고 볼 수 있다. 다만 지금은 건강할지 몰라도 미래에는 건강에 문제가 생길 위험이 있다. 단 하나의 나쁜 습관이 하나 혹은 그 이상의 유전자를 나쁜 쪽으로 변형시킬 수도 있으니 주의하자.
- **-그 이상** : 행복을 개선할 방도를 하루빨리 강구해야 한다.

변화의 가장 큰 걸림돌은 바로 자기 자신

여러분 모두가 1부 질문지에서 20점, 2부 질문지에서 0점을 받았다면 더없이 기쁠 것이다. 하지만 현실적으로 볼 때, 누구나 개선해야

11_ 이 체크리스트의 평가기준은 미국인을 기준으로 한 것임을 참고할 것.

할 부분이 있기 마련이다. 앞서 질문지에 실린 생활방식 목록은 표준 권고안에 있는 흔한 항목이지만, 그래도 새로운 점이 있다면 슈퍼유전자에 대한 꼼꼼하고 지속적인 관심을 보였다는 점이다. 아무리 사소한 것이라도 슈퍼유전자의 시선에서 벗어날 순 없다. 일단 긍정적인 변화를 시도하기로 결심했다면 굉장히 고무적이고, 무료한 일상만 계속 반복하고 있다면 뭔가 각성이 필요하다. 신유전학이 만들어낸 상황을 실제 사례를 통해 설명해볼까 한다.

르네는 50대 초반의 여성으로 몸에 좋다면 뭐든 한다. 평소 과일과 채소, 콩류, 곡물 등 모든 식품군을 유기농으로 골고루 섭취했다. 반면 패스트푸드나 정크푸드는 입에 대지도 않았으며, 몇 년 동안 술도 끊었다. 여름에는 매일 수영을, 선선한 계절에는 저녁식사 후에 속보운동을 했다. 르네의 결혼생활은 만족스러웠고 대안 치료사라는 본인의 직업도 즐겼다. 그런데도 르네는 102kg가 넘는 과체중으로 십대 이후 줄곧 체중을 줄이기 위해 고군분투해왔다.

르네의 경우 늘 타이밍이 문제다. 음식이 눈앞에 있으면 그녀는 충동을 조절하지 못하고 체중문제는 잊은 채 먹는 데 열중해버린다. 다 먹어버리고 난 후에야 체중문제를 떠올리기 때문에 상황은 나아지지 않는다.

또 다른 인물인 행크는 65세로 몸에는 별다른 이상이 없지만 중년에 늘어나버린 체중 9kg이 골칫거리다. 하지만 통증도 없고 감기도 거의 걸리지 않는 체질이라, 엉덩이에 발진이 나거나 무릎관절 치환수술을 한 친구들을 떠올리며 행크는 스스로를 행운아라 여긴다. "먹고 싶은 건 뭐든 먹을 수 있습니다."라면서 소화기능에도 문제없다고 자부했다. 두통, 요통, 위통 등을 겪어본 적이 없다 보니 행크의 자신감은 어느 정도 사실이다.

행크의 태도에 대해서는 좀 더 생각해볼 필요가 있다. 행크는 나이가 더 들면 문제가 생길 거라는 점을 부인한다. 지금 건강하다고 자부하며 질병예방 권고안을 모두 무시하는 것이다. 행크는 운동도 하지 않고 온종일 컴퓨터 앞에 앉아서 거의 움직이지도 않는다. 정크푸드와 패스트푸드를 가리지 않고 먹으며 간식도 자주 즐긴다. 혈압 상태가 어떤지 관심도 없고, 몇 십 년 동안 의사를 만난 적도 없다. 과연 그는 모든 위험을 피해갈 수 있는 예외가 될 수 있을까?

대부분의 사람들이 거부 범위의 양극단 사이 어딘가에 위치한다. 자기에게 유익한 일을 적극적으로 하려는 대신에 막연히 운에 맡겨버린 채, 기껏해야 먹는 음식에 주의하고 일주일에 두어 시간 정도 운동하는 걸로 안심해버린다. 또 가끔 불면증을 겪지만 대수롭지 않게 여긴다. 그런데 대부분의 사람이 정상이라고 여기고 있는 이런 상황은 필자들이 볼 때, 명백히 진정한 행복을 거부하는 행동이다. 이런 생활을 어떻게 바꿀지 함께 생각해보자.

선택을 할 때 꼭 기억해야 할 세 가지

레스토랑에 가서 맛있는 음식으로 배불리 식사를 한 후 편안하고 만족스러운 기분으로 앉아 있는 자신의 모습을 상상해보자. 이때 웨이터가 다가와 친절하게 "디저트를 드시겠습니까?"라고 묻는다면 어떻게 할까? 아마 배가 부르다며 바로 거절하는 대신에 디저트 메뉴판을 달라고 할 것이다. 웨이터가 다시 묻는다. "커피를 드릴까요, 식후 양주를 드릴까요?"

이에 당신은 "잠시만요."라고 대답할 것이다. 디저트 메뉴를 훑어보는 눈길이 잠시 멈췄다가 다시 움직인다. 바로 이 시선이 멈추는 순간이 제일 중요하다. 선택하는 순간의 자신이 어떤 모습인지 보려면 이때가 가장 적절하다. 유혹을 받아들일까, 말까? 엄격한 자기 수양을 하고 있거나 충동조절이 전혀 안 되는 성격이 아닌 다음에야, 당신이 어떤 선택을 할지는 예측할 수 없다.

아무리 작은 일상의 선택이라도 **선택**은 어렵다. 그래서 선택의 기술을 향상시키려는 노력 대신에 그저 내키는 대로 행동하기 쉽다. 자신에게 무엇이 좋은지 아는 것과 행동하는 것은 전혀 다른 문제다. 바로 이 둘 사이의 차이점 때문에 선택의 기술을 익혀야만 한다. 디저트를 많이 먹거나, 초콜릿을 잔뜩 먹은 뒤에는 후회해도 이미 늦다.

만약 일주일에 단 하나의 변화라도 일으킬 수 있다면, 진정한 행복을 향한 발걸음은 점점 더 속도를 높이게 될 것이다. 한 달 뒤에는 실제로 나아지는 기분을 느낄 수 있고, 일 년 뒤에는 변화가 완성될 것이다. 부담을 주지 않는 쉬운 선택을 꾸준히 반복한다면 거부문제도 해결된다. 일주일에 하나씩만 바꾼다면 식사든 매일의 일과든 신체 활동이든 간에 죄책감 없이 어느 정도 거부도 허용할 수 있다. 매 시간 일어나서 움직이겠다는 것과 같은 하찮은 선택이 슈퍼유전자에 긍정적인 메시지를 전달해서 유전자 활성을 바꾸게 된다.

그러나 일주일에 하나씩 긍정적인 변화를 일으키겠다는 목표는 실천 가능한 전략이 아니면 실패하기 쉽다. 매년 수백만 명이 새해에 단 한 가지를 바꾸겠다며 목표를 세우지만, 여론조사에 따르면 80%를 넘는 사람이 단기간에 포기해버린다고 한다. 자신과의 부질없는 약속, 실수하면서 느끼는 죄책감, 외로운 자기 연민 등이 모두 역효과를 낳는다. 이는 술이나 마약 중독자가 매일 아침 일어날 때마다 겪는 일이다. 이들의 과거는 자신에게 했던 다짐이 허물어지는 경험의 반복이다.

똑같은 내용, 즉 "올바른 선택을 하라"는 말만 반복하는 충고는 세상에 수없이 많지만, **어떻게** 실천할지 알려주는 권고는 거의 없다. 그래서 이제 선택을 위한 세 가지 기본원칙에 대해 생각해보려 한다.

1) 쉬운 선택과 힘든 선택이 있다

쉬운 선택과 힘든 선택은 일상에 존재하지만, 보통은 한 걸음 물러나서 이 둘을 자세히 보지 않는다. 그저 하던 대로 선택하고, 습관대로 움직이고, 오랫동안 길들여진 대로, 순전히 무의식적으로 움직이는 것이다. 힘든 선택이란 심리적 기전을 다른 방향으로 바꾸려는 노력을 가리킨다. 표면적으로 선택 자체는 작아 보일지 모르나 그 크기는 중요하지 않다. 문제는 선택이 얼마나 힘들지에 달렸다. 곤충에 대한 혐오가 심한 사람에게 개미나 죽은 바퀴벌레를 집어 올리는 일은 힘든 선택이며, 때론 불가능한 일이다. 한편 전장의 병사들은 집중포화를 뚫고 낙오한 전우를 구하려고 자신의 목숨을 건다. 위험이 크든 작든, 다른 사람에게 그 선택이 쉽든 어렵든, 선택이 고통이 될지 즐거움이 될지를 떠나, 선택에 있어 객관적인 사실이란 부차적인 문제이며, 때로는 논점에서 완전히 벗어난 주제가 되기도 한다. 가장 중요한 점은 선택하는 당사자인 본인을 기준으로 쉬운지 어려운지다.

2) 나쁜 선택은 때로 기분을 좋게 해준다

이 말에는 의문의 여지가 없다. 즉각적인 만족감을 원한다면 한밤중에 아이스크림을 먹거나 내키는 대로 뭔가를 먹어치울 수도 있다. 길티 플레저Guilty pleasure는 만족감을 두 배로 높여주면서 죄책감도 덜어준다. 나쁜 점은 이미 다들 알고 있듯이, 기분이 좋아지는 효과의 효율성이 점점 떨어지며, 결국 죄책감이 너무 커져버리다 보니 기분도 더 이상 좋아지지 않는다.

3) 좋은 선택에서 오는 만족감은 대개 지연된다

이 명제는 널리 알려진 심리학적 공리로, 60~70년대에 실시한 그 유명한 스탠퍼드 마시멜로 실험으로 증명되었다. 첫 번째 실험에서는 어린이에게 마시멜로를 하나 주며, "마시멜로를 지금 먹어도 괜찮지만, 지금 안 먹고 10분 기다리면 마시멜로를 두 개 줄게."라고 어린이에게 말한다. 연구자는 방을 나와 어린이의 행동을 양면거울로 관찰한다. 곧바로 마시멜로를 먹어버리는 아이도 있고, 잠시 갈등하다가 먹는 아이도 있다. 반면 갈등하면서도 만족감을 지연시키며 끝까지 참는 아이도 있다. 이 간단한 실험을 통해 심리학자는 이 아이들이 어떤 어른으로 자랄지 예측할 수 있다. 즉각적으로 만족감을 얻은 아이는 결과에 상관없이 충동적으로 결정하는 어른이 된다. 주어진 상황에서 위험을 감수하거나 무시하기도 한다. 미래를 계획하는 능력은 약하다. 이솝우화의 베짱이와 개미 이야기처럼 말이다. 하지만 진짜 문제는 순간을 즐기며 살아가는 베짱이의 나쁜 습관이 바뀔 수 있느냐다.

실제 삶에서 이와 같은 문제가 어떤 영향을 미치는지에 대해서는 다들 잘 알고 있을 것이다. 앞서 사례로 든 거부반응을 보인 세 사람의 이야기를 떠올려보면, 그들이 처해 있는 상황은 서로 다르다. 하지만 선택의 기본원칙은 누구에게나 적용된다. 문제는 자신의 이익을 위해 선택의 기본원칙을 어떻게 이용하느냐다. 다음의 내용은 필자들이 생각하기에 선택의 기본원칙을 가장 쉽게 실천할 수 있는 전략이다.

1) 쉬운 선택과 힘든 선택이 있다

이 원칙을 유리하게 이용하려면 변화를 작고 쉬운 선택에서부터 시작하는 게 정답이다. 좋은 선택의 결과가 날마다 쌓이면 변화의 중심인 후성유전자와 장내 미생물군에 새로운 메시지를 보내게 된다. 동시에 아무리 사소한 변화더라도 매일의 변화는 뇌를 재교육하게 되고, 뇌는 결국 새로운 기준에 익숙해지기 시작한다. 반대로 처음부터 힘든 선택을 하면 단단한 벽에 부딪히게 만들 뿐이다. 뇌는 갑작스러운 새 기준에 적응할 수 없기 때문이다. 과거의 타성은 그만큼 아주 강력하다.

장기적인 결과라는 측면에서 볼 때 담배를 갑자기 끊기 힘든 이유도 똑같다. 연구 결과, 금연에 성공한 사람은 대체로 금연을 수차례 시도했다. 조금씩, 많이 또는 완전히 담배를 끊으면서 성공경험을 쌓았다. 물론 담배중독의 물리적인 특성 때문에 대개 성공은 아주 짧은 기간만 지속됐다. 그럼에도 불구하고 성공경험이 반복되면서 몸도 적응해나갔다.

중요한 변화는 **반복**해야만 한다. 뇌에 새로운 경로를 낸다는 건 마치 물길을 새로 파는 것이나 다름없다. 새 물길이 얕으면 물은 더 깊은 옛길로 흘러가려 하는 게 당연한 이치다. 변화를 시작한다는 건 얕은 새 물길을 처음 '파내는' 행동이고, 이를 꾸준히 반복할수록 새 물길은 깊어진다. 하지만 물리적인 상징은 오래가지 못한다. 뇌에서라면 정신적 사건이 때로 물리적 역사보다 더 강하다. 때로는 술이나 담배에 중독된 사람이 하룻밤 새에 습관을 완전히 뜯어고치기도 한다. 물론 이런 사람은 소수에 지나지 않지만(그리고 하룻밤 새에 성공하는 것은 이 책의 목표가 아니다), 적어도 선택에 있어서 몸은 부차적이고 마음이 우선이라는 사실을 알려준다.

물론 이는 물리적 과정이 전체를 보여준다고 믿는 생물학자가 볼 때 논란의 여지가 있다. 하지만 마음과 몸의 밀접한 연관성 덕분에 논쟁할 필요가 없다. 우리가 몸에 보내는 모든 신호는 반응을 끌어내고, 반응은 그 다음 신호에 다시 영향을 미친다. 순환하는 대화 또는 피드백 고리는 아주 중요하다. 새로운 신호를 보내겠다는 선택이 전체 피드백 체계에 영향을 미치기 때문이다.

2) 나쁜 선택은 때로 기분을 좋게 해준다

이 원칙을 잘 이용하려면 부정적으로 판단하지 말고 만족감을 즐겨야 한다. 혹시 이 말을 듣고 놀랐는가? 유명한 공상과학 드라마인 〈스타트렉: 넥스트 제너레이션〉에서 한 구절 인용하자면, "저항해봐야 소용없다." 충동과 갈망은 순간적으로 우리를 지배한다. 뇌는 갈망하는 감각에는 빠른 통로를 열어주고, 충동을 억누르려는 이성적인 마음은 지연시킨다. 물론 잠깐 멈추는 것만으로도 이성과 감각의 불균형을 치료하는 데 효과가 있다는 연구 결과도 있다. 하지만 대부분의 사람은 5분을 기다렸다고 그 갈망을 포기해버리지는 않는다. 기다린 후에 즉각적인 만족감이 채워지므로 포기할 이유가 없기 때문이다(시간 지연장치가 달린 음식 금고도 있다. 감자칩에 중독되어 있다고 해보자. 감자칩을 먹고 싶어 참을 수 없어지면 감자칩을 하나만 먹은 뒤에 나머지는 금고에 넣고 잠가 일정 시간 동안 감자칩에 손댈 수 없게 한다. 대개는 5분에서 10분 정도 후에 잠금장치가 풀린다. 좋은 생각 같지만, 막상 갈망이 닥쳐왔을 때 정말 감자칩을 딱 하나만 먹을 수 있을지, 찬장에 다른 짭짤한 간식이 있을지는 누구도 장담할 수 없다).

갈망을 조절하는 대신 저항은 멈춘다. 더 나은 것으로 대체함으로써 즉각적으로 만족감을 충족시키는 것이다. 즉 영양사의 충고에 따라 아이스크림 한 통 대신에 당근을 먹는다는 건 비현실적이지만, 쿠키 두 개나 컵케이크 반 개 정도라면 실천 가능할 수도 있다. 갈망을 멈추게 하는 전략은 몇 가지가 더 있지만 모두 효과가 오래 지속되지는 않으며 직접적인 효과도 아니다. 가장 좋은 방법은 쉽게 실천할 수 있는 생활방식부터 차근차근 변화시켜 장내 미생물군을 초기화한 뒤, 갈망을 겪지 않는 상태로 몸을 되돌리는 것이다.

갈망에도 감정적 주요소가 있고, 가끔 즉각적인 만족감이 필요할 때도 있다. 이런 요소를 잘 다루려면 의식을 확장해야 한다. 진짜로 갈망하는 대상이 무엇인지 알게 되면 땅콩버터와 잼이나 기름진 피자보다 훨씬 더 심오한 답을 얻을 수 있다. 뒤의 감정 부분에서 자세히 설명하겠지만 충족감은 방법만 알면 얼마든지 도달할 수 있는 내면의 상태다. 일단 충족감을 느끼면 외부자극의 유혹은 크게 줄어들어 결국 사라져버린다. 즉 '저 바깥쪽' 뭔가에 대한 갈망을 '이 안쪽'에서 최고의 답으로 찾아낼 수도 있다는 뜻이다.

3) 좋은 선택에서 오는 만족감은 대개 지연된다

이 세 번째 원칙은 좋은 선택을 했을 때 따라오는 만족감의 지연을 장내 미생물군이 단축시켜준다는 사실을 알아두면 유용할 것이다. 장내 미생물군은 계속 변화하며 식사, 운동, 명상, 스트레스 감소 등에 빠르게 반응한다. 작지만 좋은 선택, 곧바로 기분 좋게 해주는 선택을 계속하면, 이 선택의 긍정적인 효과가 축적되기 시작한다. 얼마 안 가 충동적으로 기분 좋은 것을 찾는 대신, 이미 느끼고 있는 좋은 기분을 잃지 않으려고 노력하게 된다. 이와 반대로 나쁜 선택을 통해 얻는 즉각적인 만족감에 중독된 사람에게 남는 건 시간이 지나면 허무하게 사라져버리는 순간의 즐거움뿐이다. 이는 갈망을 충족시켜야만 얻을 수 있으므로 진정한 즐거움이라고 할 수 없다. 기껏해야 고통에서 잠시 빠져나올 수 있을 뿐이다.

선택할 때 명심해야 할 세 가지 원칙을 어떻게 활용하는지 설명했지만, 필자들은 독자 여러분이 성공을 향한 자신만의 길을 발견하기를 바란다. 인간은 각자 완벽하게 독특한 존재이므로, 최신 기적의 식단이라 할지라도 천편일률적인 식단, 지방을 태우는 운동법, 영양보충제 등을 쫓아갈 필요가 없다. 이런 방법들은 사람들이 얼마 안 가 포기하고 또 다른 유행에 편승하리라는 예상하에 만들어진 것이다. 단기적인 방법에 휘둘려 쉬지 않고 옮겨 다니는 것은 결코 제대로 된 방법이 아니다. 그 대신 장기적인 결과를 가져올 쉬운 선택들을 마치 피라미드 쌓듯이 차곡차곡 쌓아가야 한다. 피라미드의 기초는 본인의 기준에서 가장 쉽다고 생각하는 선택으로 쌓아야 한다. 그런 쉬운 선택으로 기초를 쌓은 덕분에 조금은 더 수월해진 힘든 선택으로 그 위를 차곡차곡 쌓아 올리자. 머릿돌은 뿌리부터 진정한 행복이다. 땅에서 봤을 때는 높고도 멀게만 보이지만, 무엇을 쌓고 있는지, 어떻게 쌓아야 할지 알고 있다면 수월하게 이룰 수 있다.

운명은 스스로 선택하는 것

필자들의 지인을 사례로 피라미드 쌓기 비결을 설명해보려 한다. 사실 그는 루돌프의 사촌인데 여기서는 빈센트라고 부르자. 빈센트는 80년대 초반까지 의사로 일했으며, 내과 분야에서는 어느 정도 명성도 얻었다. 의사들이 흔히 그렇듯이, 빈센트도 환자에게 당부하는 주의사항을 정작 스스로는 지키지 않았다. 그의 일과를 살펴보면 신체활동이 없는 시간이 길었고, 질병 때문에 아픈 환자의 호소를 들어주느라 항상 스트레스에 노출되어 있었다. 하지만 그는 자신이 잘 해내고 있다는 데 자부심을 느꼈다. 헌신적이며 야심 찬 시간이 오늘의 빈센트를 만들었지만, 결국 그는 그 대가를 치러야 했다.

자신을 환자로 만났더라면 빈센트는 아마 놀랐을 것이다. 빈센트는 18㎏이나 과체중이었다. 매일 술을 마셨고 때로는 과하게 취했다. 불면증을 호소했고 피로감을 느꼈다. 최근에는 관절통, 특히 무릎통증이 심해져 더 이상 무시할 수 없을 정도였다. 외과수술은 통증을 부분적으로 경감시켰을 뿐이다. 이런 부정적인 효과가 축적되면 빈센트가 의사로서의 지식을 활용해서 스스로를 바꿨을 거라고 생각할지도 모르겠다. 하지만 인간의 본성을 그리 만만히 보지 말자. 빈센트는 자신의 문제점을 부정하는 쪽을 선택했고, 상황이 악화될수록 더 큰 부정으로 상황을 외면해버렸다.

그러다가 장내 미생물군이 빈센트의 눈에 들어온 것이다. 정보의 바다 위에 떠 있는 부표처럼, 빈센트는 자신의 부정을 우회해갈 수 있는 길을 발견했다. 동시에 자신이 평생 간직해온 오직 약과 수술만

이 '진짜' 의술이라는 신념을 바꾸게 된 것이다. 그 후 빈센트는 다음과 같이 자신의 일과 중 쉬운 일부터 하나씩 바꿔갔다.

- 통곡물 빵, 현미, 바나나, 귀리, 오렌지주스처럼 식이섬유가 든 음식을 먹는다. 이는 장내 세균의 먹이가 될 음식인 프리바이오틱스를 고려한 결정이었다.
- 장내, 특히 대장에 서식하게 될 유익한 세균이 든 프로바이오틱 식품을 먹는다. 액티브 요구르트, 사우어크라우트, 피클 등이 프로바이오틱 식품에 속한다.
- 항염증제인 아스피린을 하루에 한 알 먹는다.
- 5시에 마시는 칵테일을 포기하지 않는 대신 과도한 음주는 자제한다.

빈센트는 쉬운 선택의 실천 성공으로 기분이 좋아졌고, 게다가 이런 행동의 변화가 숙면을 불러오고 통증을 줄여주며 몸을 가볍게 했다는 점을 깨달았다.

점점 더 많은 의사가 동의하는 것처럼, 빈센트도 염증반응을 줄이는 게 중요하다고 확신하게 되었다. 점차 더 편안해진 그는 예전처럼 낙천적인 사람이 되었다. 처음으로 문제를 해결할 수 있다는 확신을 갖게 되었다. 이후 다음 단계의 변화는 이전 단계에서 새롭게 변한 생활방식이 토대가 되었기 때문에 수월하게 진행되었다.

- 술을 완전히 끊었다. 마음이 편안해지면서 자가 치료의 일환이었던 술이 불필요해졌으므로 힘든 선택은 아니었다. 게다가 술은 염증반응을

일으킨다. 동시에 가끔 동료들과 함께 피우던 담배도 끊었다. 다시 민감해진 미각과 코에 담배의 유해성분은 너무나 독하게 느껴졌다. 금연은 빈센트의 영양 상태가 개선되면서 자연스럽게 일어난 변화였다.

- 모든 식품을 유기농으로 바꾸었다. 첨가제와 보존제가 들어간 식품은 입맛이 당기지 않았다. 이런 식품은 염증반응을 일으킬 가능성도 있다.
- 간식과 정크푸드를 통해 섭취하던 소금 섭취량을 줄였다. 유기농식품을 먹으면서 간식에 대한 갈망이 사라져서 이 선택도 비교적 쉬웠다.
- 프로바이오틱 보충제의 장점을 조사한 뒤, 자신의 장내에 서식할 세균종을 개선하기 위해 보충제를 선택해 섭취했다.

과거 염증반응과 내장 벽을 통해 스머나가는 독소가 일으켰던 증상으로 인해 고통받는 대신에 빈센트는 자신의 몸이 점차 회복되어가는 것을 확연히 느꼈다. 쉬운 단계를 밟아나가자 과거에는 아무리 '몸에 좋으니 해야 할 일' 목록에 올려놓더라도 감히 실천할 수 없을 법한 힘든 선택까지도 가능해졌다. 생활방식은 매일 진화해갔고, 모든 변화는 자연스럽게 다음 단계로 이어졌다.

그리고 빈센트는 두 달 전만 해도 상상조차 할 수 없었던 변화를 현실로 만들었다. 과거 심신 커넥션을 믿지 않았던 그는 이제 명상을 시작했다. 명상의 장점에 관한 연구는 수십 년간 이루어졌지만, 빈센트는 이제야 명상을 접하게 된 것이다. 명상에 긍정적인 반응을 보이는 후성유전자와 장내 미생물군을 고려한 결정이었다.

고혈압을 치료하려고 진통제와 약물치료에 수년간 의존해왔지만, 이제 약물은 과감히 끊기로 했다. 제일 먼저 혈압약을 끊었는데, 유기농식품이 그의 장내 미생물군을 초기화해서 혈압이 거의 평균에 가까워졌기 때문이다. 빈센트가 스스로 생각해낸 염증반응을 상쇄하는 방법은 확실히 성과가 있었고, 아직 장담할 순 없지만 장기적인 혜택을 누릴 수 있을지도 모른다.

각 개인의 이야기와 행복으로 가는 길이 모두 빈센트와 똑같을 순 없다. 그리고 같아서도 안 된다. 본인에게 맞는 길을 스스로 개척해야 한다. 특히나 실행하려는 선택사항을 고를 경우, 한 가지 방법이 모두에게 들어맞을 수도 없다. 혹시 빈센트의 선택에서 참고할 게 있다면, 앞서 설명했듯이 선택할 때 세 가지 원칙을 따른다는 것뿐이다. 빈센트도 앞서 설명한 세 가지 원칙에 따라 선택했다.

힘든 선택을 극복하기 위해 빈센트는 매 단계 쉬운 선택만 골랐다. 처음에는 힘들어 보이지만, 일단 적당한 토대가 갖추어지면 어렵지 않게 나아갈 수 있다.

즉각적인 만족감을 해결하기 위해 빈센트는 굳이 충동에 저항하지 않았다. 죄책감과 자아비판을 멈추기 위해 먼 길을 돌아간 셈이다. 그는 기존에 섭취하던 식품에서 얻었던 만족감을 대신해줄 만한 대체식품을 찾았으며, 술과 담배는 하루아침에 끊는 대신에 자연스럽게 멀어질 거라고 믿었다. 그리고 실제로 만성통증이 진정되자 빈센트는 결국 술과 담배를 완전히 끊을 수 있었다.

지연되는 결과의 문제는 결과가 빨리 나타나는 항목을 선택해서 해결했는데, 유기농식품 섭취가 큰 도움이 됐다. 이 항목을 지키는 데는 서약 같은 건 필요 없다. 하지만 몇 년이 지나도록 그 선택이 몸의 상태를 변화시키지 않더라도 꾸준한 인내심을 발휘해야 한다. 콜레스테롤 수치를 낮추는 약을 먹는 경우를 예로 들 수 있는데, 이 약으로 예방하려는 심장마비는 앞으로 몇 년 후에나 일어날 일이다(그런데 이런 약이 대다수의 심장마비 확률을 낮출 순 있지만, 극소수의 사람에게는 소용없을 수도 있다는 점은 모두 알고 있으리라 생각한다. 바로 그 사람이 당신일 수도 있다).

빈센트가 선택하지 않은 영역도 있다. 그중 하나가 운동이다. 빈센트는 주말 골프를 즐겼는데, 이 정도로도 운동량은 충분했다. 물론 빈센트도 골프가 심혈관계 운동이 아니라는 점은 알고 있었다. 심혈관계열 운동은 심장박동 수를 올리고 산소소비량을 늘리는 운동으로, 심혈관계 기능과 혈압에 좋다. 하지만 과체중과 관절통증 때문에 빈센트는 오랫동안 이런 격렬한 운동은 할 수 없었다. 그래서 빈센트에게 심혈관계 운동은 여전히 힘든 선택에 해당되었다. 한 번에 하나씩 쉬운 선택으로 피라미드를 쌓겠다고 결심했다면 이 영역에 속한 선택도 항상 검토해야 한다.

이제 피라미드를 쌓을 준비가 되었다면 쉬운 것 중에서 **한 주에 하나씩** 새로운 선택을 더해나가기 시작한다. 변화를 위한 선택에는 여섯 가지 영역이 있으며, 이들은 모두 후성유전자, 장내 미생물군, 뇌에 의미 있는 영향력을 행사한다.

- 음식
- 스트레스
- 운동
- 명상

- 수면
- 감정

다음 장부터 이제 이 6개 영역에 속하는 선택 목록들을 제시할 것이다. 누구나 쉽게 선택할 수 있도록 목록은 충분히 길게 만들었다. 각 영역에서 마음에 드는 항목들을 고르기만 하면 특별한 노력 없이도 긍정적인 결과를 기대하면서 실천할 수 있다. 피라미드를 한 단계씩 올려가는 건 성공적인 변화에 중요하다.

각기 다른 6개 영역에서 한 번에 하나씩 선택해 변화를 일으키면, 심신체계 전체에 미치는 효과가 배가된다. 그리고 아래의 목록을 이용해서 생활방식의 변화가 일으킨 효과를 직접 확인해보면 좀 더 도움이 될 것이다.

나타날 수 있는 결과	
새로운 생활방식을 적용한 뒤 느끼기 시작한 결과 항목에 표시하시오.	
소화가 잘된다.	☐
배탈이나 속 쓰림이 줄었다.	☐
변비나 설사가 없어졌다.	☐
몸이 가벼워졌다.	☐
내적 평화와 평온함을 느낄 수 있다.	☐
사고가 명확해지고 주의력이 높아졌다.	☐
다이어트를 하지 않았는데도 체중이 줄었다.	☐

노화의 신호가 늦춰지고 있다.	☐
노화의 신호가 반전되었고, 더 젊어진 기분이다.	☐
스트레스가 줄었고, 전보다 스트레스를 더 잘 다룰 수 있다.	☐
감정이 안정되고 기분이 급변하지 않는다.	☐
행복을 즐긴다고 의식한다.	☐
소소한 통증이 줄거나 사라졌다.	☐
극심한 공복감이 줄거나 사라졌다.	☐
공복감과 포만감의 주기가 자연스럽게 회복됐다.	☐
두통이 줄거나 사라졌다.	☐
입 냄새가 줄거나 사라졌다.	☐
수면이 규칙적으로 바뀌면서 푹 잘 수 있다.	☐
알레르기 증상이 나아졌다.	☐
간식의 유혹에 넘어가지 않는다.	☐
과량의 설탕이 당기지 않는다.	☐
중독성 있는 단맛, 신맛, 짠맛에 대한 갈망이 줄었다.	☐
음주량이 줄었다.	☐
흡연량이 줄었다.	☐

2부 - 진정한 행복은 현명한 생활방식에서

의사에게 확인할 사항	
낮아진 혈압	☐
정상으로 돌아온 혈당 수치	☐
정상으로 돌아온 심장박동 수	☐
기존에 느꼈던 불안이나 우울감의 개선	☐
HDL(고밀도지단백질, 좋은 콜레스테롤) 수치의 증가	☐
LDL(저밀도지단백질, 나쁜 콜레스테롤) 수치의 감소	☐
트리글리세라이드triglycerides 수치의 개선(심장질환과 심장마비 위험률 감소)	☐
정상으로 돌아온 신장기능	☐
치과검진 결과 개선(플라크, 충치, 치은염 감소)	☐

7장 | 음식을 바꾸면 인생이 달라진다

 우리 인간이 오랜 세월 진화를 거듭하는 동안 전혀 만나지 못했던 새로운 먹거리가 급증하고 있다. 급변한 식생활은 우리 몸에 심각한 변화를 가져왔다. 잘못된 식단은 우리 몸 곳곳에 염증반응을 일으킨다. 이제 넘쳐나는 먹거리들 속에서 항염증효과가 있는 식단을 선택해야 한다.

염증반응이 공공의 적이라는 사실은 이제 별로 새삼스럽지 않다. 의학 연구자들은 만성질환부터 비만, 장누수증후군, 정신질환까지 온갖 곳에서 염증반응의 흔적을 찾아냈다. 현대의 일반적인 서구식 식사는 염증반응을 증가시키기에 딱 알맞으며, 따라서 변화가 필요하다. 특히 평소 정크푸드와 패스트푸드를 달고 사는 사람이라면 변화의 효과가 더욱 극적일 것이다. 주의를 기울이지 않으면 어떤 식단에 든 과량으로 들어가는 설탕도 염증반응의 주요 용의자다. 인간은 결코 정제설탕을 일 년에 45kg 이상 먹도록 진화하지 않았다. 설탕을 먹도록 진화했는지조차 불투명하다. 정제설탕보다 값싸고 가공식품에 과량으로 들어 있는 옥수수 시럽도 마찬가지다.

염증반응은 상처가 나거나 질병에 걸린 부위에 면역체계가 활성산소라는 화학물질을 쏟아붓는 일종의 치료과정이다. 열이 나고 통증이 생기는 독감의 거의 모든 증상은 독감 바이러스 때문이 아니라 몸이 회복을 위해 일으키는 염증반응 때문에 나타난다. 이런 면에서 보면 염증반응은 소중한 친구다. 그러나 이 친구가 부지불식간에 우리를 좀먹기도 한다.

즉 모르는 사이에 만성적인 염증 상태가 되었을 수도 있다. 붉어지면서 부풀어 오르는 피부와 달리, 몸 안에 생기는 염증은 제대로 인지하기 어렵다. 면역체계가 약하게 작동하면 보통은 아무 느낌도 들지 않고, 가끔 체내 염증반응의 결과로 나타나는 관절통증 같은 경우는 그 원인이 다양하다. 따라서 항염증효과를 나타내는 쉬운 선택부터 시작하는 게 목표다. 항염증식단은 많은 사람에게 즉시 효과를 나타낼 것이다.

필자들이 제시한 목록은 현명하게 염증반응을 줄이는 식생활을 위해 음식을 선택하는 방법을 열거한 것이다. 그런데 목록을 읽을 때는 주의할 점이 있다. 바로 어려운 정도와 증명된 효과를 기준으로 다음과 같이 세 부분으로 나뉘어 있다는 점이다.

| 1부 | 쉬운 선택

이 부분은 누구나 실천할 수 있는 항목이다. 이 항목을 실천함으로써 바로 피라미드의 기초공사를 시작할 수 있다. 한 번에 하나 이상을 실천하겠다는 조급한 욕심은 버리자. 일주일에 한 개씩만 더해도 일 년이면 생활방식 52개를 새롭게 바꿀 수 있다. 자신을 너무 몰아칠 필요는 없다.

| 2부 | 힘든 선택

실천하는 데 거부감이 드는 선택이나 다시 예전의 행태로 퇴행할 만큼 지속하기 어려운 선택이다. 그래도 괜찮다. 힘든 선택은 쉬운 선택을 모두 실천해본 뒤에 고려해도 늦지 않다. 모든 사람의 출발점은 다르므로 누군가에게는 힘든 선택도 쉬울 수 있다. 그러나 대부분 사람에게 힘든 선택은 피라미드의 더 높은 부분에 해당한다. 무작정 덤벼들기 전에 힘든 선택이 본인에게 쉽게 느껴져야 한다. 그게 아니면 지속할 수 없는 변화에 도전하는 무모한 위험을 무릅쓰는 꼴이다.

| 3부 | 실험적 선택

이 목록에는 강한 지지와 흥미로운 연구 결과를 보여주지만 현재로써는 소수만이 인정하는 선택이 많다. 유행하는 식이요법은 넘쳐난다. 오늘의 연구 결과는 내일이 되면 얼마든지 바뀌거나 뒤집힐 수 있다. 따라서 실험적 선택을 하기 전에 경고를 주의 깊게 살피고, 자세히 조사한 뒤 신중하게 선택해야 한다. 어떤 경우든 실험적 선택이 1부나 2부의 선택을 대체해서는 안 된다.

어떤 선택을 하건 선택은 지속되는 게 가장 중요하다. 한 주에 하나씩 바꾸므로 7일 동안 그 선택이 어떨지 관찰할 시간은 충분하다. 문제가 없다면 다음 주에 선택을 추가해도 좋다. 조급해하지 말고, 자신에게 압력을 가하지 말라. 이 전략의 비결은 전진하는 데 특별한 어려움을 느끼지 않는 것이다.

특히나 음식은 장내 미생물군에 직접 영향을 미치므로 식단을 바꾸는 일을 먼저 시행하되 신중해야 한다. 첫 달은 식단의 변화에만 집중하는 편이 좋지만, 어떻게 할지는 각자의 선택에 달렸다. 변화를 선택하기 전에 반드시 프로그램의 여섯 영역을 모두 읽고 시작하자.

음식의 선택 목록

현재 식단에서 바꿀 수 있는 쉬운 항목 중 2~5개를 선택한다.
쉬운 선택을 한 주에 하나씩 적용한 후에 힘든 선택에 도전한다.

|1부 | 쉬운 선택

프리바이오틱스와 식이섬유를 아침식사에 더한다(귀리, 과육이 든 오렌지 주스, 브랜 시리얼bran cereal, 바나나, 껍질째 간 과일 스무디).

점심과 저녁식사에는 두 끼 모두 샐러드를 곁들인다.

항염증식품을 식단에 넣는다(172쪽 참고).

프로바이오틱 식품을 하루에 한 번 섭취한다(액티브 요구르트, 캐피어, 피클, 사우어크라우트, 김치).

빵과 시리얼은 통곡물로 바꾼다.

최소한 한 주에 두 번은 지방이 풍부한 생선을 먹는다(생연어, 고등어, 참치, 정어리 생물이나 통조림).

술은 하루에 맥주 또는 와인 한 잔으로 줄이고 식사할 때 마신다.

매일 프로바이오틱 보충제와 종합비타민, 성인용 아스피린 반 알이나 어린이용 아스피린 한 알을 먹는다(169~170쪽 참고).

간식의 양을 한 그릇으로 줄이고, 봉지째 들고 먹지 않는다.

식당에서 디저트는 혼자 먹지 않고 일행과 나누어 먹는다.

|2부| 힘든 선택
유기농식품으로 바꾼다. 닭과 육류는 호르몬을 먹이지 않은 제품으로 고른다.
식단에서 붉은 고기를 줄이거나 없앤다. 힘들다면 최소한 닭고기나 호르몬을 먹이지 않은 육류 등 유기농 대체식품으로 바꾼다.
오메가-3 지방산 함량이 높은, 방목한 닭이 낳은 달걀을 먹는다(188~189쪽 참고).
채식주의자가 된다.
정제설탕을 먹지 않는다.
포장식품을 줄인다.
술을 마시지 않는다.
패스트푸드를 먹지 않는다.
가공식품을 사지 않는다.
배고프지 않을 때는 먹지 않는다.
|3부| 실험적 선택
글루텐프리 식단을 먹는다.
우유, 달걀도 먹지 않는 엄격한 채식주의자가 된다.
밀가루 음식을 먹지 않는다.
디저트로는 과일과 치즈만 먹는다.
지중해식 식단을 먹는다(173쪽부터의 내용 참고).

염증반응을 줄이는 음식 선택의 기술

목록에 있는 선택사항에 대해 모두 설명할 필요는 없다고 본다. 항목들은 모두 하나의 목표, 즉 염증반응의 억제를 향하고 있다. 쉬운 선택에 해당하는 목록의 목표는 특별한 노력 없이 염증반응과 싸우는 방법을 찾게 하는 데 있다. 이 중 중요한 사항은 장내 미생물군을 **초기화**하는 것으로, 장은 소화과정이 염증반응으로 이어지는 지점이다. 앞서 살펴본 대로 장내 미생물이 생산한 독소가 장 안에 그대로 머무는 한 안전하다. 하지만 생각보다 꽤 일반적인 현상인 '장누수증후군'은 혈액으로 독소를 흘려보내는데, 이로 인해 몸은 염증반응을 일으켜 독소에 대항한다. 건강하고 정상적인 반응이지만 위험하기도 하다. 결국, 장내 미생물군을 초기화하는 일이 최고의 방어이며, 독소가 원래 있어야 할 곳에 머물도록 하는 첫 번째 단계다.

현대인은 장내 미생물군에 해롭거나 해롭다고 의심되는 수많은 요인에 노출되고 있다. 여기에는 항생제의 남용, 고지방 고설탕 식사, 섬유소의 부족, 오염된 공기, 과도한 스트레스, 부족한 수면, 식품 속에 든 여러 첨가물과 호르몬 등이 포함된다. 장내 미생물군은 염증반응의 직접적인 원인이지만, 만약 장내 미생물군이 건강하다면 반대로 보호막이 되기도 한다.

그렇다고 '완벽한' 장내 미생물군을 목표로 하는 건 아니다. 완벽한 장내 미생물군이 무엇인지는 사실 아무도 모른다. 1000여 종이 넘는 세균과 장내 미생물군의 유동적 상태의 지속성을 고려할 때, 완벽함이란 어쩌면 어느 누구도 도달할 수 없는 상태이거나 추구하면

안 되는 잘못된 상태일지도 모른다. 차라리 염증반응을 일으키지 않는 식단으로 바꾸는 게 더 쉽고 합리적인 선택이다. 해로울 일도 없고 유익한 점도 많다.

프리바이오틱스Prebiotics가 제일 중요하다. 프리바이오틱스는 장내 미생물의 먹이로, 우리 몸은 소화할 수 없는 섬유소가 주를 이룬다. 세균은 인간의 먹이를 훔칠 필요 없이 자신에게 필요한 연료를 소비하고 그 역도 성립하는, 진화가 일궈낸 훌륭한 동반자다. 프리바이오틱스 식품은 내독소를 줄여주어 인간의 몸을 염증반응으로부터 보호해주기도 한다. 특정 세균이 생산하는 내독소는 장관 안에서는 해로울 게 없지만, 혈액으로 스며들어 면역체계를 활성화하면 염증반응을 일으킨다(125쪽에서 언급한 신선한 오렌지주스가 고지방 식단인 맥도널드 아침식사가 일으키는 염증반응 효과를 완벽하게 상쇄했던 연구 결과를 상기해보기 바란다).

프리바이오틱스 식품은 많다. 아침식사로는 프리바이오틱스가 풍부한 바나나, 과육이 있는 오렌지주스, 귀리, 통곡물 시리얼, 사과를 껍질째 갈아 만든 스무디나 여러 종류의 딸기와 과일로 만든 스무디를 추천한다. 인터넷에서 요리법은 얼마든지 찾을 수 있다. 스무디는 과일이 아니라 채소로도 만들 수 있다. 채소 스무디의 주재료인 푸른색 채소가 과일보다 열량이 낮다는 점만 기억하자. 점심식사 때까지 지나친 공복감 없이 충분한 에너지를 채워줄 수 있으려면 350~500kcal 이하로 아침식사를 섭취하는 건 바람직하지 않다. 샐러드를 곁들인 점심과 저녁식사도 훌륭한 프리바이오틱스 식단이다.

프로바이오틱스Probiotics는 활성화한 세균을 포함한 식품이다. 액티브 요구르트Active yogurt가 슈퍼마켓에서 살 수 있는 대표적인 식품이고, 그 외에 피클, 사우어크라우트, 김치, 캐피어[12]가 있다. 이 식품을 먹으면 유익한 세균이 유입되어 장에 정착하면서 해로운 세균을 몰아내거나 감소시켜 장내 미생물군을 초기화하는 데 도움이 된다. 장내 미생물군의 복잡성과 개인차가 너무 크기 때문에 프로바이오틱스 식품의 효과에 대해 완벽하고 신뢰도 높은 예측은 불가능하다. 제일 좋은 방법은 모두 무해한 식품이니 일단 시도해보고 결과를 지켜보는 일이다.

프로바이오틱 보충제는 발전하기 시작한 분야로 미래가 더 기대되는 산업이다. 건강식품점에 가면 다양한 프로바이오틱 보충제를 접할 수 있다. 식후에 먹는 알약 형태부터 반드시 냉장 보관해야 하는 변질되기 쉬운 제품에 이르기까지 다양하다. 다만 적절한 프로바이오틱 보충제를 권할 수 있는 의료전문가는 없다. 이유는 마찬가지로 장내 미생물군이 너무 복잡하고 계속 변화하기 때문이다. 신뢰할 수 있는 보충제는 10억 마리의 세균이 장내 100조 마리의 미생물 생태계에 도달할 수 있어야 한다. 만약 이 비율이 10만 대 1보다 적으면 그 보충제는 거의 효과가 없다고 보면 된다.

하지만 낙천적으로 생각하길 바란다. 어떤 기회든 장내 미생물군을 초기화해서 자연스러운 상태로 되돌리려는 노력은 시도해볼 만한 가치가 있다. 보충제는 음식을 통해 프로바이오틱스를 섭취하는 일을 대체할 순 없지만 손쉬운 선택인 것만은 분명하다. 이보다 더

12_ 요구르트와 비슷한 맛의 발효 우유 음료.

노력하고 싶다면 **종합비타민**과 어린이용 아스피린 한 알 또는 성인 아스피린 반 알을 먹으면 좋다. **아스피린**은 심장마비와 몇 종류의 암 발생률을 낮춘다고 증명되었다(단, 다른 약을 먹고 있다면 복용하기 전에 의사와 상담해야 한다. 특히 기존에 복용하는 약 중에 항염증제나 혈액응고 억제제가 있다면 주의해야 한다). 평소 균형 잡힌 식사를 하고 있다면 굳이 종합비타민을 먹어야 할 필요는 없지만, 나이가 들수록 장관의 비타민과 무기염류 대사과정 효율성이 떨어지는 게 사실이다. 치매의 약 1/3 정도가 무기염류나 영양 결핍 때문이라는 연구 결과도 있다.

치매는 루돌프가 연구하는 알츠하이머병을 비롯한 유사질병을 모두 아우르는 일반 용어로, 이 병을 예방할 수 있다고 공식적으로 인정받은 식이요법은 아직까지 없다. 그러나 음식이 뇌세포에 어떻게 영향을 미치는지 연구한 결과를 살펴보면 쉽게 따라 해볼 만한 몇 가지 보편적인 지침이 있는데, 대부분 항염증식단과 비슷하다. 예방법은 아래와 같다.

- 지방이 풍부한 생선에 들어 있는 오메가–3 지방산(생선 기름의 중금속 오염 여부가 신경 쓰인다면, 대체식품으로 유기농 아마씨유와 호두 한 줌을 매일 먹는다. 어유의 경우 3차 증류를 거친 제품을 선택하면 중금속 오염을 피할 수 있다)
- 항산화물질 미량영양소(블루베리, 다크초콜릿, 녹차)는 활성산소가 뇌에 입히는 손상을 방지
- 비타민 B군(일일 권장량을 넘기지 않는다)
- 지중해식 식단(173쪽부터의 내용 참고)

이 목록이 잠정적이라는 점을 잊지 말자. 비타민 E 보충제도 오랫동안 항산화 물질로 권장되었지만, 연구 결과는 믿음과 상반된 것이었다. 신경과학 연구에 따르면 뇌 조직은 활성산소로 인한 손상에 매우 취약하다. 뇌가 몸에서 소비되는 전체 산소량의 20%를 사용하기 때문이다. 활성산소는 산소원자가 하나 더 붙은 분자로, 다른 분자와 결합하는 속도가 빠르다. 전체적으로 볼 때, 활성산소는 염증반응에서 상처를 치료하기 위해 꼭 필요하지만, 과량이 존재하면 의도치 않은 화학반응을 일으켜 건강한 세포를 해칠 수 있다. 치매의 경우 활성산소의 공격대상 1호가 뇌세포인 듯하다.

위 목록은 과잉 산화작용으로 손상을 입을 가능성을 줄이기 위한 것이 대부분이지만, 명확한 증거가 부족하다. 따라서 균형 잡힌 식사가 가장 중요하며, 만약 65세 이상이라면 보충제가 도움이 될 거라고 본다. 노화가 오면 일반적으로 가장 흔한 증상이 신장기능이 떨어지는 것인데, 신장에서 낮은 수준의 염증반응, 즉 신장염이 생기기 때문이다. 신장기능이 떨어지면 수용성 비타민인 비타민 B군과 C가 부족해진다. 이런 경우에 비타민 보충제는 현명한 선택이 될 수 있다. 문제는 비타민 섭취만으로는 체감할 만한 이득이 없다는 점이다. 과량의 활성산소가 생기는 염증반응으로 이어지는 손상은 항염증 식이요법으로 직접 해결해야 한다.

항염증식품은 대중의 주목을 받고 연구 결과도 발표되면서 익숙한 개념이 되었다.[13] 하지만 항염증식품 그 자체보다는 염증반응이 무

13_ 만약 항염증식품에 관심이 있다면, 보편적인 복복을 www.health.com에서 확인할 수 있다.

엇인지에 대해 이해하는 편이 훨씬 더 효율적이다. 거시적인 접근법만이 문제를 여러 각도에서 바라보고 근본적으로 해결할 수 있기 때문이다. 아래의 식품목록은 일반 지식을 보강한 것일 뿐, 반드시 목록의 식품만 섭취하라는 뜻은 아니다.

염증반응을 억제하는 식품

지방이 풍부한 생선(170쪽의 중금속 문제에 대한 언급을 꼭 읽도록 한다) | 산딸기류 | 견과류 | 씨앗류 | 통곡물 | 짙은 녹색 잎채소 | 콩(두유와 두부를 포함한다) | 템페[14] | 대용 쇠고기(버섯과 곰팡이로 만든다) | 저지방 유제품 | 고추속 식물(피망, 다양한 고추-매운 맛은 몸속에서 염증반응이 일어난다는 지표가 아니다) | 토마토 | 근대 | 타트 체리 | 생강과 강황 | 마늘 | 올리브유

하버드 의과대학교는 온라인 건강관련 출판물에서 몇 가지를 목록에 덧붙였다.
코코아와 다크초콜릿 | 바질과 다양한 허브 | 흑후추 | 적정량의 술(하지만 178~179쪽도 꼭 참고하도록 한다)

그 외의 목록에는 다음과 같은 식품도 들어 있다.
배춧과 채소(양배추, 청경채, 브로콜리, 콜리플라워) | 아보카도 | 핫소스 | 카레 가루 | 당근 | 유기농 칠면조 가슴살(붉은 고기 대체식품) | 순무 | 애호박 | 오이

이상의 목록은 당연히 모두 유기농식품으로, 유기농식품은 계속 섭취하면 유익하다. 사실 이 식품이 몸속에서 정말 항염증효과를 나타내는지, 유전체, 후성유전자, 장내 미생물군에 어떤 영향을 미치는지는 아직 과학적으로 증명되지 않았다. 그러나 슈퍼유전자가 매일의

◇◇◇◇◇◇◇◇◇

14_ 콩을 거미줄곰팡이속屬의 균에서 발효시켜 만든 인도네시아의 음식.(옮긴이 주)

경험에 반응한다는 사실은 먹는 음식이 유전자 수준까지 영향을 미친다는 점을 암시한다. 수많은 질병이 열악한 영양 상태 때문에 생긴다는 사실은 유전적 연관성이 있다는 사실을 증명하며, 따라서 필자들이 할 수 있는 최선의 조언은 질 좋은 식단이 유전자 활성을 증진하는 하나의 방법이라는 것이다.

반대로 염증반응을 촉진하는 식품도 있으며, 역시 하버드 의과대학교 온라인 건강 관련 출판물에서 확인할 수 있다.

제한하거나 피해야 할 식품
붉은 고기 | 포화지방과 트랜스지방(가공식품에 많이 들어 있는 동물성 지방과 경화유) | 흰 빵 | 백미 | 감자튀김 | 탄산음료
이외에 다른 목록도 첨가한다. 백설탕과 옥수수 시럽(달지 않은 가공식품에도 다량 함유) | 오메가-6 지방산(186쪽부터 참고) | 글루탐산나트륨(MSG) | 글루텐(179쪽부터 참고)

단순하게 생각하면 항염증식단이 염증반응을 일으키는 식단보다 더 나은 식단일 것이다. 위험하다는 식품, 즉 정크푸드, 패스트푸드, 지방과 설탕이 많은 식품도 염증반응을 일으키기 때문이다. 염증반응과 만성질환 사이의 연결고리는 무시하기 어렵고, 식단에 주의를 기울이면 유익한 점이 많다.

지중해식 식단은 건강식단으로 유명하다. 2014년 스페인에서 발표한 논문은 지중해식 식단을 먹는 사람의 경우 심장마비가 올 확률이 매우 낮다는 점을 통계적으로 증명해서 화제가 되기도 했다. 사실 결과가 너무나 긍정적이다 보니 대소군에 속한 사람들에게 지중해식 식단이 아닌 식사를 계속 먹게 하는 게 비윤리적이라는 비판이 일면서 연구는 바로 종료되었다. 항염증반응 식단에 관한 유사연구는 그 외에는 없지만(사실, 스페인 연구는 이 계통 연구 중 최초로 과학적 기준을 엄격히 적용해서 실시한 실험이었다), 앞의 목록과의 공통 부분은 중요하다. 지중해식 식단은 붉은 고기 대신 생선을, 버터 대신 올리브유를 먹는다. 루돌프 같은 채식주의자는 염증을 일으키지 않는 단백질을 템페tempeh나 두부, 퀸Quorn[15] 같은 대용 쇠고기나 가데인 식품[16]에서 섭취한다. 과일, 채소, 저지방 견과류(아몬드와 호두), 씨앗(치아, 헴프, 해바라기, 호박, 아마 등의 씨앗)이 권장할 만하다. 전체적으로 볼 때 가장 중요한 항염증반응 식품이 지중해식 식단에 포함되어 있다는 사실을 알 수 있다.

그렇다면 지중해식 식단을 실험적 선택에 넣은 이유는 무엇일까? 여기에는 몇 가지 이유가 있다. 첫째, 변화의 지속성 여부 때문이다. 지중해에 살고 있거나 어린 시절을 그곳에서 보냈다면 지중해식 식단을 고수하기가 쉬울 것이다. 하지만 그렇지 않다면 지중해식 식단을 평생 먹기란 그리 만만치 않을 것이다. 또 혼자 살지 않는 한, 가족이 함께 식단을 바꾸는 데 동의를 얻어야 한다. 그러나 또 다른 중요한 이유는 과학이다. 스페인 연구는 더 큰 집단에 적용할 때 위험할 수도 있기 때문이다. 이 실험 또한 숫자놀음에서 벗어날 수 없다. 우리의 목표는 염증반응에 맞서는 것이지만 지중해식 식단을 먹는다고 해서 모두 보호받지는 못하므로, 이 선택은 철저하게 개인의 문제

15_ 버섯으로 만든 고기 대용 음식 재료.(옮긴이 주)
16_ 콩 같은 식물 단백질로 만든 대체 육류.(옮긴이 주)

가 된다. 물론 지중해식 식단이 항염증반응 식단에 가까운 것은 사실이니 시도해보면 좋을 것이다. 하지만 다른 쉬운 선택을 먼저 한 후에 시도하는 편이 더 좋다고 본다.

올리브유를 먹는 선택은 **식단 속 지방** 문제가 얽혀 있다. 우리의 주요 권장사항은 트랜스지방, 주로 포장식품과 패스트푸드에 들어 있는 경화유를 먹지 말라는 것이다. 트랜스지방은 염증반응을 유도한다고 알려져 있다. 버터와 크림 속의 포화지방과 붉은 고기를 피하는 일도 신중한 선택이다.

콜레스테롤과 트리글리세라이드 같은 혈중 지방이 건강하게 균형을 이루어야 한다. 이 두 지방은 세포를 만들고 복구하는 필수요소다. 혈중 지방은 섭취한 지방을 소화한 뒤 간에서 대사과정을 거쳐 만든다. 상당히 복잡한 이 대사과정은 영양소, 유전자, 체중, 나이, 질병, 그 외 다른 요소에 크게 좌우된다. 간이 콜레스테롤을 몸으로 내보내는 유전적 성향이 있는 비만 환자, 호르몬 불균형으로 고통받는 사람, 면역체계가 염증반응으로 활성화된 사람이라면 언제든 문제가 생길 수 있다. "콜레스테롤을 많이 먹으면 콜레스테롤 농도가 높아진다"라는 식의 단순 논리는 통하지 않는다. 2010년, 콜레스테롤 농도를 낮추는 약인 스타틴statins이 심장마비 위험률을 낮추지 않는다는 보고는 이 문제를 더 어렵게 만들었다. 오랜 믿음과 달리 심장마비는 콜레스테롤 하나에만 관련된 질병이 아니라는 걸 짐작할 수 있다.

필자들은 심장의 질병과 연관성이 높은 염증반응이 주범이라고 생각한다. 염증반응이 일으키는 손상은 장내 염증반응도 포함한다.

염증반응과 얽힌 위험요소가 너무나 많기에 '좋은' 지방과 '나쁜' 지방을 구분하기보다는 그냥 전체를 하나로 보는 편이 더 낫다. 절대 포화지방을 지지하려는 건 아니다. 다중불포화 요리유, 특히 올리브유는 가장 건강한 선택이다.

또 다른 문제는 지방의 적정 섭취량이다. UC샌프란시스코의 딘 오니시Dean Ornish가 제시하는 심장건강 프로그램의 극단적인 지방제한 식이요법을 하더라도 단번에 지방 섭취를 뚝 끊을 순 없다. 오니시의 생활방식 변화를 통한 심장질병 접근방법은 놀라운 결과를 보여주었다. 오니시의 프로그램은 식단, 운동, 명상, 스트레스 감소로 구성되는데, 심장마비가 일어날 확률이 높은 사람의 심장동맥을 따라 생기는 혈전을 없애는 유일한 방법으로 알려졌다. 오니시는 자신의 프로그램이 수백, 수천 개의 유전자를 상향 조절하는 후성유전적 변화를 일으켜 유전체에 유익한 변화를 유도한다는 점을 증명해서 새로운 연구영역을 개척하기도 했다.

오니시가 했듯이 심장동맥 혈전을 없애려면 지방의 섭취량을 극단적으로 줄여야 한다. 섭취할 수 있는 지방의 양은 하루에 1테이블스푼[17]에 해당한다. 미국심장협회의 표준 권고량은 하루 섭취 열량의 30%로 차이가 크다(사실 30%로 줄이기도 아주 힘들다. 미국인의 평균 식단은 지방이 34%라서 어렵지 않을 것 같지만, 지난 20년간 미국인은 하루에 340kcal씩 과잉섭취해왔다. 이는 1년에 14kg씩 체중이 늘어날 수 있는 양이다).

오니시의 소중한 연구 결과를 지지하며 그의 노고에 감사한다. 하

◇◇◇◇◇◇◇◇◇
17_ 대략 15ml.(옮긴이 주)

2부 – 진정한 행복은 현명한 생활방식에서

지만 극단적인 지방제한 식이요법은 거부감을 유발하기 십상이다. 하루에 먹는 모든 지방과 기름을 몇 테이블스푼, 혹은 1테이블스푼으로 엄격하게 제한하는 건 일반인에게는 너무나 가혹한 제약이다. 체중감소를 위한 저지방식단의 거의 98%가 실패하며, 거의 대다수의 제한식이를 통한 다이어트의 실패율 또한 98%에 이른다. 따라서 쉬운 선택들로 피라미드를 쌓는 게 중요하므로, 꾸준히 실천하기 어려운 극단적인 지방제한식단은 앞선 목록에서 제외한 것이다.

사람들의 거부 외에 또 다른 이유로, 우리는 지방이나 열량 섭취 제한을 너무 강조하지 않는 편이 오히려 체중감소로 이어진다고 믿는다. 동물실험 결과를 보면 **장내 미생물군**이 중요한 열쇠로 짐작된다. 앞서 설명했듯이, 비만 쥐의 장내 미생물군을 정상 쥐에게 이식하기만 해도 정상 쥐는 비만이 되었다. 중국의 자오가 스스로 실험한 결과를 토대로 같은 결론에 이르렀으며, 한 명은 비만이고 한 명은 정상인 일란성 쌍둥이를 대상으로 한 실험에서도 같은 결과가 나타났다.

항염증반응 식단을 통한 장내 미생물군의 초기화는 윈윈win-win 전략이다. 요요현상 없이 적절한 열량제한이 가능해지는 균형점을 찾을 수도 있다. 다음은 체중감소 전략을 요약한 것이다.

체중감소를 위한 기본단계
열량제한 식이요법은 하지 않는다. 체중감소 식이요법에서 열량제한은 처음이 아니라 가장 마지막으로 미뤄둔다.
염증반응을 줄이는 쉬운 단계에 먼저 집중한다.

프리바이오틱스와 프로바이오틱스 식품에 관심을 둔다.

동시에 신체활동을 늘리는 쉬운 선택을 한다. 가장 중요한 단계는 정적인 생활방식을 바꾸고 계속 움직이는 것이다.

잠을 깊이 잔다. 잠을 자지 못하면 공복감과 포만감을 조절하는 주요 호르몬이 교란된다.

감정영역에서 쉬운 선택을 한다. 감정적 식사는 체중증가의 대표적인 요소다.

위의 단계를 적어도 3~4개월은 지킨 후에 체중이 감소했는지 알아본다. 한 주당 230g 감소했다면 좋은 결과다. 한 달에 900g 감소했다면 성공이다. 체중이 이만큼 감소했다면 열량은 제한하지 말고 지금까지 하던 대로 한다.

체중이 감소하지 않았다면 하루 200kcal를 줄인다. 단, 이것이 쉽게 느껴져야 한다. 이 선택이 다른 쉬운 선택처럼 지속되어야 한다는 점을 잊지 말자.

열량제한이 도저히 어렵다면, 다른 선택을 계속 실천하면서 두 달 후에 체중을 다시 확인해본다. 그때 가서 열량제한을 다시 고려해도 늦지 않다.

술은 오랫동안 의학적 지지를 받아왔고, 대중도 프랑스인의 심장마비율이 낮은 이유가 와인을 즐기는 식습관 때문이라고 받아들이는 분위기다. 하버드 의과대학교 온라인 사이트의 항염증식품 목록에는 하루에 한 잔 마시기도 있는데(명확하지는 않지만 아마도 맥주 한 잔이나 와인 한 잔일 것이다), 이 술 한 잔의 역할은 딱 하나, 강력한 염증반응 신호인 C-반응성 단백질 농도를 낮추는 일이다. 그러나 어떤 술이든 상관없이 두 잔 이상 마시면 C-반응성 단백질 농도는 높아진다. 따라서 일반적으로 술은 염증반응식품으로 분류한다. 정제설탕처럼 대사속도가 빠르기 때문에 몸에 손상을 줄 가능성에서는 설탕이나 마찬가지다.

하지만 필자들은 현실주의자이며 사회적 음주가 이미 서양문화에 깊숙이 침투했고, 아시아에서도 사회적 음주가 빠르게 증가하는 현실에 대해 잘 알고 있다. 하루아침에 즐기던 것을 포기하기란 쉽지 않다. 따라서 쉬운 선택이 되도록, 하루에 술 한 잔을 저녁식사 때 마시도록 제안한다. 이렇게 하면 다른 음식이 술의 빠른 대사작용을 억제할 수 있다. 쉬운 선택이 유도하는 변화가 장내 미생물군을 초기화해서 뇌와 후성유전자에 긍정적인 신호를 보내면, 이후로는 술을 마시고 싶은 욕구가 사라진다. 즉 굳이 술을 마시지 않아도 기분이 좋고, 행복한 기분은 사라지지 않을 것이다.

식단에서 **글루텐**을 빼는 것 또한 실험적 선택이다. 주류 의학에서는 글루텐 알레르기로 고통받는 사람을 소수라고 생각하지만(가장 흔한 진단은 셀리악병으로, 장이 심각하게 손상된다), 생각보다 많은 사람들이 글루텐 때문에 고통받고 있다고 본다. 식단에서 글루텐을 없애려다 보면 흔히 생각하는 밀이나 밀 제품뿐만 아니라 꽤 많은 가공식품 속에 글루텐이 들어 있다는 사실을 깨닫게 된다.

글루텐에 민감한 사람은 보통 '밀가루 똥배'와 함께 더부룩함, 설사나 변비, 복부팽만, 복통이 생긴다. 주 증상은 소화와 관련되지만, 그 외에도 신체의 다른 부위에서 두통이나 일반적인 통증, 피로감도 느낄 수 있다. 의사는 주로 셀리악병이나 가장 전형적인 비셀리악 글루텐 민감성을 나타내는 특별한 알레르기 증상만을 조사하므로 대개 글루텐 민감성은 자가진단으로 찾아내는 경우가 많다. 의학적 훈련을 받으면 비슷한 증상을 나타내는 과민성대장증후군이나 밀을 제외한 글루텐이 든 다른 식재료에는 반응하지 않는 밀가루 알레르기를 정확히 찾아낼 수 있다.

무엇보다 쉬운 선택을 우선시해야 하므로, 완전한 글루텐프리 식단은 고려대상이 아니다. 글루텐프리 식단에서는 제외해야 할 식품 목록은 다음과 같이 엄청나게 많다(www.healthline.com).

글루텐프리 식단에서 제외해야 할 식품 목록

빵, 파스타, 밀을 사용해서 구운 식품(혹은 밀기울, 밀 배아(맥아), 밀 전분) | 쿠스쿠스 | 빻은 밀 | 듀럼 밀 | 전분 | 파로 | 대마(아시아 요리에서는 흔히 쓴다) | 글리아딘 | 통밀 밀가루 | 카무트 | 무교병 | 세몰리나

글루텐을 함유한 곡물은 밀뿐만이 아니다. 따라서 아래의 곡물도 먹을 수 없다.

보리 | 불거(말린 밀) | 귀리(귀리 자체에는 글루텐이 없지만, 글루텐을 함유한 곡물을 가공한 시설에서 가공하면 글루텐에 오염될 수도 있다) | 호밀 | 세이탄(밀고기) | 라이밀과 미르(밀과 호밀의 잡종) | 베지 버거(콩 단백질로 만든 버거)

글루텐은 엿기름이나 닭 육수, 맥아 식초, 샐러드드레싱, 간장, 그 외 다양한 양념과 향신료에도 있을 수 있다. 글루텐프리 식단은 신경을 많이 써야 한다. 완벽히 하기 위해 글루텐프리 식단에서 섭취할 수 있는 곡물을 아래에 소개한다.

아마란스 | 칡 | 메밀 | 카사바 | 기장 | 퀴노아 | 쌀 | 수수 | 콩 | 타피오카

물론 글루텐을 함유한 식품을 식단에서 완전히 없애지 않고 제한적으로 먹는 방법을 선택할 수도 있다. 필자들이 직접 글루텐프리 식단

2부 – 진정한 행복은 현명한 생활방식에서

을 시도해보았는데 몸에 힘이 넘치고, 음식을 골고루 음식을 섭취하게 되었으며, 체중도 감소하는 등 결과가 꽤 좋았다. 하지만 '밀가루 똥배'가 널리 퍼진 질병인지, 정말 수백만 명이 밀가루 민감성으로 고통을 받고 있는지에 대한 과학적 검증은 아직 이루어지지 않았다는 점은 분명하다.

그래도 흥미가 있다면 일주일 동안 글루텐프리 식사를 해보는 것도 좋다. 밀 대신 쌀을 먹는 식단은 아시아인 수십억 명의 기본식단이다. 파스타와 오븐으로 구운 음식도 대부분 끊어야 한다. 하지만 요즘은 글루텐프리 과자가 시중에 많이 나와 있고, 만약 그런 과자는 먹기 싫다면 플랜flan[18]처럼 가공하지 않은 식품이나 글루텐프리 밀가루로 구운 제품도 있다. 필자들의 실험 결과는 상당히 만족스러웠고, 아시아 식단에서 파스타, 빵, 케이크, 파이, 과자를 빼기만 하면 글루텐 민감성이라는 논란의 주제를 피해가는 아주 건강한 식단이 된다.

채식은 오랫동안 건강한 대체식단으로 인정받아왔다. 필자들도 채소를 기본으로 하는 식단으로 서서히 바꿔가는 중이다. 루돌프는 대학생이 된 이후 줄곧 채식주의자였지만, 바쁠 때는 단백질을 빨리 섭취하기 위해 유제품을 조금 먹기도 한다. 인도의 승려계급인 브라만은 육식을 금하는 것이 전통이며, 많은 사람이 동물을 죽이지 않으려는 인도주의적 차원에서 고기를 먹지 않는다. 하지만 대부분 사람에게 채식주의는 참으로 힘든 선택지다. 섬유질이 많은 채식 식단은 항염증반응 식단이며 장내 미생물군에 분명 유익하다. 하지만 정말

◇◇◇◇◇◇◇◇◇◇
18_ 달걀, 치즈, 과일을 넣은 파이.(옮긴이 주)

그렇다면 왜 오랫동안 채식주의를 고수한 사람들이 만성질환에 걸리는 걸까? 사실 채식주의자는 질병에 잘 걸리지 않는다. 연구 결과를 보면 채식주의자는 다음과 같은 질병 위험도가 낮다.

- 심장질환
- 대장암, 난소암, 유방암
- 당뇨병
- 비만
- 고혈압

위의 결과는 항염증반응 요소를 고려하지 않았다. 따라서 정제설탕, 술, 높은 스트레스, 정적인 생활방식을 버린 채식주의자의 상태를 알 길이 없다. 채식주의라는 선택이 쉽다면 아주 좋은 선택임에 분명하지만, 염증반응을 줄이려는 거시적 생활을 영위한 사람을 대상으로 연구하지 않는 한 채식을 만병통치약이라고 할 순 없다.

군이 비교하자면 **비건 채식**(vegan diet)[19]보다는 채식이 더 쉽다. 식물성식품을 먹고 육식을 금하는 비건 채식은 여기에 더해 유유와 버터, 치즈 등 모든 유제품과 달걀, 이를 포함하는 모든 식품을 섭취하지 않는다. 따라서 엄격한 비건 식단은 단백질을 적절히 섭취하기 위해 세심한 식이요법을 시행해야 한다. 두부나 템페에 든 콩은 완전단백질로 많은 비건과 채식주의자의 주요 단백질 공급원이다.

19_ 완전채식 식단.

인간에게는 스스로 합성할 수 없는 단백질 구성성분인 9종류의 아미노산이 꼭 필요하다. 끼니마다 먹을 필요는 없고, 채식주의자라면 다양한 채소와 과일, 씨앗, 견과류를 충분히 섭취해야 한다. 하지만 채식주의자는 콩 외에도 몸이 합성할 수 없는 아미노산 9종을 함유한 퀴노아, 메밀, 헴프 씨드(대마 씨), 치아, 쌀과 콩을 섞은 음식을 먹어야 한다.

루돌프는 콩 섭취량을 일주일에 한 번으로 제한해서 피토에스트로겐phytoestrogen[20]을 과량으로 섭취하지 않도록 주의를 기울인다. 피토에스트로겐은 콩에 다량으로 함유된 물질로 인간의 에스트로겐과 유사하다. 현재 연구 결과로는 남성이 피토에스트로겐을 섭취하더라도 테스토스테론 농도가 낮아질 위험은 없다고 하지만, 루돌프의 경우 호르몬 섭취 측면에서 개인적인 선택을 한 것이다.

만약 비건 채식을 선택했다면 충분한 단백질을 섭취하기 위해 이런 단백질 공급원 외에도 다양한 아미노산을 함유한 식품을 골고루 먹어서 단백질 구성요소를 하나도 빠짐없이 갖춰야 한다. 즉 완전단백질을 섭취해야 한다(대개는 콩류와 곡물, 감자, 퀸Quorn 제품 같은 대용 쇠고기를 다양한 비율로 섞어 먹는다). 채식주의는 힘든 선택에 속하며 위와 같은 이유로 비건 채식은 실험적 선택에 속한다. 대학시절 이후 채식주의자가 된 루돌프는 현재도 가족과 함께 채식주의자 생활을 즐기고 있다.

◇◇◇◇◇◇◇◇
20_ 식물 에스트로겐.

음식에 관한 주목할 만한 연구들

음식이 우리 몸에 미치는 영향력에 대해 후성유전자와 장내 미생물 군은 생각보다 더 깊은 수준에서 중요한 역할을 한다. 영양학자인 빅터 린드라Victor Lindlahr는 1942년 출판한 저서 《당신이 먹는 것이 바로 당신이다》에서 경구 이상을 보여주었다. 그는 음식과 유전자의 상관관계를 지지하는 연구 결과가 나올 거라고 예견했다.

이제는 쥐를 대상으로 한 수많은 연구 결과가 인간의 몸속에 살고 있는 장내 미생물군의 구성에 영향을 미치는 주요 요소는 음식이라는 사실을 보여준다. 예를 들어 채식 식단을 갑자기 동물성식품 식단으로 바꾸면 며칠 안에 장내 미생물군도 변한다. UC샌프란시스코 연구에서는, 쥐를 두 집단으로 나누어 각각 고동물성지방, 고설탕(정크푸드) 식단과 저지방, 식물성식품(비건) 식단을 먹였다. 비건 식단을 정크푸드 식단으로 바꾸고 변을 채취해 조사하자 쥐의 장내 미생물군 조성이 3일 안에 바뀌었다. 음식이 유전자보다 중요하다는 결과를 여실히 보여준 것이다. 쌍둥이가 아닌 형제자매가 비슷하지만 똑같지는 않은 장내 미생물군 조성을 보여주듯이, 같은 유전체를 가진 일란성 쌍둥이의 장내 미생물군이 서로 다른 이유를 이 결과가 설명해준다.

식단은 후성유전자에도 큰 영향을 미치며 이는 앞서 설명한 2차 세계대전 당시 네덜란드 기근의 예에서도 알 수 있다. 감비아 외곽 지역에서는 단백질과 열량이 부족한 우기(기근 시기)와 채소와 고열량식품이 가득한 건기(수확 시기)를 겪는다. 그런데 우기에 임신한 어머니의 아이 84명은 건기에 임신한 어머니의 아이 83명보다 출생시 체중이 더 적고 유전체에 후성유전적 변형(메틸화) 비율이 높았다. 이외에도 두 시기의 임신부 혈액 표본에서는 비타민 B군과 엽산 농도가 크게 차이 났는데, 이 또한 후성유전적 변화와 관계있다.

임신 중에 부실하게 먹었던 임신부의 아이들은 인슐린 저항성과 2형 당뇨병에 걸릴 확률도 높았다. 자연히 이런 사실은 임신부에게 있어 건강한 식사의 중요성을 다시금 깨닫게 해준다. 하지만 건강한 식사의 중요성은 거의 두 세기 전 프랑스인 미식가 브리야사바랭Jean Anthelme Brillat-Savarin이 이미 말한 바 있다. "무엇을 먹는지 말해주면, 당신이 어떤 사람인지 말해줄 수 있다."

음식의 과학

사람들이 식이요법 정보를 찾게 되는 동기는 다음의 세 가지 정도다. 모두 과학에 근거하지만 내용은 서로 반대다.

첫 번째는 균형 잡힌 식단을 추천하는 표준 영양식단 권장사항이다. 이 권장사항은 변화의 속도가 느리다. 명확한 영양학 연구 결과를 토대로 만들었지만, 문제는 사람들이 따라 하기에 어렵다는 점이다. 명확한 과학적 근거에도 불구하고 고지방, 고설탕, 열량과잉, 정크푸드와 패스트푸드에 의존하는 현상 등 현대인의 식단은 잘못된 방향으로 계속 흘러가고 있다.

두 번째는 최신 연구 결과다. 이런 연구 결과는 매우 흥미롭고, 염증반응과 식이요법에 관한 연구는 중요한 돌파구를 제공해주기도 한다. 문제는 대규모 집단을 대상으로 한 임상시험 결과가 없다는 점이다. 때로는 결과끼리 서로 충돌하기도 한다.

세 번째는 체중감소를 위한 최신유행 식이요법이다. 이런 종류의 식이요법들은 보통 과장되고 매일매일 바뀌며 조잡하고 왜곡된 연구 결과를 인용하기도 한다. 심지어 과학적 근거가 아예 없는 경우도 있다. 하지만 대중은 최신유행에 쉽게 휩쓸리며 또 다른 최신유행이 나오면 갈아타기를 반복하고 있다.

이 책 역시 일종의 최신 과학연구를 바탕으로 하며, 대규모 임상시험 결과도 없다. 하지만 필자들은 지중해식 식단 등을 이용해서 염증반응에 대응하는 전략이 충분히 과학적이라고 생각한다. 또 여러 면에서 항염증반응 식단은 표준 영양식단의 권장사항과 공통부분이 많으므로 과학적이라 할 수 있는 두 번째 근거다. 하지만 솔직하게 말하자면 항염증반응 식단에도 혼란스러운 부분이 있다.

지방산은 혼란을 일으키는 대표적 사례다. 지방이 많은 생선의 **오메가-3 지방산**은 몸에 좋고, 표준 영양식단 권장사항에서도 지방이 많은 생선을 일주일에 한두 번은 섭취하라고 권한다. 그러나 또 다른 지방산인 **오메가-6 지방산** 때문에 이야기는 복잡해진다. 우리 몸에는 오메가-3 지방산과 오메가-6 지방산이 모두 필요하지만, 둘 다 몸에서 합성할 수 없기 때문에 음식으로 섭취해야만 한다. 이 두 물질이 특별한 이유는 다른 지방과 달리 오메가 그룹은 에너지로 사용되지 않고 적혈구를 생산하는 것과 같은 생물적 과정에 필요하기 때문이다.

여러 연구 결과를 살펴보면 오메가-6 지방산 농도를 낮게 유지해야 한다. 오메가-6 지방산 농도가 높으면 염증반응을 유발하기 때문이다. 또 오메가-3 지방산과 오메가-6 지방산 비율이 균형을 이루면 심장질환과 류머티스성 관절염이 개선된다는 보고도 있다. 서구식 식단은 다중 불포화 요리유를 많이 사용하다 보니 오메가-6 지방산 함량이 너무 높다. 과거 요리유는 옥수수, 대두, 홍화 등 식물로 만들어서 건강에 좋은 식품으로 인식되었으며, 여기에는 심장마비 위험률을 낮춘다는 사실도 한몫했다.

그러나 현재 과학적 증거는 다른 방향을 가리킨다. 가공식품이나 가공된 식물성 기름을 먹지 않는 토착민을 대상으로 한 연구에서 이들의 오메가-6 지방산과 오메가-3 지방산의 비율은 4:1이었다. 이와 대조적으로 서구식 식단은 오메가-6 지방산이 포함된 식품이 15~40배나 많았고, 오메가-6 지방산과 오메가-3 지방산의 평균 비율은 16:1이었다.

그런데 비율이 이렇게 높아지면 오메가-6 지방산은 오메가-3 지방산의 활성을 억제한다. 이 분야의 유전학적 연구 결과는 거의 없지만 인간은 오메가-6 지방산을 섭취하기 어려운 수렵채집인 사회에서 진화했고, 이때의 비율은 아마 오메가-6 지방산과 오메가-3 지방산의 비율이 2:1 정도였을 것이다. 전문가 의견에 따르면 몸에는 1:1 비율에 가까운 상태가 가장 이상적으로 추정된다.

오메가-6 지방산 함량이 높은 식품에는 요리유를 비롯해 많은 식품이 포함되는데, 다음의 목록을 참고하자.

오메가-6 지방산의 주요 공급원

가공된 식물성 기름-해바라기씨유, 옥수수유, 대두유, 면실유 순으로 함유량이 많다 | 대두유를 사용한 가공식품 | 곡물을 먹인 쇠고기 | '공장식 사육'한 닭과 돼지 | 방목하지 않고 가둬 기른 닭의 달걀 | 우리에 가둬 키운 기름진 고깃덩어리

위 목록에서 볼 수 있듯이, 표준 질병예방 식품의 주요 구성원이었던 다중 불포화 요리유는 염증반응을 유발한다는 심각한 문제점이 드러났다. 오메가-6 지방산 함량은 낮고, 오메가-3 지방산 함량이 높은 식물성 기름은 아마씨유가 유일하다. 홍화유, 캐놀라유, 올리브유는 오메가-3 지방산 함량이 높진 않지만 오메가-6 지방산 함량이 낮은 편이며, 이 중에서도 올리브유가 가장 좋다.

그런데 '나쁜' 포화지방인 라드, 버터, 팜유, 야자유도 오메가-6 지방산 함량이 낮다. 이런 이유로 표준 영양식단 권장사항에서는 포화지방과 다중 불포화지방의 균형을 맞추라고 권고하기 시작했다. 하지만 사실은 자연 상태의 식품보다 가공식품을 더 많이 먹는 현상이 문제다. 대두유는 수많은 포장식품에 사용되고 있다. 단기간에 최대한 몸무게를 늘리기 위해 곡물사료를 먹인 쇠고기는 풀을 먹여 키운 쇠고기에 비해 오메가-6 지방산 함량이 더 높다(항생제와 호르몬을 먹여 사육한 쇠고기와 유제품 산업은 말할 것도 없다). 곡물을 먹여 공장식으로 사육한 돼지와 닭, 달걀도 마찬가지다.

이제 풀을 먹여 키운 쇠고기와 방목해서 키운 닭과 달걀로 바꾸는 게 왜 힘든 선택인지 이해할 것이다. '방목'이란 단어도 항상 믿을 수

는 없는 것이, 사실 닭을 풀어놓기만 할 뿐, 먹이로는 사료를 주고 있을 수도 있다. 이 선택이 더더욱 어려운 이유는 방목한 육류가 매우 비싸고 일반 마트에서는 구하기 어렵기 때문이기도 하다.

오메가-6 지방산 이야기는 경고가 아니라, 식품이 몸속에서 얼마나 복잡하게 상호작용하는지를 설명하기 위함이다. 식단에서 지방산 비율을 재조정하는 일은 비교적 쉽고, 기본적으로는 앞서 말한 바와 같이 식물성 식품을 기본으로 하는 식단으로 점차 바꿔가야 한다. 아주 엄격하지는 않더라도 채식주의자에 가까워지면 된다.

지방산 균형의 재조정
홍화유나 올리브유로 요리한다. 캐놀라유도 어느 정도는 괜찮다.
소금 간을 하지 않았거나 싱겁게 간한 호두, 아몬드, 피칸, 브라질너트 등의 견과류를 먹는다. 캐슈너트나 마카다미아, 땅콩처럼 지방이 많은 견과류는 양을 제한한다.
무염 치아씨드, 해바라기 씨, 호박씨, 헴프씨드, 아마 씨를 먹는다.
한 주에 170g 이하의 지방이 풍부한 생선을 먹는다. 채식주의자라면 호두, 아몬드 같은 저지방 견과류와 씨앗을 더 먹는다.
원료 목록에서 대두유 함량이 높은 포장식품은 피한다.
대두유, 해바라기유, 옥수수유로 요리하지 않는다.
관례적으로 기른 소, 돼지, 닭고기는 식단에서 줄이거나 제외한다.
고기나 가금류는 항상 저지방 부위를 선택하고 다른 부위는 지방을 제거하고 요리한다.

식단에서 그저 오메가-6 지방산 비율을 낮추기만 할 게 아니라, 오메가-3 지방산 비율을 높여야 한다. 따라서 일반적인 서구식 식단이라면 거의 완전히 바꿔야 한다(두부나 대두 같은 콩 제품만 섭취하는 채식주의자는 더 많은 어려움에 부딪힌다).

그렇다면 오메가-3 지방산을 의식적으로 더 많이 섭취해야 할까? 몇몇 전문가는 실제 식단에서 오메가-3 지방산을 오메가-6 지방산보다 훨씬 더 많이 섭취해야 한다고 생각하지만, 필자들은 여전히 이 문제가 확실하지 않다고 본다. 원주민인 이누이트의 전통적인 해양식 식단과 높은 비율의 생선 섭취는 이 비율이 뒤바뀐 거의 유일한 식단이다. 이누이트의 식단은 오메가-3 지방산과 오메가-6 지방산의 비율이 4:1을 넘는다. 이들이 심장질환에 걸릴 위험이 극히 낮다는 보고에 따라 오메가-3 지방산의 인기는 높아졌다. 그러나 후속 연구를 통해 이 주장의 근거가 취약하다는 점이 드러났다. 더불어 혈액응고를 억제하는 오메가-3 지방산의 특성 때문에 이누이트가 보통 사람보다 낮은 뇌졸중 사망률을 보이는 것으로도 보인다.

하지만 문제는 '기적'의 식품이나 영양소에 대한 열광과 해로운 식품에 대한 우려가 혼란으로 이끄는 지름길이라는 점이다. 사실 인간의 소화력이 가진 가장 큰 장점은 적응력이다. 인간은 완벽한 잡식동물이다. 또한 동시에 인간은 머릿속의 생각과 태어난 문화권의 전통에 따라 스스로 먹거리를 바꾼 유일한 생물이기도 하다.

혁신적인 생각과 전통을 모두 존중하지만 이들은 훌륭한 과학에 대한 저항과 유행을 좇는 행동의 변명거리가 될 수도 있다. 재차 강조하지만, 쉬운 선택을 따라가는 게 가장 좋은 방법이다. 물론 이야기는 먹거리에서 끝나지 않는다. 인간의 장내 미생물군, 후성유전자, 뇌 활성을 바꾸는 음식의 기능을 보완해줄 영역이 5개 더 남아 있다. 때로는 항염증반응을 이용하기도 하지만 이와 다른 유익함을 가져다줄 기전도 있다. 쉬운 선택을 함으로써 생활을 변화시킬 방법은 생각보다 훨씬 더 많다.

8장 | 숨은 적, 스트레스를 관리하라

 현대 사회는 스트레스가 넘치다 보니 스트레스를 일상의 당연한 대가로 여기는 사람들도 적지 않다. 하지만 스트레스, 특히 만성스트레스가 우리 몸에 미치는 해로운 영향을 간과할 순 없다. 스트레스 없는 삶이 불가능 하다면 스트레스를 효율적으로 관리하는 법을 배워야만 한다.

스트레스를 줄이라는 충고는 솔직히 말해 소귀에 경 읽기나 마찬가지다. 현대인의 삶 자체가 곧 스트레스다. 더 빠르게, 더 힘들게, 더 부담스럽게 만드는 외부압력(전문용어로 스트레스원(stressor)이라 한다)으로부터 헤어날 도리가 없다. 사람들에게 스트레스를 받지 말라는 말은 물고기에게 물에서 그만 나오라는 말이나 마찬가지다. 우리는 일상적인 스트레스를 별생각 없이 떨쳐버릴 수도 있겠지만, 안타깝게도 우리의 몸은 그렇지 않다. 복권에 당첨되거나 휴가를 가는, 매우 긍정적으로 보이는 경험조차 마치 부정적인 사건처럼 스트레스 호르몬을 분비할 수 있다.

스트레스를 즐기는 일부 도전적인 성향의 사람을 제외하면 대부분은 스트레스가 해롭다는 사실을 인정한다. 아드레날린이 솟구치는 쾌감을 즐기는 사람은 밧줄 없이 맨손으로 암벽등반을 한다거나 스카이다이빙을 즐기고, 악어와 힘을 겨루는 모습을 과시하면서 언론에서 모험가라며 추키는 보도를 즐긴다. 그러나 의학은 이에 동의하지 않는다. 스트레스반응을 나타내는 스트레스 호르몬, 주로 **아드레날린**과 **코르티솔**의 분출은 스릴로 해석할 수도 있다. 생리적 현상은 눈에 보이지 않는다. 하지만 스트레스 호르몬은 심장박동 수와 혈압 증가 같은 연쇄적인 반응을 이끌어내는데, 이는 인간의 몸이 급박한 상황을 아주 짧은 순간만 견뎌낼 수 있다는 일종의 신호다. 만약 이런 순간이 길어지고 반복되면 스트레스반응은 몸 전체의 조직과 장기에 손상을 일으키기 시작한다.

만성스트레스야말로 눈에 보이지 않는 위험이다. 지속적으로 낮게 깔려 있다 보니 우리는 스트레스에 적응했다고 착각하며 스스로를 기만하기 쉽다. 하지만 몸이 건네는 말은 전혀 다르다. 다음과 같은 장면을 상상해보라.

오랜 시간을 전쟁터에서 보낸 군인이 집으로 돌아왔다. 군인은 전쟁신경증으로 인해 멍한 표정에 어리둥절한 상태다. 탈진했지만 잠을 이룰 수 없다. 갑작스럽게 나는 날카로운 소음에 극심한 공포를 느낀다. 불안을 느끼지 않을 때는 정신이 매우 둔감한 상태로 자주 우울해 한다.

이는 몸이 적절하게 회복할 수 있는 한계를 넘어선 급성스트레스로 인해 나타나는 전형적인 증상이다. 전쟁신경증은 한때 나약하거나 비겁한 성격 때문이라고 치부되기도 했지만, 이제 이 증상이 생리현상에 기인한 것이라는 게 알려졌다. 통증에 대한 내성처럼 스트레스에 대한 내성은 개인차가 크지만, 매시간 급성스트레스에 노출된다면 모든 군인이 전쟁신경증에 시달리게 될 것이다. 1차 세계대전 당시 참호 속에서 지속적인 포격을 받은 이들이 그랬듯이 말이다.

이제 저녁에 소파에 앉아 TV를 보는 자신을 상상해보자. 이때 갑자기 옆집 개가 짖어대기 시작했다. 소음을 무시하려 노력해봤지만 개는 계속 짖어댔다. 물론 이 정도 상황은 급성스트레스 축에 끼지도 못한다. 그래서 전형적인 투쟁-도피반응을 일으키지는 않겠지만, 어쨌든 당신은 모든 스트레스를 악화시키는 세 가지 요인에 시달리게 된다.

- **반복** : 개가 계속 짖으면서 멈추지 않는다.
- **불확실성** : 어딘지 모르는 곳에서 짖고 있으며, 언제 멈출지 알 수 없다.
- **통제력 상실** : 개가 짖는 것을 직접 멈추게 할 방법이 없다.

이 세 요인은 만성스트레스 문제에 관여한다. 물론 최전방의 군인에게는 훨씬 더 심각한 영향을 미친다. 반복적으로 예측할 수 없는 시간에 포격을 당하는데 적군의 포병대를 멈추게 할 방법도 없다면 이웃집 개가 짖는 상황보다 실제적인 위험은 수십 배로 늘어난다. 스트레스반응은 인간을 위험에서 보호하기 위해 만들어졌지만, 이성적 뇌는 개가 짖는 상황과 참호전을 구별할 수 있어도 원시적 뇌는 수백만 년 전 진화 이전의 시대에 머물러 있다. 원시적 뇌는 내분비계를 자극해서 스트레스 호르몬을 분비하는데, 홍수처럼 쏟아내는 게 아니라, 말하자면 가변 저항기로 조절하듯이 서서히 분비한다. 이처럼 방울방울 떨어지는 저강도의 스트레스반응은 소위 중국식 물고문에 버금갈 만큼 가히 파괴적이다. 즉 작고 해롭지 않은 스트레스를 충분히 주면, 결국 총체적 파탄으로 가는 문이 열리는 것이다.

스트레스를 악화하는 요인은 **예방**해야만 한다. 예방만이 스트레스를 관리하는 진정한 방법이다. 물론 수많은 스트레스원을 완전히 제거할 순 없을 것이다. 현대인의 삶에 스트레스가 없을 순 없다. 하지만 피드백 고리에 더 나은 신호를 보내 몸의 반응을 개선할 중요한 방법이 있다. 선택과 그 의미에 관해 설명한 뒤, 스트레스 관리에 적용할 수 있는 과학 원리를 다시 설명하기로 한다.

필자들이 제시한 목록은 현명하게 스트레스를 관리하기 위한 생활방식을 선택하는 방법을 열거한 것이다. 목록을 읽을 때는 생활방식의 다른 영역과 마찬가지로 어려운 정도와 증명된 효과를 기준으로 세 부분으로 나누었다.

|1부| 쉬운 선택

|2부| 힘든 선택

|3부| 실험적 선택

만약 세 가지 수준의 선택이 무엇인지 잘 기억나지 않는다면 163~164쪽을 다시 보기 바란다. 무엇을 선택하든 그 선택을 지속해야 한다는 점도 기억하라.

여기서 잠깐, 음식과 스트레스 영역에서 각각 하나씩, 선택을 두 배로 해야 할까? 조급증이 있는 사람 중에는 한 영역 이상에서 변화를 일으키려는 사람도 있다. 여섯 가지 영역 중 두 영역에서 두 가지 쉬운 선택을 동시에 할지 어떨지는 독자에게 달렸다. 하지만 별로 권장할 만한 전략은 아니라고 본다. 두 가지 선택을 동시에 하면 탈선할 가능성이 커지기 때문이다. 변화를 유지하려면 선택이 쉽고 현재의 생활에 새로운 변화가 잘 녹아들 수 있어야 한다. 따라서 한 번에 하나씩이 가장 적당하다. 한 주에 하나씩만 바꿔도 일 년이면 52개의 변화가 생기며, 이는 엄청난 변화다.

스트레스 목록의 첫 번째 항목은 명상이라고 할 수 있다. 명상에 대해서는 10장에 독립된 영역으로 구성했으며, 매우 중요한 부분이다. 명상은 스트레스반응을 줄이고 심신체계의 균형을 잡는 데 가장 중요한 전략이다. 목록에 쉬운 선택이 많더라도 이 점을 항상 명심하자. 힘든 선택 목록에는 부정적인 감정을 다루는 법이 언급된다. 12장에 감정영역을 독립적으로 다루고 있는데, 감정은 스트레스를 방어할 수 있는 주요 방어기제이기도 하다.

스트레스 관리의 선택 목록
현재 스트레스를 관리하는 데 적용할 수 있는 쉬운 항목 중 2~5개를 선택한다. 쉬운 선택을 한 주에 하나씩 적용한 후에 힘든 선택에 도전한다.
|1부| 쉬운 선택
매일 명상한다(10장 참고).
일에 방해되는 소음과 방해물을 줄인다.
멀티태스킹은 하지 않는다. 한 번에 하나씩 일을 처리한다.

다른 사람의 스트레스 원인이 되지 마라(200~201쪽 참고).

타임아웃과 쉬는 시간을 정해 일과를 다양하게 만든다(201~202쪽 참고).

일주일에 최소 3번은 정시에 퇴근한다.

스트레스를 가족과 친구에게 풀지 마라.

압박감과 충돌의 원인인 사람들은 피해라.

자신에게 의미 있는 사람들과 함께하는 시간을 늘린다.

지루하고 반복적인 일은 줄인다.

저녁식사 때 맥주 한 잔이나 와인 한 잔으로 술을 줄인다.

취미를 만들어라.

스트레스를 받는 상황에서 빨리 빠져나온다.

일상의 스트레스에서 빠져나올 수 있는 물리적인 배출구를 찾아낸다.

| 2부 | 힘든 선택

가장 의미 있는 일을 찾는다.

노동자가 되기보다 경영자가 된다.

연봉보다는 일자리 보장이 되는 직업을 찾는다.

미래를 위해 저축하고, 보험도 든다.

좀 더 수용적인 사람이 돼라.

최대한 저항하지 않는다.

너무 많은 책임감에 시달리지 않는다.
일은 사무실에 두고 오며, 집에 일거리를 가지고 오지 않는다.
자주 휴가를 간다.
지루하고 반복적인 일은 하지 않는다.
매일 자연을 즐기며 감상한다.
가까운 친구를 사귄다.
멘토를 찾는다.
미래의 전망을 세운다.
스트레스 치유자가 된다(208~209쪽 참고).
부정적인 감정인 분노, 두려움, 불안, 자아비판, 우울을 잘 관리한다(12장 참고).
|3부| 실험적 선택
자기 자신의 주인이 돼라.
더 확고한 자아감각과 더 큰 자부심을 가진다.
누군가의 가까운 친구가 된다.
누군가의 멘토가 된다.
위기관리 강좌를 듣는다.
치료를 통해 오래된 심리문제를 관리한다.

현명한 스트레스 관리를 위한 선택의 기술

명상을 배운다는 건 스트레스 관리의 최우선 전략이라고 앞서 설명했으며, 이는 10장에서 독립된 영역으로 다룰 것이다. 쉬운 선택이 주로 직장과 일에 집중되어 있다는 점을 깨달았을 것이다. 이렇게 분류한 이유는 두 가지다. 첫째, 대부분의 사람은 다른 사람과 함께 일해야 하고 따라서 필연적으로 스트레스가 생긴다. 둘째, 스트레스의 주요 원인인 다른 사람과 관계 맺기는 모든 사람이 서로 얼마나 다른지부터 시작해서 그 자체만 풀어도 책 한 권 분량일 것이다. 직장에서 변화를 만들어내다 보면 보편적 법칙이 어떻게 적용되는지 알 수 있고, 업무상 스트레스가 줄면 가정에도 분명 도움이 된다.

우선 직장에서 매일 생기는 압박감은 시간에 따른 압박, 동료가 주는 압박, 수행력 압박의 세 가지 중 하나에 속할 것이다. 일이 마감이나 동료, 목표 업무량을 의미하는 한 누구도 이 압박감에서 벗어나기 어렵다. 당신은 어떻게 변치 않는 압박감에 적응했는가? 대개 사람들은 압박감에 반응하지만 스스로 반복하는 행동 패턴을 인식하지 못하며, 따라서 스트레스를 관리하는 효율성이 떨어질 수밖에 없다.

스트레스를 다루는 나쁜 방법	
직장에서 일상적으로 생기는 압박감을 다룰 때, 아래의 비효율적인 방법 중 몇 가지나 이용하는가?	
나는 감정적으로 반응하고 가끔 폭발한다.	☐
나는 내가 받는 압력에 대해 상관없는 사람에게 불평한다.	☐

나는 아랫사람에게 스트레스를 전가하고 다른 사람에게 스트레스를 푼다.	☐
나는 내게 스트레스 주는 사람을 외면해서 최대한 방어하려 한다.	☐
나는 스트레스를 폭발시킬 기회가 올 때까지 쌓아둔다(운동하러 가거나 술 마시기 전까지).	☐
나는 나 자신과 다른 사람을 압박한다. 압박감은 사람을 더 강하고 경쟁력 있게 만든다.	☐

대체로 위와 같은 행동들은 거의 무의식적으로 이루어진다. 그런데 스트레스는 피드백 고리를 이룬다. 즉 빠듯한 마감이나 불쾌한 상사, 달성 불가능한 매출목표 등과 같은 스트레스원이 투입되면 우리의 반응이 산출된다. 따라서 우리는 투입원이나 산출을 바꾸는 방법으로 피드백 고리에 얼마든지 개입할 수 있다. 의식적으로 개입할수록 스트레스의 나쁜 영향력을 줄일 가능성도 커진다.

쉬운 선택에서 몇 가지는 투입을 겨냥한 것이고, 몇 가지는 산출을 향한 것이다. 예를 들어 뇌과학 연구에서 수행능력을 떨어뜨리고 주의력도 감소한다고 증명된 멀티태스킹을 그만둘 수 있다. 직장에서의 외부소음과 방해물을 제거할 수도 있다. 이 두 가지는 모두 투입원에 대한 내용이다. 산출 쪽은 스트레스반응을 개선할 수 있다. 즉 자신의 스트레스를 다른 사람에게 전가하지 않거나, 가능한 한 빨리 스트레스를 받는 상황에서 빠져나오는 것이다.

하지만 쉬운 선택에서 가장 중요한 항목은 '다른 사람의 스트레스 원인이 되지 마라'라는 항목이다. 다른 쉬운 선택보다는 좀 더 자아

각성을 요구하는 항목으로, 자기인식을 잘하면 만병통치약을 얻은 것이나 다름없다. 기본적으로 나쁜 방법은 스스로 다뤄야 할 스트레스를 남에게 전가하는 방식이다. 많은 사람들이 스트레스를 안쪽에 무심히 처박아 놓고, 문제를 해결할 수 있는 대화 선을 끊어버리곤 한다. 예컨대 스트레스를 풀기 위해 운동을 한다면 몸에는 좋을지 몰라도 그게 직장 내 분위기를 풀어줄 순 없다. 신경질적인 상사는 부하에게 스트레스만 던져줄 뿐이다.

만약 불평하고 비판하는 버릇이 있다면 스스로 스트레스의 근원일 수 있다. 불평이 많은 사람은 다른 사람을 칭찬하거나 감사할 줄 모른다. 완벽주의에 빠져들면 어떻게 해도 만족할 수 없어 스트레스를 만들어낸다. 파벌을 만들거나 등 뒤에서 험담하는 흔한 사무실의 행동도 현실에서 마주하면 감정적으로 황폐해지는 스트레스의 근원이 된다. 집단 따돌림 역시 스트레스의 근원임은 말할 필요도 없다. 자신의 행동을 거울에 비춰보고 208~209쪽을 읽은 뒤 스트레스의 원인이 되는 대신 어떻게 하면 스트레스 치유자가 될 수 있을지 고민해보기 바란다. 자아인식을 더 명확하게 할 수 있게 되면, 고치기 힘든 뿌리 깊은 습관을 다루는 힘든 선택도 가능해진다.

시간 관리를 잘하면 스트레스를 줄일 수 있지만, 사람들은 대부분 여기에 관심을 두지 않는다. 활동의 폭을 넓히면 많은 가능성이 열린다. 사무실의 일은 정적인 활동이지만 인간의 몸은 움직이려 한다. 한 시간에 한 번씩 그저 의자에서 일어나는 것만으로도 정적인 활동의 단점을 꽤나 상쇄할 수 있다. 수십 년 전 예일대학교의 어느 생리학자가 학생인 운동선수를 대상으로 오랜 시간 동안 침대에 누워 있게 하는 실험을 했다. 침대에 누워 있는 건 수술한 환자나 산모의 회복을 돕기 위한 병원처방이다. 그런데 단 2주간 침대에 누워 있던 운동선수들은 2년간 훈련으로 단련해온 근육을 잃어버리고 말았다. 예상치 못한 충격적인 결과지만, 그저 침대에 누워만 있었다고 해서 이렇게 된 건 아니었다. 중력도 여기서 한몫했다. 사람이 낮에 서 있으면 아주 최소한의 활동만 해도 대개 근육위축은 일어나지 않는다. 그래서 요즘은 수술 후 환자나 산모에게도 가능한 한 빨리 자리를 털고 일어나 움직이도록 하고 있다.

한 시간에 한 번 일어나 움직이는 일 외에도, 일하는 도중 휴식을 취할 수 있는 공간을 만들어야 한다. 그곳에서 한번씩 긴장을 풀고 명상을 하거나 눈을 감고 조용히 앉아 내면의 시간을 가져보는 것이다. 이런 활동은 몸 전체를 초기화하는 데 도움이 되고, 덧붙여 심리적 중심을 회복할 수 있다. 몇 가지 간단한 단계를 거치면 반복적인 업무에 무뎌진 마음을 풀어줄 수 있다. 이는 보통은 거의 인지하지 못하는 저강도 스트레스에 해당한다.

힘든 선택 중에는 '노동자가 되기보다 경영자가 돼라'는 항목에 관해 보충 설명이 필요할지도 모르겠다. 오래된 농담 중에 사장이 "난 심장마비 같은 건 안 걸려. 직원들이 심장마비에 걸리게 하지."라고 말했다는 대목이 있다. 여기에는 생리적인 진실이 담겨 있다. 일하는 시간과 별개로 업무가 독립적일수록, 위에서 내려오는 지시사항에 따라야 할 상황이 적을수록, 스트레스는 줄어든다.

회사에 상사가 존재하지 않는 CEO(다만 주주의 요구사항 때문에 잠을 설칠 수도 있다)만이 우리의 실험적 선택을 충족시킬 것이다. 모두가 가장 이상적이라고 여기는, 자기 사업을 시작해서 더 독립적인 사람이 되는 데 이 선택은 초점을 맞춘다. 하지만 독립은 그저 사장이 되는 것 이상을 의미한다. 자신의 인생에 대한 장기적인 전망을 세우면 더 의미 있는 독립이 될 것이다. 자신이 가진 뿌리 깊은 심리문제를 들여다보면서 과거부터 지금까지 짊어지고 있던 상처를 털어버리고, 심리적 자유를 얻어낼 가능성을 높여야 한다. 이는 스트레스 관리라는 한계선을 뛰어넘는 의미 있는 선택이자, 누군가의 삶을 완전히 변화시킬 수도 있다.

스트레스에 관한 주목할 만한 연구들

스트레스는 **심신 커넥션**을 증명해줄 수 있는 영역으로, 현재 진행 중인 연구와 평가가 비약적으로 늘어난 계기를 마련했다. 스트레스에 주목하는 이유는 단순성 때문이다. 세로토닌이나 도파민 같은 신경전달물질을 뇌에서 추출하기란 매우 까다롭고 어려운 작업이다. 실시간으로 검사하는 대신 죽은 세포를 가지고 실험을 해야 할 뿐만 아니라, 표본이 사람인 경우도 거의 없다. 하지만 코르티솔이나 아드레날린 같은 스트레스 호르몬은 혈액으로 쏟아지므로 실시간으로 혈액을 채취해 간단히 검사할 수 있다. 게다가 투쟁-도피반응의 신체적인 효과는 쉽게 관찰할 수 있다.

다음의 중요한 연구 결과는 스트레스 연구자들이 반복, 불확실성, 통제력 상실이 스트레스의 악화요인임을 증명하기 위해 세밀하게 설계되었다. 전형적인 실험은 우리에 갇힌 쥐에게 약한 전기충격을 가하는 것이다. 각각의 전기충격 자체는 해롭지 않다. 하지만 전기충격은 반복적으로, 불규칙한 간격으로 가해졌고 쥐는 도망칠 수도 없는 상황이었다. 그러자 단 며칠 만에 쥐는 둔해지고 무기력해졌다. 쥐의 면역반응은 심각하게 손상되었고, 심지어 해롭지도 않은 전기충격으로 인해 몇 마리는 죽기까지 했다. 이 실험은 저강도의 만성스트레스가 신체에 어떤 손상을 입히는지 여실히 보여준다. 또한 반복되는 스트레스에 굴복하는 게 나약하거나 성격적 결함 때문이라는 신화를 깨뜨려버렸다. 그저 생리적 기전이 더 이상 버텨낼 수 없었을 뿐이다.

후성유전학 시대가 시작되면서 이 발견은 생리학의 가장 깊은 곳을 뚫고 들어와 스트레스반응을 조절하고 개선할 수 있으리라는 희망을 심어주었다. 먹는 음식뿐만 아니라 스트레스의 강도도 후성유전적 변형을 일으키고 유전자 활성을 바꿀 수 있다. 홀로코스트가 유전자 활성에 미친 영향을 연구한 마운트 시나이 의과대학교 연구팀은, 최소 한쪽 부모가 홀로코스트를 경험했던 어린이 80명과 부모에게 그런 경험이 없이 '인구통계학적으로 유사한' 어린이 15명을 비교했다. 이 연구는 홀로코스트 생존자의 자녀인 조시 글라우시우스Josie Glausiusz의 감동적인 이야기와 함께 2014년 6월 〈네이처〉에 실렸다.

1945년 봄, 2주 동안 글라우시우스의 아버지는 "어머니와 그때까지 생존한 세 형제와 베르겐벨젠 강제수용소의 다른 죄수들 2,500명과 함께 열차에 올랐다. 아버지의 가족은 1944년 12월 6일부터 독일 베르겐벨젠 강제수용소에 감금된 상태였다."고 그녀는 기록했다.

"14일 동안 가족은 극소량의 썩은 감자껍질과 옥수수로 연명했다. '사라진 열차'는 동독을 통과해 달리다가 크로비츠의 작은 마을 근처 숲에서 러시아와 미국 군대와 마주치면서 멈췄다."

화물칸에 갇힌 승객들 몰래 독일군은 기관차만 분리해서 어둠을 이용해 달아났다. 그 와중에 러시아 기병 두 명이 백마를 탄 기사처럼 화물칸의 자물쇠를 열고 잡혀 있던 사람들을 구한 것이다.

이런 끔찍한 이야기를 듣고 자란 글라우시우스는 2012년 마운트 시나이 연구에 자원했다. 이 연구는 신경과학자이자 외상 후 스트레스 장애(PTSD)를 다루는 교육청 책임자인 레이첼 예후다^{Rachel Yehuda}가 주관했다. 연구 목표는 "트라우마에 의한 정신질환의 위험률이 한 세대에서 자녀 세대에게 생물적으로 유전되는지를 조사하고, 특히 이런 위험률이 후성유전적 표지를 통해 유전될 수 있는지 확인"하는 것이었다.

지원한 이유를 밝히면서 글라우시우스는 "연구가 진행되는 동안, 나는 홀로코스트 생존자의 딸로서 정서적 건강을 평가하고 부모님에게 외상 후 스트레스 장애가 있는지 조사하는 온라인 설문지를 작성했다. 인터뷰한 심리학자는 부모님의 전쟁경험을 들은 후 내게 우울증이나 불안증이 있었는지 조사했다. 스트레스 호르몬인 코르티솔 농도를 측정하기 위해 혈액검사와 소변검사를 실시했고, 글루코코르티코이드 수용체 유전자의 촉진제(promoter)인 GR-1F의 메틸화 수준도 검사했다. 글루코코르티코이드 수용체는 코르티솔과 결합해서 스트레스반응을 멈추도록 유도했다."고 했다.

연구 결과는 다소 모순이 있었는데, 홀로코스트 생존자로서 외상 후 스트레스 장애를 겪은 부모가 어느 쪽이냐에 따라 결과가 달랐다. 간단히 말해 연구 목표는 후성유전적 표지가 자녀의 혈액 속에서 순환하는 코르티솔 농도에 영향을 미치는지 여부였다. 양쪽 부모가 모두 외상 후 스트레스 장애를 겪은 자녀는 더 많은 유전자 활성을 통해 글루코코르티코이드 수용체의 생산을 촉진해서 코르티솔과 결합함으로써 스트레스반응을 멈추려 했다(즉 코르티솔을 무력화한다). 유전자 스위치를 켜면 스트레스는 사라진다.

그런데 한쪽 부모만 외상 후 스트레스 장애를 겪은 경우 결과는 복잡해진다. "자녀의 아버지가 외상 후 스트레스 장애를 겪었다면 '우울증이나 만성스트레스에 더 취약하다'고 예후다는 말했다. 하지만 어머니가 외상 후 스트레스 장애를 겪었다면 이 결과는 뒤집힌다." 이러한 경우 자녀의 코르티솔 농도는 낮았다. 왜 그럴까?

추측 가능한 설명은 다음과 같다. 홀로코스트에서 살아남은 어머니는 자녀와 분리되는 상황을 두려워했을 것이라고 예후다는 말했다. '많은 것을 잃었을 때 그리고 사랑하는 사람들을 계속 잃게 될 두려움에 시달릴 때, 문자 그대로 자녀에게 집착하게 될 수 있다.' 예후다는 홀로코스트 생존자의 자녀가 자신에게 집착하는 어머니에 대해 불평했다고 보고했다.

"예후다의 연구가 이런 변화를 일으킨 기전을 뚜렷하게 밝혀내지는 못했지만, 아버지의 경우 후성유전적 변화는 임신하기 전에 일어난다. 하지만 어머니의 경우는 임신하기 전이나 임신기간에도 후성유전적 변화가 일어난다."

누구나 이런 끔찍한 경험에 관한 이야기를 망설이지만, 이 홀로코스트 연구는 그런 면에서 돌파구를 마련했다. 예후다와 연구팀은 "이 사례는 인간을 대상으로 조사한 첫 번째 증거다.… 부모가 임신 전에 겪었던 일은 자녀에게 후성유전적 표지를 통해 전해진다." 앞서 쥐를 대상으로 한 연구 결과를 언급했지만, 새끼 쥐가 보살핌을 잘 받았는지, 제대로 받지 못했는지에 따라 후성유전적 표지가 생겨 스트레스반응에 영향을 미친다. 정성스럽게 양육된 새끼 쥐는 불안 행동이 줄었고 코르티솔 농도도 낮게 나타났다. 아무튼 예후다의 연구 결과는 논란의 여지가 많은데, 성별의 차이에 따른 생화학적 기전이 워낙 복잡하기 때문이다. 그리고 예후다가 발견한 성별의 차이도 그리 크지 않았기 때문에 그녀는 '미묘한 차이'라고 언급했다. 덧붙여, 후성유전학의 도움 없이도 정신과학은 오랫동안 여러 연구를 통해 홀로코스트 생존자의 외상 후 스트레스 장애가 자녀에게 영향을 미칠 가능성에 관해 이미 언급해왔다.

스트레스의 과학

오래된 격언 중 이런 말이 있다. "흰머리는 유전이다. 자녀가 물려주는 거니까." 과학은 이에 수긍한다. 우리는 스트레스가 직장보다 가정에서 어떻게 전해질지를 더 고민해야 한다. 하지만 어느 쪽이든 최선의 방법은 결국 똑같다. 바로 스스로 스트레스의 치유자가 되는 것이다. 오늘 당신의 행동은 먼 미래의 결과에 영향을 미친다.

스스로가 스트레스의 희생양인 동시에 스트레스 공급원이라는 사실을 자각하면, 행동이 바뀔 수 있다. 아래에 직장에서의 스트레스를 줄일 수 있는 몇 가지 긍정적인 실천 목록을 제시했다. 이 사항은 다른 인간관계와 가족에게도 적용될 수 있다.

스트레스의 치유자가 되는 법 아래의 긍정적인 행동들 중 몇 가지나 실천할 수 있는가?	
다른 사람의 기분이 어떤지 물어보고 답을 듣는다.	☐
내 방식대로 하겠다고 고집부리지 않는다.	☐
모두를 존중한다. 절대로 무시하거나 책임을 전가하지 않는다.	☐
공개적인 장소에서 남을 비판하지 않는다.	☐
가능한 한 많은 사람의 의견을 수용한다.	☐
다른 사람의 노고를 칭찬하고 감사한다.	☐
충성심을 얻고 싶다면 충실한 사람이 돼라.	☐
험담이나 소문을 퍼트리지 않는다.	☐
화내기 전에 마음이 진정될 때까지 기다린다.	☐
동료와 고용인에게 일에 대한 결정권을 어느 정도 나눠준다.	☐
어디서 나왔건 간에 새로운 생각에 마음을 열어라.	☐
다수를 배제하는 작은 모임을 만들지 않는다.	☐
긴장감을 부정하거나 저절로 해결되기를 기다리지 말고 풀어낸다.	☐

절대 만족할 수 없는 완벽주의자는 되지 않는다.	☐
성차별하지 않는다.	☐

위의 행동을 이미 대부분 또는 모두 실천하고 있다면 이미 스트레스의 치유자로서 자격이 충분하다. 태도를 바꾸려면 크건 작건 **의식적인 노력**이 필요하다. 인간은 스트레스 실험의 대상이 되지는 않지만, 현실의 삶은 이미 수많은 스트레스와 마주하는 거대한 실험실이나 마찬가지다. 강요와 압력, 위기로 가득한 이 세상에서 자아인식을 통해 자신의 역할을 어떻게 이해할지는 스스로에게 달려 있다. 즉 각 개인이 치유의 근원이며, 이는 아무리 반복해도 바뀌지 않는 진실이다.

9장 | 움직일수록 삶이 건강하다

바쁜 일상을 보내다 보면 꼼짝도 하지 않은 채 하루 종일 빈둥거리고 싶을 것이다. 상상만 해도 긴장이 풀리는 느낌이다. 힘들고 피곤할 때는 소위 손가락 하나 까딱하기 싫다는 말로 마음을 대변하기도 한다. 하지만 과연 움직이지 않는다는 게 우리 몸을 위한 현명한 선택일까?

건강을 위한 운동의 비밀은 한 구절로 표현할 수 있다. 바로 계속하고, 멈추지 말 것. 고등학교와 대학 시절에는 열심히 운동을 하다가 졸업 후에 계속 앉아만 있기보다는, 약한 강도라도 꾸준히 움직이고 활동적인 편이 더 좋다. 즉 무리를 하기보다는 일관성이 주목표다. 하지만 운동을 하려면 계속하겠다는 의식적인 선택이 필요하다. 좋은 뉴스는 자꾸 몸을 움직일수록 계속하고 싶어진다는 점이다. 신체활동이 습관이 되기까지는 얼마 걸리지 않는다. 뇌에 새로운 경로가 생긴다는 점은 두말할 필요 없다.

움직임에 관한 한 현대 사회는 인간에게 축복이자 저주다. 더 이상 뼈 빠지도록 신체노동을 하지 않아도 된다는 점에서는 축복이지만, 이 축복이 정도를 너무 지나쳐버렸다는 점에서는 저주다. 현대의 정적인 삶은 인간의 몸을 나약하게 만들었고, 몸이 치러야 하는 혹독한 대가에도 불구하고 우리는 그 방향으로 계속 나아가길 원한다. 선택하라고 하면 대부분 사람은 다음과 같이 선택할 것이다.

- 움직이기보다는 가만히 앉아 있다.
- 운동보다는 즐거운 유흥(TV, 비디오 게임, 인터넷)을 즐긴다.
- 육체노동보다 정신노동을 한다.
- 물리적인 노동은 근육을 사용하기보다 기계로 대신한다.
- 아이들이 밖에서 뛰어놀기보다는 안에서 컴퓨터를 가지고 논다.

이것이 현대의 삶이며, 사회는 계속 이런 방향으로 흘러갈 것이다. 하지만 정적인 삶의 흐름이 지속되는 한 비만과 2형 당뇨병의 증가 같은 문제점은 사회에 쌓여가고, 반대로 심혈관계 강화, 몇 종류의 암 발생률 감소, 정신건강의 개선 같은 운동의 유익함은 놓쳐버리게 될 것이다. 2013년 조사 결과, 미국의 성인 중 20%만이 규칙적인 운동을 권장시간, 즉 일주일에 2.5시간의 중간강도 유산소운동을 하거나 1.7시간의 격렬한 유산소운동을 하고 있다고 한다. 신체활동으로 가장 이득을 보는 건 아주 어린 연령과 고령층인데, 실상 운동하는 18~24세 미국인 비율이 31%인데 반해, 운동하는 65세 이상 미국인은 16%로 두 배나 낮았다.

옛날 사람들에게 있어 휴식은 사치였다. 하지만 현대인의 경우 운동할 시간을 내는 쪽이 더 사치다. 20세기 초만 해도 농장의 운영은 농부의 노동을 중심으로 굴러갔으며, 여기에 열량의 80%를 쏟아부었다. 농기계가 발명되고 말을 동원해서 쟁기나 수확기, 짐수레를 끌게 했지만, 여전히 인간의 노동에 대한 의존율은 높았다. 고된 육체활동이 지속됐던 당시의 삶이야말로 우리 인간이 진화해온 길이다. 즉 인간의 몸은 생각보다 훨씬 더 많은 활동을 하도록 적응해왔다. 원시 수렵채집인의 수명은 약 70년 정도였다. 수렵채집인이 일찍 사망한 이유는 질병과 높은 유아 사망률, 악천후와 같은 외부요인 때문이지 신체 자체가 취약했기 때문이 아니었다.

현대인은 직접 사냥이나 채집을 하거나, 논을 갈고 건초를 건초 다락에 쌓거나, 먹을 빵을 손수 만들 필요가 없다(심지어 이 목록은 무한정 늘릴 수 있다). 따라서 반드시 해야만 할 신체노동은 거의 없다. 게다가 아무리 선의로 다이어트를 하고 운동을 하라고 등을 떠밀어도 행동이 따라주기란 쉽지 않다. 현대인은 운동보다는 스트레스 관리에 집중한다. 대부분 사람은 의자에서 일어나 움직이기보다 일상의 압박감을 낮추는 데 더 관심이 많다.

필자들은 현실주의자이며 잔소리로는 사람을 바꿀 수 없다는 점도 잘 안다. 죄책감이 해낼 수 있는 정도라면 거의 이용하지도 않을 헬스클럽 회원권의 구매까지다. 고통과 즐거움의 균형이 동기가 될 리도 없다. 운동을 즐기는 사람은 대체로 어렸을 때부터 꾸준히 운동을 해온 사람일 가능성이 크다. 이들의 몸은 운동에 적응되어 있고, 러너스 하이runner's high나 '기분 좋은 피로감'으로 이어지는 피드백 고리가 즐거움의 원천이 된다. 하지만 운동이 습관화되지 않은 사람은 정반대의 현상을 겪게 된다. 이들에게 운동은 육체노동과 같은 효과를 일으키며, 운동을 시작하는 초기에는 극심한 피로감과 근육통을 겪는다. 운동하지 않는 사람의 몸은 가만히 있는 상태에 길들여져 있어서 이런 부작용이 오래 간다. 그리고 심장질환, 2형 당뇨병, 과체중 등의 문제가 현실이 되려면 수년이 걸린다.

그렇기 때문에 목표는 피드백 고리를 바꿀 쉬운 선택을 통해 조금씩 움직이는 가운데 활동량을 점차 늘려가는 것이다. 덧붙여 선택은 평생 지속해야 한다. 신체활동이 거의 없는 상태에서 불규칙한 신체활동이 불쑥 끼어드는 건 좋지 않다. 운동을 규칙적으로 꾸준히 하다 보면 자연스럽게 적응된다. 즉 계단 한 층을 매일 오르는 편이 겨울 한 철 쌓인 눈을 여섯 번 치우는 것보다 낫다는 뜻이다.

필자들이 제시한 목록은 정적인 생활에서 벗어나 신체활동을 늘이는 생활방식을 선택하는 방법을 열거한 것이다. 목록을 읽을 때는 생활방식의 다른 영역과 마찬가지로 어려운 정도와 증명된 효과를 기준으로 세 부분으로 나누었다.

| 1부 | 쉬운 선택

| 2부 | 힘든 선택

| 3부 | 실험적 선택

만약 세 가지 수준의 선택이 무엇인지 기억나지 않는다면 163~164쪽을 다시 보기 바란다. 일주일에 총 한 개의 변화를 선택하는 것이지, 여섯 영역에서 모두 하나씩 고르는 것이 아니다. 무엇을 선택하든 그 선택은 지속직으로 실천해야 한다는 점도 기억하라.

신체활동의 선택 목록

현재의 신체활동 수준에서 바꿀 수 있는 쉬운 항목 중 2~5개를 선택한다.
쉬운 선택을 한 주에 하나씩 적용한 후에 힘든 선택에 도전한다.

|1부| 쉬운 선택

한 시간에 한 번 일어나서 움직인다.

승강기를 탈 때, 무조건 버튼을 누르기 전에
2층까지는 계단으로 올라간다.

청소부를 고용하지 말고 집을 직접 청소한다.

저녁식사 후에 빠른 걸음으로 산책한다.

입구에서 되도록 가장 먼 곳에 주차한다(단, 안전하고 밝은 곳에서만).

이미 매일 개를 데리고 산책하고 있다면,
산책 거리를 더 늘리고 더 빠르게 걷는다.

목적지까지의 거리가 800m 이하라면 차를 타지 말고 걸어간다.

운동기구를 사서 TV를 시청하거나 음악을 들을 때
매일 15분간 꾸준히 운동한다.

하루에 세 번, 5분이나 10분 정도 밖으로 나간다.

정원을 가꾸거나 골프를 치거나,
아니면 즐길 수 있는 비슷한 활동을 찾아본다.

하루에 한 번, 5~10분 정도 건강체조를 한다.

집안일을 절반 이상 한다.

TV를 볼 때 가벼운 아령 운동을 한다.

|2부	힘든 선택
더 활동적인 친구를 만나 그들과 함께 움직인다.
점심시간의 절반을 운동하는 데 사용한다.
자녀를 공원에 데리고 가면, 앉아 있지 말고 함께 놀아준다.
승강기를 탈 때, 무조건 버튼을 누르기 전에 3층이나 4층까지는 계단으로 올라간다.
배우자와 일주일에 두 번 함께 운동한다.
운동기구를 사서 TV를 보거나 음악을 들을 때 매일 최소한 30분 운동한다.
좋아했던 운동을 다시 시작한다.
하루에 두 번, 5~10분 정도 건강체조를 한다.
일주일에 총 3시간 산책한다.
혼자서 정원 일을 모두 한다.
집을 청소하거나, 페인트칠하거나, 집을 수리하는 자원봉사를 한다.
날씨가 좋은 주말에는 매주 하이킹을 간다.
헬스클럽에서는 트레이너와 함께 운동한다.
|3부	실험적 선택
운동 수업을 듣는다.
요가를 한다(218~219쪽 참고).

하이킹 모임을 운영한다.
경기스포츠 훈련에 참석하고 계속 활동한다.
규칙적으로 운동하는 친구를 만든다.
테니스를 친다.

움직임을 점차 늘리기 위한 선택의 기술

쉬운 선택 목록에는 정말 쉬운 것들만 있다. 쉬운 선택으로 적정 강도의 유산소운동을 한 주에 2.5시간 한다는 공식 권장량을 채우려면, 근력 강화운동을 가외로 더하고 꽤 많은 항목을 누적해나가야 한다. 하지만 이런 권장사항조차 지금까지 정적인 삶을 영위해온 사람에게는 별세계 이야기일 것이다. 그런 사람들에게 반가운 소식을 알려주면 일단 의자에서 일어나기만 해도 유익하다는 점이다. 운동하지 않아 생기는 나쁜 영향을 예방하는 주요 단계는 우선 정적인 생활에서 빠져나오는 것이다. 움직이지 않으면 나이가 들수록 질병의 위험이 급격히 치솟는다. 극단적으로 정적인 생활을 지속할 경우, 사망률이 남자의 경우 30%, 여자의 경우 두 배인 60%로 높아진다. '신 노년층', 즉 65세를 넘어서도 활동성과 활력을 유지하는 노인들은 건강에 가장 해로운 성향을 스스로 바꾼 사람들이다.

움직임을 늘릴수록 몸도 더 잘 반응하게 된다. $1.6km$ 조깅을 $1.6km$

러닝으로 바꾸면 좋은 점은 더 늘어난다. 심장, 뇌, 순환계, 혈중 지방, 혈당에 가장 필요한 것은 **약간**의 운동이며, 다른 것을 더할지 여부는 그 이후에 결정하면 될 일이다.

중년이 되면 건강검진을 받아야 만성질환의 위험률이 낮아진다. 통계적으로는 수치가 점점 좋아지고 있다. 하지만 다른 위험요소와 달리 운동은 통계수치 그 이상이다. 운동은 모든 사람의 삶을 개선해주며 모든 활동 수준을 높인다. 모든 노인, 80세 이상의 노인도 최소한의 강도로(예를 들어 단 2*kg*이라도) 단 몇 분간만 근력을 강화하는 운동을 하면 근육의 긴장도를 두세 배는 더 강하게 만들 수 있다.

여기서 중요한 점은 얼마나 무거운 아령을 드는지 또는 얼마나 빨리 달리는지가 아니다. 다만 운동능력을 평준화함으로써 젊을 때 운동능력이 정점을 찍은 후 중년과 노년에 급격히 떨어지는 현상을 예방하려는 것이다. 운동능력의 평준화는 젊을 때는 열심히 운동하다가 나이 들수록 정적으로 변하는 것보다 건강에 훨씬 이롭다. 몸은 가끔 하는 행동이 아니라 **항상 지속**하는 행동에 적응한다. 이 점이 운동을 즐겁게 만드는 비결이기도 하다. 근육과 뇌 사이의 피드백 고리는 사용할수록 더 재미있어진다. 이두박근이나 복근을 사용하지 않으면 위축되듯이 몸의 피드백 고리도 사용하지 않으면 점차 사라지며, 더 많은 신호를 줄수록 더욱 활성화된다.

바로 힘든 선택으로 옮겨갈 수도 있지만, 그보다는 좀 더 여유를 갖자. 두 달 동안 2층까지 계단으로 올라가면 다음 단계인 3층 혹은 4층까지 계단으로 올라가기는 수월해진다. 하지만 당장 내일부터 4층까지 계단으로 올라가려고 하면 분명 기진맥진해지면서 몸은 '이건 괴로운 노동이야!'라는 신호를 받게 된다. 계단 오르기가 즐거운 선택이 되지 못한다면 그건 원하는 신호가 아니다.

몸과 마음 모두를 위한 단 하나의 선택을 해야 한다면 **요가**를 추천한다. 정확히는 **하타 요가**ᴴᵃᵗʰᵃ ʸᵒᵍᵃ이며, 8가지 고대 전통 요가수련법 중 하나다. 다른 요가는 마음과 행동을 모두 수행해야 하지만 더 높은 의식 상태를 추구하면서 몸을 배제할 수는 없다. 산스크리트어로 요가는 '결합하다'는 뜻이며, 영어로는 **요크**ʸᵒᵏᵉ**(멍에)**가 같은 어원에서 나왔다. 깨달음이라는 개념이 가진 신비로움처럼, 요가는 몸과 마음, 영혼을 조화롭게 한다는 의미 있는 목표를 만들어준다. 요가에서 가르치는 각각의 체위(혹은 아사나ᴬˢᵃⁿᵃ)는 마음을 모아 몸의 물리적 에너지 흐름을 지배하게 돕는다.

이 두 가지는 별개의 것이 아니다. 의식이 움직이면 에너지도 따라 움직인다. 하타 요가를 가르치는 건 상당히 미묘하며 비전을 전수하는 것에 가깝다. 예컨대 호흡으로 통제하는 생명 에너지의 흐름(프라나ᴾʳᵃⁿᵃ)은 정교하고 엄격한 방법으로 조절할 수 있다. 마음과 직접 연결된 생명 에너지의 흐름(샥띠ˢʰᵃᵏᵗⁱ)은 더욱 정교하고 정밀하다. 몸과 마음에서 뿜어져 나온 만트라ᵐᵃⁿᵗʳᵃ는 한 음절만으로도 전 우주에 영향을 미친다고 한다.

이 주제는 아주 매혹적이라 일상의 행복과 근본적인 행복을 잇는 중심축으로서의 명상에 관해 하나의 장을 모두 할애했다(10장 명상은 최선의 선택이다). 하타 요가는 그 방향으로 향하는 첫걸음이다. 몸의 의식을 개선하고 몸에 대해 다시 생각하게 하며, 집중력을 날카롭게 하고 근육을 탄탄하게 만들어준다. 역설적이게도 수행자 중 남자는 대부분 인도인이며, 여자는 대부분 미국인이다. 인도에서는 높은 의식 상태를 추구하는 게 이론상으로는 누구에게나 열려 있지만, 실제로 여성은 배제된다. 하지만 미국의 경우 대다수의 남성이 대개 요가를 무시하는 경향이 있다. 유산소운동도 아니고 근력 강화운동도 아니기 때문이다. 어느 쪽이든 양쪽 모두 왜곡된, 바뀌어야 할 태도다.

운동에 관한 주목할 만한 연구들

운동과 관련된 후성유전학은 아직 새로운 영역이라 연구 결과가 거의 없다. 하지만 유전학은 앞으로 이 분야에서 계속해서 큰 성과를 올리게 될 것이다. 이제 거시적 관점은 비단 개인의 선호도에 따른 문제가 아니라 모두에게 필수적인 관점이 되었다. 수백, 수천 개의 유전자 활성이 생활방식의 선택에 따라 변하며, 운동은 음식과, 음식은 스트레스와 별개의 문제가 아니기 때문이다. 이러한 관점의 변화는 엄청난 영향을 미친다.

예를 들어 의료인들은 정적인 생활이 건강에 미치는 위험을 축소하려는 경향이 있다. 만약 30년 전 의사에게 신체활동을 하지 않으면 무슨 문제가 생길지 물어봤다면, 아마 근육을 사용하지 않을 때 근육이 위축되는 불활동성 위축이 생길 수 있다는 게 거의 유일한 대답이었을 것이다. 하지만 이제 우리는 심신문제의 대부분은 정적인 생활방식에서 온다는 점을 잘 알고 있다. 이 문제는 심장질환에서 불안과 우울증, 고혈압, 당뇨병에 이르기까지 다양하다. 편안하고 친근

함의 상징이던 흔들의자에 앉아 있는 뚱뚱한 할머니의 모습은 이제 병들고 무력하며 불행한 생활을 상징한다.

이런 부작용은 일반 대중과 관련된 통계자료를 보면 알 수 있는데, 후성유전학은 언젠가 개인의 건강 위험도를 세밀하게 조절할 수 있게 될 것이다. 때로는 대다수에게 진실인 것이 한 개인에게는 그렇지 않을 수도 있다. 움직이지 않는 생활방식이 비만으로 이어진다는 사실은, 섭취한 열량보다 소모한 열량이 적으면 체지방으로 쌓인다는 단순한 공식을 통해 증명되기도 했다. 하지만 앞서 '섭취 열량과 소비 열량의 균형'이라는 오랜 신념이 깨졌다는 사실을 언급했으므로 이미 다들 잘 알고 있으리라 생각한다.

신체활동과 체지방 사이에 존재할 유전적 고리를 찾기 위해, 스웨덴 룬드대학교에서는 신체활동이 지방세포의 후성유전적 변화에 미치는 효과를 연구했다. 운동은 유전자 활성 측면에서 메틸기 표지를 통해 후성유전적 변화를 일으켰으며, 몸의 지방 축적에 영향을 미쳤다. 건강한 35세 남성 23명을 뽑아 6개월 동안 유산소운동을 일주일에 두 번 시킨 뒤, 운동 전후의 지방세포 유전체를 조사했다. 연구 결과 운동은 유전자 7천 개에 후성유전적 변화를 일으켰는데, 대부분 지방세포의 DNA 메틸화에 광범위한 변화를 일으켰으며, 지방세포는 신진대사를 촉진하는 방향으로 움직였다.

메틸화반응은 히스톤이 적절하게 노출해주면 메틸기를 제거하기도 한다. 히스톤과의 결합 정도에 따라 후성유전적 변화를 일으킨 DNA 부위가 메틸기 표지를 노출하기도, 숨기기도 한다. 즉 스위치는 드러날 수도 있고 안으로 숨겨질 수도 있는 것이다. 운동을 하면 메틸화 패턴이 변한다. 메틸기 표지가 붙어서 꺼지는 유전자가 있는 반면, 탈메틸화를 통해 켜지는 유전자도 있다. 변화 양상이 복잡하지만, 본질은 염증반응을 촉진하는 유전자는 스위치가 꺼지고(하향 조절), 항염증반응을 일으키는 유전자는 스위치가 켜진다(상향 조절)는 점이다. 정적인 생활방식을 버리면 심신체계 전체로 항염증반응을 확장해주리라는 데에는 의심의 여지가 없다.

체중감량은 많은 사람들이 운동할 때 세우는 목표지만, 때로는 결과가 뒤섞여 나타난다. 신체활동으로 소비할 수 있는 열량은 생각만큼 많지 않다. 한 시간 동안 조금 빠르게 걸으면 280kcal를 태울 수 있다. 하이킹, 정원 손질하기, 춤추기, 근력 강화운동은 한 시간에 대략 350kcal를 소모한다. 시속 $16km$/h로 자전거를 타면 한 시간에 약 290kcal를 소비한다. 걷기보다 조금 더 많은 에너지를 사용하는 셈이다. 달리기, 수영, 에어로빅처럼 격렬한 운동을 하면 에너지 소비량은 시간당 475~550kcal까지 증가한다. 그러나 야구처럼 격렬한 운동도 시간당 440kcal밖에 소모하지 못한다. 중간 크기의 블루베리 머핀 하나가 425kcal인 점을 감안하면, 운동만으로 체중감량에 성공하지 못하는 이유를 이해할 수 있을 것이다.

하지만 거시적 관점에서 보면 신체활동이 많아질수록 다른 부분도 크게 변화한다. 따라서 열량을 소비하는 건 부차적인 문제다. 한 연구에서 과체중인 사람을 세 집단으로 나누었다. 첫 번째 집단은 달리고, 두 번째 집단은 천천히 달리고, 세 번째 집단은 걷게 했다. 나중에 결과를 보니 체중이 가장 많이 감소한 집단은 걷기를 선택한 집단이었다. 이유는 신진대사 때문이다. 운동하면서 땀을 흘리기 시작하면 몸은 열량을 태우는 유산소성 대사에서 열량을 태우지 않는 무산소성 대사로 옮겨간다. 고통이 적을수록 오히려 얻는 것이 많은 사례다. 가벼운 운동을 지속한 것이 비결이었다. 조심해야 할 것은 운동이 신체적인 작업이다 보니 허기가 진다는 사실이다. 게다가 힘든 운동은 지방보다 무거운 근육을 늘린다. 이런 변수를 고려하면서, 쉬운 선택을 멈추지 않고 지속한다는 기본원칙을 지켜야 한다.

체중을 감량하려는 노력이 일으키는 후성유전적 효과에 대해서는 아직까지 밝혀진 게 없다. 한편으로는 성인 비만이 어린 시절에서 유래하며 청소년기의 경험이 몇 년 후의 결과로 이어지는 듯 보인다. 메틸화반응이 나쁜 습관과 과식을 개인의 유전자 활성에 각인시켰을 수 있다. 또 비만에 관한 후성유전적 영향력이 부모로부터 자녀에게 얼마나 전달될지도 의문이다. 2차 세계대전 당시의 네덜란드 기근에서 자료를 인용했지만, 이 증거는 임신한 어머니가 기아를 겪었는지 풍요롭게 지냈는지에 따라 자녀 세대의 비만 위험도를 높이는 유전적 변형이 일어나는, 극단적인 기아에 관한 사례다. 이 문제에서는 후성유전적 표지의 영향을 원인에서 배제할 수도 있다. 왜냐하면 비만인 부모가 임신 전과 임신 중에 겪은 경험에서 비롯된 후성유전적 표지뿐만 아니라 평소 나쁜 식습관을 자녀에게 물려준 결과일 수도 있기 때문이다.

이런 문제점은 비만이거나 과체중인 십대 204명을 대상으로 10주 동안 체중감량 식이요법을 진행한 스페인 연구에도 나타났다. 청소년기의 비만은 단순히 비만인 성인이 되는 것뿐만 아니라, 성인이 된 후 광범위한 질병에 노출될 위험도까지 더 높인다. 이 연구의 프로그램은 다양했다. 청소년들은 개인에게 맞춰진 식단과 운동을 처방받았다. 일주일에 한 번씩 모임에 나와 영양과 운동에 대해 배우고 심리상담도 진행했다.

10주가 지나자, BMI[21]와 감량한 체중을 근거로 연구팀은 프로그램에 대해 더 높은 또는 더 낮은 반응을 보인 대상자를 선별했다. 이들의 후성유전자를 조사한 결과 강한 연관성을 찾을 수 있었는데, 각기 다른 97개 영역의 DNA 메틸화 패턴이 달랐다. 후성유전학 사이트인 EpiBeat에 보고된 바와 같이 염증반응과 연결된 고리가 있었다. "이들 유전자는 암과 염증반응, 세포주기, 면역세포 이동, 조혈체계의 발달과 기능에 관련된 네트워크에 속한다."

다섯 군데에서 일어난 변화는 뚜렷하게 달랐는데, 단순히 메틸기 표지만으로도 체중감량 프로그램에 더 크게 또는 더 낮게 반응할지 예측할 수 있을 정도였다. 변화가 클수록 프로그램에 더 잘 반응했다. 이 결과는 두 가지 가능성을 제시한다. 첫째, 후성유전자 프로파일링으로 누가 체중감량을 쉽게 또는 힘들게 할지 예측할 수 있다. 둘째, 신체운동을 촉진하는 유전자 활성을 정확하게 찾을 수 있을지도 모른다.

좀 더 세밀한 유전자 간 연관성을 찾는 건 문제의 일부분만 해결할 뿐이다. 원래는 메틸화반응이 자궁 안에서 일어나 평생 지속한다고 생각해왔다. 하지만 현재는 후성유전적 변화가 역동적이고, 끊임없이 일어나며, 가끔은 아주 빠르게, 24시간 안에 일어나기도 한다는

21_ 신체 질량지수, 몸속 지방 비율을 측정한다.

사실을 알고 있다. 메틸기 분해효소는 메틸기 표지를 제거할 수 있는데, 지방의 질량과 비만관련 전사체를 만드는 특별한 유전자에 연결되어 있다. 이 유전자의 변이주는 다른 어떤 유전자보다 비만에 대한 위험도에 밀접하게 연관된다. 앨라배마대학교 버밍햄캠퍼스 후성유전학자의 보고에 따르면, FTO 유전자에 암호화된 명령에 따라 메틸기 분해효소가 만들어진다. 이 단백질은 비만을 일으키는 유전자를 끄거나 켤 수 있는데, 정확한 기전은 아직 밝혀지지 않았으며, 왜 FTO 유전자가 비만과 관련됐는지도 모른다. 그러나 가장 중요한 발견은 "규칙적인 운동이 FTO 유전자가 관련된 높은 비만 위험도를 광범위하게 억제한다. 그러면 누구나 유전자의 저주를 피할 수 있다."는 사실이라고, 연구팀 대표 몰리 브레이Molly Bray는 말했다.

장내 미생물군의 경우, 운동과 직접 관련된 연구는 거의 없다. 그러나 아일랜드 코크대학교 연구팀이 프로 럭비 선수 40명과 건강한 일반인을 대조군으로 비교한 실험에서 한 가지 흥미로운 사실을 발견했다. 럭비 시즌이 시작되기 전 훈련 캠프에 있던 운동선수는 통제된 환경에 머물면서 함께 먹고 운동했다. 연구팀은 이들의 혈액에서 면역과 신진대사와도 관련된 염증반응 표지를 조사했다.

연구 결과 운동선수는 대조군에 비해 더 다양한 장내 미생물군을 가지고 있었다. 그뿐만 아니라 염증반응과 면역반응, 신진대사에 관련된 표지가 더 좋은 상태였다. 물론 몇몇 개선 상태는 식단 때문일 수도 있지만, 이는 장내 미생물군이 운동에 어떻게 반응하는지에 관한 중요한 연구 결과다.

현재까지의 과학적 지식을 바탕으로 할 때, 가장 현실적인 방법은 긍정적인 생활방식의 선택을 통해 탈메틸화반응을 일으키는 것이다. 바꿔 말하면 유전자를 좋은 방향으로 조절하기 위해 오늘 할 수 있는 일을 실천하라는 뜻이다. 물론 염증반응 표지를 줄이는 데도 신경을 써야 한다. 필자들이 제안한 프로그램은 훌륭한 과학 연구를 기반으로 고안한 최고의 처방임을 기억하자.

10장 | 명상은 최선의 선택이다

 명상의 장점은 많지만, 생각만큼 쉽게 시작하기도 또 지속하기도 어렵다. 하지만 명상은 평생 꾸준히 지속할 만한 가치가 있다. 유독 힘들었던 날을 위한 일회용 요법이 아니라 평소 명상을 꾸준히 해야 하는 이유를 살펴본다면 명상이 주는 특별한 혜택과 매력을 발견할 수 있을 것이다.

명상은 뿌리부터 진정한 행복에 이르기 위한 최우선적 선택이라고 할 수 있다. 명상의 유익한 결과는 누적된다. 따라서 명상을 많이 할수록 결과도 더 좋아진다. 하지만 막상 명상을 시작해도 대부분이 얼마 지나지 않아 쉽게 포기하고 만다. 경험상 명상은 시작하라고 설득하는 게 문제라기보다 도중에 그만두는 비율이 높은 게 더 큰 문제다. 주로 너무 바빠서 도저히 시간이 나지 않는다거나 깜빡 잊어버렸다며 변명한다. 그리고 많은 사람들이 명상을 특별히 힘들었던 날을 치료해주는 일종의 일회용 밴드처럼 여긴다. 그러다 보니 "오늘은 기분이 좋네. 굳이 명상할 필요 없겠다."라는 식으로 명상을 간단하고 빠른 격려 정도로 격하시킨다. 마치 몸을 만들 때 운동하면서 먹는 단백질 셰이크처럼 말이다.

이 장에서는 명상이 왜 평생 지속하는 수행이 되어야 하는지에 관해 집중적으로 설명할 것이다. 명상은 생활방식의 주요 변화 중 하나다. 독특한 서약이며, 감수해야 할 불편함도 상당하다. 명상을 하려고 멈추는 건 능동적인 일과에 제약을 가할 수 있는 행위다. 게다가 명상은 다른 사람으로부터 나를 분리하는 작업이며, 그 이로움은 눈에 잘 보이지도 않는다. 그럼에도 명상에 헌신한다면 분명 특별한 혜택을 얻을 수 있다.

명상을 신체적인 측면에서 살펴보는 것은 역설적이지만, 명상과 혈압, 심장박동 수, 스트레스관련 증상에 관한 연구는 서구인이 명상을 수용하게 하는 계기가 되었다. 환자가 '믿어야' 하는지를 떠나 의사가 명상을 권하기도 한다. 명상은 깨달음을 목적으로 하는, 동양에서 시작된 거대한 전통의 물결이다. 서양에서는 불가해한 신비로 여기며 스와미, 요기, 구루, 신비주의자를 제외한 사람은 이해할 수 없다고 의심하기도 한다.

도로 위 분기점은 그대로다. 생활방식으로 선택한 명상은 건강을 개선하려는 사람에게 흥미로운 선택이다. 영성의 선택으로서 명상은 더 높은, 고양된 의식 상태에 도달하고 싶은 사람에게도 매력적인 선택이다. 고양된 의식 상태에 오르려는 사람은 수년 또는 평생 동안 규칙적으로 명상을 이어간다. 이들의 목표는 눈에 보이지 않지만 명확하며, 장기적인 자발성을 부여한다. 반면에 그저 편안한 기분이나 느끼려고 명상을 선택한다면 기분 좋은 날에는 굳이 명상할 필요성을 느끼지 못할 것이다.

명상과 성공을 연결시켜라

방법은 간단하다. 명상을 행복의 중심에 놓으면 된다. 명상하기로 마음먹었기 때문이 아니라 간절하게 바라는 뭔가를 가질 수 있는 수단으로 명상을 선택했기에 명상하는 것이다. 여기서 욕망이라고 부를 만한 유일한 것은 충만감이다. 욕망은 가장 강력한 동기지만 인생에서 음식이나 쉴 곳, 우정, 돈, 성욕을 향한 욕망은 존재해도 명상을 향한 욕망은 존재하지 않는다. 하지만 이를 만족시켜줄 만한 보편적이며 지속적인, 강력한 욕망이 하나 있다. 바로 **성공**이다. 만약 명상을 성공으로 연결할 수 있다면 결코 쉽게 포기하지 않을 것이다.

하지만 이 연결고리를 만들려면 큰 변화가 필요하다. 건강한 삶을 위해 명상하는 사람과 고양된 의식 상태를 위해 명상하는 사람의 목표는 세속적인 성공과는 크게 다르다. 백만장자나 기업가, 주요 기업 CEO의 두드러진 특성을 살펴보면 이들의 성공과 명상은 상관없어 보인다. 하지만 야심만만하고 경쟁을 즐기며 무자비한 출세주의자라는 고정관념은 실제와 다르다.

성공은 예방, 건강, 행복보다 훨씬 강한 단어이며 더 강력한 동기라는 점이 핵심이다. 성공한 사람의 특성은 명상의 유익한 점과 상당 부분 연결된다.

성공의 요소
좋은 결정을 할 수 있는 능력

강한 자아의식
집중하고 전력을 다할 수 있는 능력
쉽게 산만해지지 않는 능력
타인의 인정이나 반감에 대한 면역력
장기적인 업무를 감당할 수 있는 충분한 에너지
쉽게 좌절하지 않는 용기
감정적 회복력, 실패나 좌절에서 회복하는 능력
직관과 통찰력, 다른 사람보다 먼저 상황을 파악하는 능력
새로운 아이디어와 해결책
위기에서도 냉정해질 수 있는 이성
심한 스트레스에도 대처할 수 있는 능력

혹시 이상의 능력들이 성공과 관련된 주요 기술이라는 데 동의할 수 없다 해도 받아들이기 바란다. 그리고 각각의 특성은 명상을 통해 강화된다. 명상을 통해 더 나은 결정을 내릴 수 있고, 위기에 처해서도 냉철해질 수 있다는 사실을 깨닫는 사람이 과연 몇이나 될까? 명상가는 한 가지에만 푹 빠져 자신에게 매몰된 사람이라는 편견은 성공을 향해 나아가는 무자비한 출세주의자에 대한 그릇된 고정관념과 다를 바 없다. 서양에서 명상이 유행하는 이유는 유명 의사와 심리학자가 속세를 떠나 히말라야 산 동굴에 홀로 살고 있는 긴 수염의 요

가 수행자에게서 새로운 길을 찾았기 때문이다. 그러나 명상이 수천 가지 유전자 활성의 변화를 통해 몸과 마음에 거시적 영향을 미친다는 점은 최근에서야 연구를 통해 증명됐다.

일단 이 정도만으로도 대단한 진전이지만, 태도의 변화는 아직 요원하다. 성공을 돈, 재산, 지위, 권력 같은 외부요인으로 정의하면, 성공은 특권층을 비롯한 소수에게만 돌아간다. 하지만 만약 성공을 다르게 정의한다면? 즉 **충만감**이라는 **내적 상태**로 정의한다면 어떨까? 마음으로 눈을 돌리면 성공은 창의적인 과정이 되어 누구나 매 순간 성공을 맛볼 수 있다. 진실한 성공은 우리 삶의 그 무엇이므로 이미 성공하고 있는 셈이다. 성공은 우리가 도달할 수 있는 최종 상태가 아니다. 바로 이것이 디팩이 30여 년간 설파한 메시지며, 그 자신의 삶을 통해 보여주는 메시지다. 매년 경영대학원에서 CEO를 상대로 전하는 메시지이기도 하며, 이 책을 통해 확장하려는 메시지다.

필자들이 제시한 목록은 명상을 생활화하도록 돕기 위해 어떤 생활방식을 선택하면 좋은지 그 방법을 열거한 것이다. 목록을 읽을 때는 생활방식의 다른 영역과 마찬가지로 어려운 정도와 증명된 효과를 기준으로 세 부분으로 나누었다.

| 1부 | 쉬운 선택

| 2부 | 힘든 선택

| 3부 | 실험적 선택

만약 세 가지 수준의 선택이 무엇인지 기억나지 않는다면 163~164쪽을 다시 보기 바란다. 일주일에 총 한 개의 변화를 선택하는 것이지, 여섯 영역에서 모두 하나씩 고르는 것이 아니다. 무엇을 선택하든 그 선택은 지속해야 한다는 점도 잊지 말자.

명상의 선택 목록
현재 생활방식에서 명상과 관련해서 바꿀 수 있는 쉬운 항목 중 2~5개를 선택한다. 힘든 선택은 한 주에 하나씩 쉬운 선택을 모두 적용한 후에 도전한다.
│1부│ 쉬운 선택
점심시간 10분 동안 눈을 감고 혼자 앉아 있어 본다.
간단한 호흡명상법을 배워 아침과 저녁에 10분씩 한다(233쪽 참고).
하루에 필요한 만큼 내면의 시간을 가져본다(232쪽 참고).
간단한 만트라명상을 하루 두 번 10분씩 한다(233쪽 참고).
함께 명상할 친구를 찾는다.
필요할 때, 최소한 하루에 한 번은 내면의 시간을 갖는다.
│2부│ 힘든 선택
명상 강좌를 듣는다.
하루 두 번, 20분씩 명상한다.
배우자와 함께 명상을 수행한다.
명상하면서 간단한 요가 자세를 함께 취한다.

명상 전에 5분간 '프라나야마(호흡법)'를 실시한다(234~236쪽 참고).
자녀에게 명상을 가르친다.
|3부| 실험적 선택
명상과 관련된 영성 전통을 조사한다.
명상 수행을 떠난다.
명상 스승이 된다.
어른들께 명상을 소개한다.
지역 학교에 명상을 소개한다.

단계적인 명상 실천을 위한 선택의 기술

쉬운 선택들은 하루 중 자신의 내면을 들여다볼 최소한의 시간을 갖는 것이다. 가장 간단한 방법은 명상의 전 단계로, 앉아서 눈을 감거나 마음에 드는 다른 방법으로 외부소음과 관심을 끄는 것을 모두 배제한 뒤, 오롯이 혼자가 되는 **내면의 시간**을 갖는다. 물론 명상할 준비가 됐을 수도 있지만, 지속적인 변화가 되려면 지키지 못할 약속은 하지 않는 편이 좋다. 다행히 많은 사람들이 생각보다 명상이 쉽다는 사실에 놀라며, 매일 내면의 시간을 즐기고 있다.

호흡명상법

심신 커넥션에 좋은 영향을 미치는 간단한 기술이다. 호흡은 기본적인 신체리듬으로 심장박동 수, 스트레스반응, 혈압, 그 외 많은 생리적 리듬과 연결된다. 호흡은 감정과도 연결된다. 속상할 때 깊게 숨을 들이마시면 기분이 나아진다거나, 불안하거나 스트레스를 받았을 때 숨이 가빠지는 것을 떠올려보라. 호흡명상법은 몸 전체를 회복시키고 특별한 노력 없이도 깊이 이완시켜준다.

방법은 간단하다. 조용한 곳에서 눈을 감고 앉는다. 기분이 안정되면, 들고 나는 호흡을 의식해본다. 호흡을 규칙적으로 맞추거나 변화시킬 필요는 없다. 딴생각이나 감각으로 주의가 흐트러지면 다시 호흡에 주의를 집중한다. 호흡이 들고 나는 감각이 느껴지는 코끝에 정신을 집중해보면 더 쉽다. 명상시간으로 정한 시간 동안 계속 호흡에 집중한다. 끝난 후에도 벌떡 일어나서 곧바로 움직이지 말고 잠시 앉아 긴장을 풀어준다.

만트라명상법

인도의 영성 전통 중에서 가장 복잡하고 미묘한 분파로 소리를 이용한다(슈다Shubda). 이 전승에서 내려오는 특별한 만트라는 소리의 뜻이 아닌 진동에 가치를 둔다. 현대에는 특별한 단어를 생각하면 뇌에 영향을 미칠 수 있다는 생각을 부정하지만, 수천 명이 만트라명상을 하면서 더 깊고 심오한 경험을 했다고 말한다.

때로 스승이 만트라를 대상의 나이나 생일, 다양한 심리적 성향 등에 따라 구노자에게 맞춰줄 수도 있지만, 일반적으로 사용할 수 있는 만트라도 있다. 만트라명상을 하고 싶다면 위의 호흡명상법과 같은 방법을 따른다. 숨을 들이쉬고 내쉴 때, **소흠**So Hum **만트라**를 이용한다. 숨을 들이쉴 때 '소'를 사용하고 내쉴 때는 '흠'을 사용한다.

숨을 쉬면서 각 음절을 천천히 그리고 조용히 생각한다. 억지로 생각하려 하지 말고, 집중이 흐트러지면 다시 만트라로 되돌아온다. 어떤 리듬에도 얽매여서는 안 되고, 심지어 자연스러운 호흡의 리듬에도 매이면 안 된다고 가르치는 사람도 있다. 다른 방법으로는 조용히 앉아 소흠 만트라를 생각하고, 만트라가 흘러가게 내버려 두었다가 마음속에서 다시 떠오를 때만 생각하는 방법도 있다. 단순히 만트라를 무시하는 게 아니라 규칙적으로 소리 내야 한다는 점을 기억하자. 다른 생각이 떠오르지 않도록 해야 한다. 규칙적인 리듬을 만들지 말고, 절대로 머릿속에 만트라를 강제로 주입해서도 안 된다.

일단 정해진 시간 동안 명상했다면 끝난 뒤 움직이기 전에 가만히 앉거나 누워서 잠시 긴장을 푼다. 만트라명상법은 사람들을 깊은 곳까지 가라앉히므로 마음이 다시 일상적인 생각의 표면으로 떠오를 여유도 없이 즉시 움직이면 충돌이 일어나기 때문이다.

프라나야마

호흡은 몸의 모든 활동과 면밀하게 연결되므로 요가 전통에는 호흡에 중점을 둔 고대의 기술도 있다. 호흡을 통제하거나 지배하려면 꽤 복잡하고 시간이 오래 걸릴 수도 있지만, 간단한 형태의 **프라나야마**도 있다. 우리가 추천하는 프라나야마는 호흡을 개선하고 명상에 긴장완화와 진정효과를 가져다준다.

허리를 곧게 펴고 앉아서 천천히 왼쪽 코와 오른쪽 코로 교대로 호흡한다. 오른쪽 코로 숨을 들이쉬고 왼쪽 코로 숨을 내쉰 뒤, 다시 왼쪽 코로 들이쉬고 오른쪽 코로 내쉰다. 몇 분만 연습하면 쉽게 할 수 있다.

먼저 오른손을 들어서 엄지손가락은 오른쪽 코 위에, 검지와 중지는 왼쪽 코에 올려놓는다.

왼쪽 코를 손가락으로 막고 오른쪽 코로 숨을 들이쉰다. 이제 손가락을 움직여서 오른쪽 코를 엄지로 막고 검지와 중지를 펴서 왼쪽 코로 숨을 내쉰다.

손은 움직이지 말고 왼쪽 코로 숨을 들이쉰다. 그런 후에는 왼쪽 코를 다시 막고 엄지를 펴서 오른쪽 코를 연 뒤 숨을 내쉰다.

글로 설명하니까 왠지 어려워 보이는데, 간단하게 설명하면 양쪽 코로 교대로 숨을 쉬면 되는 것이다. 한두 번 해보면서 요령만 익히면 쉽게 할 수 있다. 오른쪽 코로 내쉬고 들이쉰 다음, 손가락을 바꾸어서 다시 왼쪽 코로 내쉬고 들이쉰다.

익숙해지면 명상하기 전에 5분간 프라나야마를 한다. 대부분 사람은 주로 호흡하는 코가 있으며, 온종일 바뀐다. 때로는 오른쪽 코를, 어떤 때는 왼쪽 코를 주로 사용해서 호흡하는데, 아마 한쪽이 다른 쪽보다 더 열려 있기 때문일 것이다. 프라나야마는 양쪽 코를 균등하게 열어주고 호흡을 개선한다. 처음에는 다소 이상하고 어색하게 느껴져서 숨이 차거나 숨을 제대로 못 쉴 수도 있다. 그럴 때는 잠시 멈추고 앉은 채로 평온을 되찾은 뒤, 보통 하던 대로 호흡한다. 프라나야마를 억지로 할 필요는 없다. 각각의 날숨과 들숨이 완전히 안정될 때까지 기다린다. 일부러 규칙적인 리듬을 만들어내거나 호흡을 더 깊게, 혹은 더 얕게 만들지 않는다. 프라나야마는 단순한 명상보다 더 많은 훈련이 필요하지만, 익숙해지면 더 깊은 경지의 명상에 들어설 수 있다.

명상에 관한 주목할 만한 연구들

유전체와 후성유전자는 명상에 대해 더 많은 사실을 드러내기 시작했다. 2014년, 필자들은 인간의 유전체 전체를 아우르는 유전자 활성을 조사함으로써 깊은 명상의 효과를 연구했다. 이 연구는 샌디에이고 외곽, 캘리포니아 주 칼즈배드에 있는 초프라 센터의 명상 수행에서 시행되었다.

이 지역의 건강한 여성 64명은 초프라 센터 시설인 라코스타 리조트에 일주일간 머물면서, 명상에 대해 모르는 상태에서 무작위로 명상이나 긴장이완 수행을 하도록 했다. 이 연구의 대조군인 긴장이완 수행 집단은 흡사 휴가를 온 것처럼 시간을 보냈다. 그리고 일주일 동안 두 집단의 혈액 표본을 채집해서 노화와 관련된 생체표지를 검사했다.

여기다가 일주일간 그리고 그 후 10개월 뒤까지 심리적, 영적 행복의 변화 수준도 평가했다. 5일째에 두 집단은 실제로 정신건강이 크게 호전되었고, 유전자 활성이 이로운 방향으로 바뀌었으며, 방어적 스트레스와 면역반응에 관련된 유전자 활성은 억제되었다(염증반응은 면역체계의 방어기전이라는 점을 기억하자). 대조군에서 나타난 유익한 변화는 스트레스가 줄고 스트레스나 상해와 관련된 유전자가 '휴식을 취한' 휴가효과 때문이라고 추측된다. 몸은 모든 일이 순조롭고 모든 스트레스반응 유전자를 억제할 수 있는 것처럼 행동한다.

하지만 명상을 한 집단에서는 대조군에 보이지 않았던 변화가 나타났다. 예를 들어 바이러스 감염과 상처 치유에 관련된 유전자 활성이 두세 배가량 변화되었다. 또한 알츠하이머병의 위험률에 관련된 유전자의 이로운 변화도 감지되었다. 즉 명상하면 바이러스 감염을 겪을 일이 별로 없다는 뜻이다. 동시에 상처를 치료하거나 다치는 경향에 대한 우려가 더 적다는 뜻이기도 하다.

가장 놀라운 결과는 명상집단에서 텔로머레이스의 항노화 활성이 급격히 증가했다는 점이다. 이 변화의 중요성은 심신 커넥션에 관한 디팩의 저서 《퀀텀 힐링Quantum Healing》 최신 개정판에서 자세히 설명한 바 있다. 2008년 심장질환 연구의 선구자인 딘 오니시Dean Ornish는 노벨상 수상자 엘리자베스 블랙번Elizabeth Blackburn과 함께 생활방식을 바꾸면 유전자 발현이 개선된다는 점을 증명하면서 돌파구를 열었다. 가장 흥미로운 변화 중 하나는 효소인 텔로머레이스의 생산(90쪽의 텔로머레이스에 대한 설명을 참고한다)이다. 간략히 다시 설명하자면, 문장 끝부분의 온점처럼 DNA의 끝에 달린 마개 같은 구조가 텔로미어다. 나이가 들수록 텔로미어는 짧아지고 유전자 서열 끝부분이 닳기 시작한다.

텔로미어를 늘려주는 효소인 텔로머레이스가 증가하면 노화가 크게 지연되리라고 추측하고 있으며, 이를 지지하는 연구도 상당수다.

오니시와 블랙번의 연구는 오니시가 권장하는 긍정적인 생활방식 프로그램을 따른 사람들의 텔로머레이스 발현량이 실제로 증가했다고 보고했다.

초프라 센터는 변화된 생활방식 중 정신과 영성요소에 집중해서 이 결과를 더 폭넓게 연구했다. 오니시 프로그램에는 운동, 식단, 스트레스 관리 등 여러 요소가 있다. 새로 명상을 배워 차분한 자기성찰을 경험한 사람은 텔로머레이스가 염색체 길이를 늘이기 시작했다.

기본적으로 휴가 덕분에 줄어든 스트레스는 건강에 이로운 패턴을 유도한다. 하지만 깊고 의미 있는 명상을 경험한 참가자는 휴가효과 외에도 항노화반응, 바이러스 감염이 감소하는 경향, 상처와 부상을 치료하는 데 동원되는 유전자의 억압이 감소하는 등 부가적인 효과도 얻었다. 이런 효과가 단 며칠 만에, 빠르게 일어났다는 점에 주목해야 한다. 이는 후성유전자가 얼마나 빠르게 변하는지를 보여주는 다른 연구 결과들과 일치한다.

요점은 이렇다. 일 년 내내 휴가를 떠날 순 없지만, 만약 명상을 하면 비슷한, 아니 더 나은 효과를 볼 수 있다는 뜻이다.

차세대 미개척지

이 흥미로운 연구의 후속 연구를 위해, 필자들은 더 근본적인 변화를 유도할 가능성을 탐색하는 연구 프로젝트를 만들었다. 필자들은 선택의 힘에 무한한 잠재력이 있다고 믿는다. 이 프로젝트를 자기주도적 생물적 변신계획(SBTI: Self-Directed Biological Transformation Initiative)이라고 부르며, 일류 과학자와 임상의와 함께 컨소시엄을

2부 - 진정한 행복은 현명한 생활방식에서

구성했다. 하버드대학교, 매사추세츠 종합병원, 스크립스 클리닉, UC샌디에이고, UC버클리, 마운트 시나이 의과대학교, 듀크대학교 등 최고의 연구소 총 일곱 군데가 참여했다. 전통적인 **아유르베다** 수행이 건강에 미치는 영향을 특히 중점적으로 연구한 것이다. 최소한 2000년 동안 아유르베다는 몸의 회복력을 극대화하려면 몸과 마음, 환경의 균형이 가장 중요하다고 강조했다. SBTI 프로젝트는 식단, 요가, 명상, 마사지 같은 아유르베다의 다면적인 접근법이 행복에 미치는 영향력을 최첨단 과학기술로 연구하는데, 가능성이 보이는 하나의 결과만 연구하지 않고 거시적 접근법을 고수한다.

이 연구는 기술이 발전하면서 가능해졌다. 우선 착용 가능한 형태의 전자 건강감지기를 설계한 뒤, 현재 폭발적으로 확장되고 있는 특화된 영역인 유전체학, 세포분자생물학, 대사체학, 지질체학, 미생물체학, 텔로머레이스 분석법, 염증 생체표지, 알츠하이머 생체표지 등의 전문가에게 검사를 의뢰했다. 이 기술에 대해 자세히 알 필요는 없으며, 그저 각 분야의 광범위한 전문지식이 필요하다는 점만 이해하면 된다(또 초프라 센터에서 심리검사도 했다).

세부사항은 제쳐두고, 어쨌든 이 연구는 생활방식과 아유르베다에 대해 거시적 접근법을 적용한 최초의 임상연구라 할 수 있다. 전통적인 의학연구는 특정 질병을 치료하는 신약을 개발하고 효능을 평가한다. 이에 상응해서 필자들은 이 책에서 설명한 이유 때문에 신중하게 생활방식을 추적하고 있다. 뿌리부터 진정한 행복이 완벽한 실제가 되려면 유효한 증거를 더 많이 찾아내서 사람들에게 전해야 하며, 바로 이것이 SBTI의 목표다.

뇌의 변화

문자 그대로 몸을 바꾸는 마음의 능력은 속도도 빠르고 힘도 거의 들지 않는다. 심지어 마음은 새로운 뇌세포도 만들 수 있다. 1970년대 초 연구 결과를 보면 명상하는 동안 뇌에서 뭔가 일이 일어나고 있다는 사실을 알 수 있다. 이는 명상을 하면 기분이 안정되고 더 편안해지는 필자들의 개인적 경험과도 유사하다. 그런데 지난 십 년 동안 명상이 뇌의 구조를 장기적으로 변화시킬 수 있다는 연구 결과가 나오기 시작했다. 특히 기억과 관련된 뇌 영역에서 이런 경향이 나타난다. 자아감각과 타인에 대한 공감능력이 커지고 스트레스가 감소했다. 마음챙김법 명상을 시작한 지 8주 만에 실험대상의 뇌 활동량이 증가했다. 매사추세츠 종합병원의 하버드대학교 협력연구팀은 명상이 뇌의 회백질에 만들어낸 변화를 설명한 첫 번째 연구 결과에 관해 이렇게 보고했다.

이 연구가 중요한 이유는 명상할 때 느끼는 감정을 생리학과 연계시켜준 연결고리이기 때문이다. 이 논문은 신경과학이 요구하는 종류의 증거다. 기존 관점은 명상으로 깊은 긴장완화 상태에 빠지는 현상을 두고 명상가들이 온갖 정신적, 심리적 이점을 과장해서 광고한다며 비하하는 경향이 강했다. 이에 하버드대학교 연구팀은 연구에 참여하기 2주 전과 연구가 끝난 직후, 실험대상자 16명의 뇌를 자기공명영상법(MRI)으로 검사한 것이다. 연구가 완전히 끝난 뒤에도 MRI 검사가 이루어졌다. 명상을 하면 뇌의 **알파파**가 증가한다는 사실은 이미 알려져 있다. 알파파는 뇌가 깊이 이완되었을 때 나온다. 그런데 MRI 결과는 그보다 더 영구적인 증거를 보여주었다. 기억과

학습을 담당하는 해마의 회백질 밀도가 높아진 것이다. 즉 신경세포가 더 많아지고 신경세포 연결부위도 늘어났다. 또 자아인식, 동정심, 사고 등을 담당하는 영역도 회백질 밀도가 높아졌다.

장기적으로 명상해온 사람을 대조군과 비교한 연구도 있다. 이 연구는 감정을 조절하고 반응을 통제하는 이성적 뇌(대뇌피질)영역을 서로 비교함으로써 명상가 뇌의 회백질 부피가 더 크다는 결론을 내렸다. 티베트 불교 수도승은 뇌의 동정심과 관련된 영역이 활성화되어 있다는 유명한 연구도 있다.

회백질(뇌세포)과 뇌세포 사이의 연결이 손실되는 현상은 노화의 일반적인 증상이다. 하지만 이제 이 손실을 피할 수도 있다는 게 증명된 셈이다. 가끔 기억과 뇌세포의 퇴화에서 유전적으로 보호받는 것 같은 노인도 있지만, '슈퍼 노인(Super Agers)' 연구가 증명했듯이 보통 이렇게 믿는 노인 중 10%만이 실제로 기억력이 퇴보하지 않았다. 이 슈퍼 노인에 대해서는 여전히 연구할 게 많다. 슈퍼 노인의 뛰어난 기억력, 특히 더 젊은 사람이나 또래의 평범한 노인과 비교해서 뇌에 대해 집중적으로 연구하면 얻을 게 많을 것이다.

명상의 과학

과학을 부정할 순 없지만, 사람들에게 동기를 부여하려면 때로는 과학 이상의 것이 필요하다. 그래서 규칙 준수라는 핵심주제로 돌아왔다. 필자들은 성공을 다른 성공 위에 쌓아가야 한다고 믿는다. 내면의 삶뿐만 아니라 사회적인 삶에서도 긍정적인 변화를 찾아야 한다. 과학은 뇌에 변화가 일어나고 있는 것 같은 느낌이 믿을 만한 지표라고 말해준다. 성공했다는 느낌에서 나오는 긍정적인 입력은 몸과 마음 사이의 피드백 고리에 새로운 것을 투입한다.

명상가들은 명상과 사회적인 성공의 연관성을 주장하지만, 이 부분은 아직 과학적 연구를 좀 더 기다려봐야 한다. 혼자서는 실패할 수도 있다. 사회적인 삶에 명상으로만 설명할 수 있는 개선점이 나타나기 시작했는지 잘 살펴봐야 한다. 자기 자신 말고는 누구도 이를 제대로 판단할 수 없다. 명상하면 사람이 나약해지고 경쟁을 피하게 되며 동기부여가 잘 안 된다는 공공연한 소문에 휘둘릴 수도 있다. 하지만 진실은 단연코 정반대다.

다음은 명상으로 변할 수 있는 사항을 목록으로 만든 것이다. 명상을 시작한 지 한두 주 안에 아래 항목에서 해당하는 것이 있는지 스스로 점검해보자.

명상이 내 성공에 기여하는 점	
나는 더 나은 결정을 내리고 있다.	☐
기분이 더 안정된다. 결정을 내릴 때 불안하지 않다.	☐
업무가 더 순조로워졌다.	☐
나만의 안전지대에 더 머물게 되었다.	☐
자아감각이 강해졌다.	☐

집중력이 더 좋아졌다.	☐
잡생각이 드는 횟수가 줄었다.	☐
타인에게 인정받는 일에 크게 신경 쓰지 않는다.	☐
더 좋은 생각을 떠올린다.	☐
업무에 더 많은 에너지를 쓸 수 있다.	☐
내가 하는 일에 열정이 있다.	☐
낙관적인 사람이 되었다.	☐
부정적인 사건에서 더 잘 회복한다.	☐
상황을 파악하는 데 익숙해졌다.	☐
다른 사람과의 협력이 더 수월해졌다.	☐
통찰력이 커졌다.	☐
문제 때문에 낙담하지 않으며, 오히려 기회로 여긴다.	☐
스트레스를 더 잘 관리한다.	☐
어려운 사람들을 잘 다루고 있다.	☐
몸 상태가 아주 좋다.	☐
전반적으로 기분이 좋다.	☐
내 기분은 전체적으로 개선되었다.	☐

오니시와 블랙번의 연구나 초프라 센터의 연구는 위의 항목이 생물적 토대 위에서 이루어진다는 점을 보여준 셈이다. 하루에 두 번, 20분씩 명상을 하는 힘든 선택은 바로 이런 이로운 변화를 위한 기반이될 것이다. 굳이 힘든 선택이 아니라도 점심시간에 10분 정도 명상을 하는 쉬운 선택을 통해 긴장을 풀고 몸의 균형을 되찾을 수 있다.

수천 명의 명상가가 수년간 증언해온 말에 의지해 명상을 시작해도 좋다. 성공하기 위해 오직 힘써 일하고 분투하기만 하는 삶에서 벗어나기 위한 거대한 변혁이 시작될 것이다. 그러나 이 중요한 돌파구를 유용하게 사용할지 여부는 오직 자기 자신의 선택에 달려 있다.

11장 | 수면의 중요성을 얕보지 마라

 수면에 관해서는 여전히 풀리지 않은 수수께끼들이 너무나 많지만, 분명한 점은 잠을 자지 않으면 살 수 없다는 것 그리고 수면문제가 여러 가지 심각한 건강문제로 이어질 수 있다는 것이다. 이제부터 수면의 중요성과 숙면을 취하는 데 도움을 줄 만한 방법을 알아보자.

지난 수십 년간 수면에 관한 권고사항은 거의 바뀌지 않았다. 의학은 아직도 수면에 대한 정의를 명확하게 내리지 못했지만, 수수께끼를 푸는 것보다 중요한 문제는 잠을 안 자면 몸 전체의 균형이 깨진다는 사실이다. 수면과 전혀 무관해 보이는 비만도 실은 밀접한 관계가 있다. 수면부족은 식욕을 조절하는 호르몬인 그렐린과 렙틴의 균형을 깨뜨린다. 뇌가 공복에 대한 정상적인 신호를 받지 못하면 이는 과식으로 이어지며, 결정적으로 음식을 충분히 먹었다는 사실도 인지하지 못한다.

부모 세대만 해도 매일 밤 8시간 잠을 자라는 권고를 지키기가 비교적 쉬운 편이었다. 하지만 현재 미국인의 경우 평균 6.8시간 잠을 자며, 이는 건강에 꼭 필요한 수면시간인 7시간에 미치지 못하는 수준이다. 노인의 수면시간은 더 짧은데, 이는 뇌의 문제다. 현재까지의 연구에 따르면 시상하부에 있는 작은 뇌세포 덩어리가 소위 '수면 스위치'인데, 안타깝게도 이 세포는 나이 들수록 감소한다고 한다. 과거에는 노인에게 나타나는 불면증의 원인을 제대로 알 수 없었지만, 이제는 뇌의 변화가 밀접하게 관련되어 있다는 사실이 밝혀져 70세 노인이 20세 청년보다 적게 자는 이유를 설명할 수 있다.

필자들은 수면 자체보다는 불면증에 초점을 맞추고자 한다. 사람들은 대부분 진단 가능한 수면장애로는 곤란을 겪지 않는다. 아유르베다 전통적 관점에서 볼 때, 불면증은 몸을 구성하는 세 가지 **도샤**dosha 중 하나인 **바타**Vata의 균형이 깨지기 때문이라고 설명한다. 바타는 생물의 움직임에 관련된 원소로 끊임없이 불규칙한 행동을 일으킨다. 바타의 균형이 깨지면, 사람들은 식사, 소화, 잠, 일 등 일상을 지켜내기 어렵다. 급격한 기분의 변화와 쉽게 불안해지는 현상도 바타와 관련이 있다. 아유르베다의 전통을 억지로 받아들이기보다는 바타가 마음과 몸을 연결한다고 생각하면 편할 것이다. 즉 바타의 균형이 깨지면 식욕, 기분, 에너지 모두 균형이 깨지는 것이다.

아래는 수면과 바타의 균형이 깨지는 경우를 설명한 것이다.

바타-수면 연결성
바타와 수면은 아래의 요소 때문에 균형이 깨진다. 불안, 우울 | 과로 | 늦게까지 깨어 있는 것 | 낮은 온도 | 불규칙한 식사, 영양부족 | 감정적 혼란 | 신체적 통증이나 고통 | 흥분, 동요 | 스트레스 | 걱정 | 슬픔 | 혹독한 주변 환경 | 과도한 소음

바타-수면 연결성을 잘 활용해서 먼저 밤에 숙면을 취할 수 있어야 한다. 하지만 만약 잠들기가 여전히 어렵거나, 계속 잠에서 깨어나는 불면증이 있더라도 약은 먹지 않도록 한다. 수면 보조제는 자연스러운 수면리듬을 만드는 데 도움이 되지 않기 때문이다.

그 대신에 필자들이 제시한 선택 목록을 활용하면 몸과 마음을 올바른 상태로 바꿔주어 뇌의 자연스러운 수면 스위치를 활성화할 수 있을 것이다.

제시한 목록은 평소 숙면을 취하려면 수면과 관련해 어떤 생활방식을 선택해야 하는지 그 방법을 열거한 것이다. 목록을 읽을 때는 생활방식의 다른 영역과 마찬가지로 어려운 정도와 증명된 효과를 기준으로 세 부분으로 나누었다.

| 1부 | 쉬운 선택

| 2부 | 힘든 선택

| 3부 | 실험적 선택

만약 세 가지 수준의 선택이 무엇인지 기억나지 않는다면 163~164쪽을 다시 보기 바란다. 일주일에 총 한 개의 변화를 선택하는 것이지, 여섯 영역에서 모두 하나씩 고르는 게 아니다. 하지만 수면의 경우, 선택 항목 대부분이 아주 간단하므로 한 번에 여러 개를 선택해도 좋다. 다만 무엇을 선택하든 그 선택을 지속해야 한다는 점도 기억하라.

수면의 선택 목록

현재 수면습관에서 바꿀 수 있는 쉬운 항목 중 2~5개를 선택한다.
쉬운 선택을 한 주에 하나씩 모두 적용한 후에 힘든 선택에 도전한다.

|1부| 쉬운 선택

침실을 최대한 어둡게 한다. 암막 커튼이 제일 좋다. 완전히 어둡게 만들기 어렵다면 수면안대를 사용한다.

침실을 최대한 조용하게 한다. 완전히 고요하게 할 수 없다면 소음방지 귀마개를 사용한다. 이른 아침 소음에 일찍 깰 때에도 귀마개가 유용하다.

침실을 따뜻하고 바람이 들지 않게 한다.

잠들기 전 따뜻한 물로 샤워한다.

잠들기 전 따뜻한 아몬드 우유를 한 잔 마신다.
(아몬드 우유는 칼슘이 풍부하고 수면 각성 주기를 규칙적으로 조절해주는 멜라토닌 분비를 촉진한다.)

침대 위에 앉아 10분간 명상한 뒤 바로 잠자는 자세로 눕는다.

잠들기 30분 전에는 독서나 TV 시청을 하지 않는다.

잠들기 전 가벼운 산책을 한다.

잠들기 한 시간 전에 아스피린을 복용해서 자잘한 통증을 잠재운다.

잠들기 세 시간 전부터 카페인이 든 커피나 차는 마시지 않는다.

업무 일과 후의 저녁시간에는 긴장을 푼다.

퇴근하고 집에 오면 저녁에 명상한다.

스트레스에서 벗어날 방법을 찾는다(8장 참고).

|2부	힘든 선택
잠자는 일과를 규칙적으로 만든다. 즉 매일 같은 시간에 잠들고 일어난다.
침실에서 TV를 없앤다. 침실은 잠만 자는 곳이다.
불안, 걱정, 우울의 신호에 주의를 기울인다.
일거리를 집에 가져오지 않는다.
잠들기 전에 배우자에게 메시지를 듣는다.
저녁에 술을 마시지 않는다.
더 편안한 매트리스를 산다.
|3부	실험적 선택
숙면에 좋은 전통 처방인 허브와 허브차를 시험해본다. 카밀러, 바레리안, 호프, 시계꽃, 라벤더, 카바카바가 있다. (단, 과학적으로 증명된 처방은 아니다.)
인지치료를 받아본다(251~253쪽 참고).
수면장애 치료를 받아본다.
참기름 마사지를 해본다(250~251쪽 참고).
바타 불균형을 치료하는 아유르베다 허브 치료법을 시도해본다. 처방전 없이 다양한 종류를 살 수 있다. 우편주문을 하거나 건강 식품점 에서 산다.

숙면을 취하기 위한 선택의 기술

바타 커넥션은 서양의학에서 일반적인 불면증에 대해 내리는 처방 대부분과 관련 있다. 설명이 필요한 항목은 몇 개 되지 않는다. 먼저 사람들이 간과하기 쉬운 것 중에서 침실의 밝기나 소음, 잠들기 전에야 인식하는 자잘한 통증 등이 있다. 만약 한밤중에 자주 깨거나 아침에 너무 일찍 잠에서 깨는 불면증에 시달리고 있다면, 특히 이 세 가지 항목에 가장 먼저 주의를 기울여야 한다.

나이 들수록 잠이 없어지는 현상은 바타의 균형이 깨지는 것과 관련 있으며, 아유르베다에 따르면 나이가 들수록 증가한다. 현재 항상 숙면을 취한다고, 이를 당연하게 여겨서는 안 된다. 선택 항목을 실천하면 미래에 생길 문제를 예방할 수 있다. 수면부족은 알츠하이머병을 촉발한다. 369~371쪽에서 루돌프가 연구에 참여했던 알츠하이머병과 수면의 관계에 대한 흥미로운 논의를 확인할 수 있다. 또한 나이가 들수록 수면부족은 고혈압과의 연관성도 높아진다.

마사지는 긴장을 풀어주며 배우자가 협력적이라면 잠자기 전 몇 분 동안 어깨와 목을 마사지해줄 수 있다. 아유르베다는 바타를 안정시키기 위해 참기름으로 마사지하는 **아비얀가**Abhyanga를 권한다. 간단하지만 이 특별한 마사지 방법은 좀 성가실 수도 있다. 순수한 참기름을 적당량 데운다(마사지용은 건강식품 전문점에서 구입할 수 있으며, 아시아 요리에 사용되는 짙은 색 참기름과는 다르다). 기름이 흐르지 않도록 바닥에 큰 수건을 깔고 앉아 참기름을 팔, 다리, 목, 몸에 발라 가볍게 마사지한다.

기름을 꼭 얇게 발라야 하는 것은 아니며, 아침 샤워를 한 다음 마사지하면 가장 좋다. 아비얀가는 바타의 균형을 회복하는 탁월한 치료법으로 전해지며 감기나 독감처럼 바타와 관련된 질병의 예방에도 효과적이라고 한다. 하지만 평생 지속할 습관으로 만들려면 상당한 노력이 필요한 게 사실이다.

인지치료는 오랜 기간 불면증에 시달려온 사람에게 효과적일 수 있다. 이 경우 거의 예외 없이 심리적인 원인이 있기 때문이다. 깨어 있는 상태로 침대에 마냥 누워 있는 건 불쾌하고 맥 빠지는 일이다. 그러다 보니 불면증 환자는 점점 더 좌절감을 느낀다. 에너지가 고갈되고, 부족한 잠 때문에 사고도 명료하게 할 수 없다. 인지치료는 그동안 축적된 수면부족에 얽혀 있는 수많은 부정적인 사고를 치료해줄 것이다. 다음에 나열한 정신적 상태나 행동 중에 혹시 자신에게 해당되는 사항이 있는지 알아보자.

밤이 오는 것이 두렵다. 틀림없이 잠들지 못할 것이다.	☐
침대랑 침실이 싫다.	☐
잠자지 못해서 걱정스럽다.	☐
쓸데없이 침대에 누워 뒤척이고 있다.	☐
잠들지 못하는 상황에 강박관념을 가지고 있다.	☐
부당하고 억울하게 느껴진다.	☐
불면증의 원인은 고민거리다.	☐

어쨌든 잠들지 못할 것이므로, 차라리 늦게까지 깨어 있다.	☐
독서하거나 TV를 보려고 한밤중에 일어난다.	☐

몸과 마음에 깊이 뿌리박힌 습관은 불면증을 더욱 악화시킨다. 따라서 치료사나 수면장애 전문의를 찾지 않겠다면, 혼자서 해볼 수 있는 인지단계 몇 가지를 따라 해보는 것도 좋다. 최근의 연구 결과에 따르면 가장 중요한 것은 긍정적인 사고라고 한다.

- 불면증은 대개 일시적이며 스트레스와 관련 있다. 일상에서 스트레스가 줄어들면 불면증도 사라진다.
- 불면증 환자 자신은 아니라고 생각하겠지만, 사실 밤에 잠들기도 한다.
- 렘수면(빠른 안구운동, 깊은 꿈)은 상당히 빨리 도달하는 단계로 짧은 낮잠을 잘 때도 렘수면에 들 수 있다.
- 과거의 믿음과 달리, 주말에 오래 자면 수면 빚을 갚을 수 있다.
- 짧은 수면을 취해도 뇌는 몇 시간 동안 각성 상태를 유지할 수 있다. 6시간만 자더라도 손상이 시작되기 전까지 잠시 동안은 각성하고 일하는 데 별 탈 없다.

불면증에 대한 걱정을 몰아내려면 첫째, 긍정적인 생각에 집중하자. 실제로 문제를 일으키는 현실을 인식하고, 새로운 걱정거리나 존재하지 않는 상상 속의 걱정을 하지 않도록 한다. 오늘부터 수면부족을 고착시키는 행동들을 멈추고, 문제를 해결하는 데 자신의 에너지를 쓰도록 하자. 둘째, 부당하고 억울하다는 느낌을 극복하려면 문제를 해결하기 위해 할 일의 목록을 적은 뒤, 이를 실천해보자. 셋째, 배우자가 당신이 누운 후에도 침실의 불을 켜거나 코를 골거나, 침실에서 부산스럽게 하는 등 문제를 일으키지 않도록 한다. 배우자와 따로 잘 수 없다면 배우자에게 목록을 적어주고 도움을 청한다.

불면증을 고통이 아닌 일종의 도전이라고 생각한다면 마음의 틀 자체가 바뀐다. 필자들이 제시한 해결책들은 많고, 실제로 이 방법들을 통해 불면증으로 괴로워하던 수많은 사람들이 숙면을 취할 수 있는 나름의 방법을 터득했다. 그러니 당신도 얼마든지 해낼 수 있다.

수면에 관한 주목할 만한 연구들

수면의 목적이나 기전에 대한 완벽한 설명을 내놓지 못했다는 무능함은 의학의 급소가 되었다. "수면에 관해서 의학계가 확실히 자리 잡은 기능이라면 불면증 치료다."라는 뼈 있는 농담을 보면 알 수 있다. 지금까지 수면에 관한 연구는 유전체보다 뇌에 집중되었다. 잠자는 동안 뇌 활성이 변한다는 점과 렘수면의 필요성 같은 기본적인 사실은 수십 년 전에 이미 밝혀졌다. 정상적인 수면이 악화되는 상황 자체가 뭔가 일어나고 있다는 아주 미묘한 신호라는 사실도 명확해졌다. 예를 들어 심각한 우울증을 앓고 있는 사람에게 나타나는 첫 번째 신호는 불면증이다. 환자의 불규칙한 수면을 빨리 발견해야 우울증이 심화되는 것을 막을 수 있다.

사람마다 수면리듬도 다르다. 수면과학 용어 중 수면습관이 고착된 사람을 가리키는 말로 '종달새(아침형 인간)'와 '올빼미(저녁형 인간)'가 있다. 하지만 어떻게 이런 수면습관이 형성되는지에 대해서는 알려지지 않았고, 이는 어쩌면 앞으로 후성유전학이 풍족한 성과를 올릴 수 있는 영역일지도 모른다. 이런 현상은 후성유전적 표지를 통해 유전적 성향과 경험이 만나는 지점이기 때문이다. 자연스러운 수면리듬이 무너지면 몸 전체에 광범위한 영향을 미친다. 야간 근무자는 밤낮이 뒤바뀐 상태로 자고 일어나는 부자연스러운 일과에 완벽하게 적응하지 못한다. 미국인의 경우 대략 8백6천만 명이 야간근무자이거나 야간근무를 교대로 하는 일에 종사하고 있는데, 실제로 이들은 심혈관계 질환, 당뇨병, 비만에 걸릴 위험이 평균보다 높다. 똑같은 환경이 염증반응과도 깊이 관련되므로 여기에는 강한 연결고리가 있을 수 있다.

또한 우리 사회는 너무 이른 등교시간에 대한 대가도 치르고 있다. 교사들은 중학생들이 아침 일찍 졸린 상태로 등교해서 첫째, 둘째 수업시간에는 거의 졸고 있다고 토로한다. 청소년기에는 성인기보다 더 많이 자야 한다. 대략 8~10시간을 자야 하는데, 실제로는 십대의 15%만이 8.5시간 이상 잠을 잔다는 연구 결과도 있다. 40%는 수면시간이 6시간 이하로 보고된다. 보통 청소년은 불규칙한 생활방식과 늦게까지 깨어 있는 습관이 문제이므로 예방하기는 쉽다. 청소년의 이상적인 취침시간은 오후 11시다. 그러니 등교시간이 늦춰져야만 한다. 사실 이 문제에 관해서 이미 교육자들 사이에서 전국 단위 논쟁이 시작되고 있다. 한 교육지구에서 등교시간을 한 시간 늦춘 실험을 한 결과, 중학생의 시험점수가 눈에 띄게 향상되었다.

인간이 왜 잠을 자는지 과학이 후련하게 밝혀준다면 정말 좋을 것이다. 뇌에 휴식이 필요해서일까? 잠자는 동안 뇌는 스스로 초기화하는 걸까, 아니면 손상된 세포를 치료하거나 새로운 세포를 키우는 걸까? 현재까지 증거가 가리키는 방향은 모두 제각각이다. 현대 정신의학에서 보면 꿈은 무의식 상태에 대한 위장된 메시지라는 프로이트 이론은 쓸모없어 보인다(물론 이에 대한 저항도 있지만 말이다). 현재는 꿈과 꿈에 나타나는 이미지는 근본적으로 무작위라고 여겨진다. 물론 이 역시 추측의 여지는 있다. 신경과학은 맥베스가 죄책감으로 불면에 시달린 이유를 셰익스피어만큼도 시원하게 설명해줄 수 없다. "순결한 잠이여. 우리의 근심을 달래주는 잠이여. 매일의 나날에 휴식을 주는 잠이여. 고단한 노동에 위로를 주고 상처받은 마음을 치유하는 잠이여. 삶이라는 연회의 주요리이며, 가장 영양가 있는 음식이라."

수면에 대해 이해하려면 인간의 진화에서 시작해야 한다. 따라서 아직 증명할 순 없지만, 유전자가 중요한 역할을 할 거라는 점은 분명하다. 디팩은 듀크대학교 정신의학과 교수 무랄리 도라이스와미 Murali Doraiswamy와 함께 수면에 관한 기사를 썼다. 실제 인간의 수면과는 상관없지만, 인간과 동물 수면 사이의 유전적 연결고리는 워낙 매혹적이라 기본적인 지식을 몇 가지만 설명하려 한다.

디팩과 무랄리는 아기가 하루의 대부분을 잠으로 보낸다고 지적했다. 왜 그럴까? 왜 창의적인 생각은 잠을 자거나 막 일어난 뒤에 떠오를까? "밤에는 너무 어려웠던 문제가 잠을 자고 아침에 일어났을 때 풀릴 때도 있다."는 존 스타인벡의 말처럼 말이다. 식물에도 동물의 잠과 같은 휴식기가 있을까?

수면의 역할 중 하나가 뇌에 쌓인 쓰레기를 치우기 위해서라는 점을 쥐를 이용해 증명한 최근 연구 결과로 이 수수께끼는 다시 한 번 화제를 모았다. 그러나 수면의 역할이 단지 이것뿐이라면 배뇨작용이나 배변작용처럼 우리가 깨어 있을 때 쓰레기를 치우는 역할을 할 수 있게 다른 체계가 진화하지 않았을까? 따라서 우리가 굳이 하루의 1/3이나 무의식 상태로 지내야만 하는 타당성이 부족하다.

수면의 수수께끼에 관한 통찰을 제공해줄 몇 가지 사실들을 살펴보자. 수면은 생물의 의식이 흐려지거나 없어진 상태로, 중요하지 않은 근육은 움직일 수 없다(깊은 잠에 빠지면 몸은 마비된 상태로, 팔다리를 움직일 수 없다). 태어나서부터 죽을 때까지 사람의 총 수면시간과 다양한 수면단계에 소요하는 시간은 급격하게 변한다. 아기는 15시간 또는 그 이상을 잔다. 자라면서 이 시간은 점점 줄어들어서 어린이와 청소년은 10~11시간 정도 자며, 성인은 8시간, 노인은 6시간 정도 잔다(하지만 노인들도 사실 성인처럼 8시간의 수면이 필요하다).

렘수면과 비렘수면 상태에 드는 시간도 나이가 들수록 줄어든다. 조산아는 잠자는 시간의 거의 75%가 렘수면이지만, 달이 차서 세상으로 나온 아기도 주로 밤에 8시간 정도 렘수면 상태에 든다. 성인의 경우에는 밤에 한두 시간 정도만 렘수면에 든다. 렘수면 동안 뇌는 활발하게 움직이며(감마파) 때로는 각성했을 때보다 혈류량이 더 높을 때도 있다. 과학자들은 이때 뇌가 행동이나 기억을 통합하고 저장한다고 생각한다. 그런데 각성 상태의 경험이 거의 없는 신생아가 8

시간 동안 렘수면 상태에서 무슨 꿈을 꾸는지는 현재로선 추측 말고는 할 수 있는 게 아무것도 없다.

동물은 대부분 잠을 잔다. 많은 영장류, 특히 원숭이는 인간처럼 10시간 정도 잠을 잔다. 돌고래와 다른 해양 동물도 뇌 반쪽은 각성 상태를 유지하면서 잠을 자며(반구수면) 포식자를 경계한다. 양쪽 뇌가 동시에 잠들면 익사할 수도 있다. 철새가 날아가면서 잠잘 수 있는지는 아직도 의견이 분분하다. 사람이 서서 토막잠을 자듯이, 새들도 한쪽 눈을 뜬 채로 잔다는 주장도 있다. 어떤 이유든 최소한 갇혀 있는 경우, 사자 같은 육식동물은 코끼리나 소 같은 초식동물보다 더 오래 잔다. 이런 규칙이 고기를 먹는 사람과 채소만 먹는 사람에게도 비슷하게 적용될지 어떨지는 모르겠다!

이토록 흥미로운 많은 사실들은 수면이 어떻게 사람의 유전자와 행동에 프로그램되었는지를 보여준다. 하지만 진화의 관점에서 볼 때, 수면은 분명 생존에 있어서는 매우 불리한 특성이다. 우리 선조와 다른 동물들은 잠자는 동안 무방비 상태에서 포식자로부터 생명의 위협을 받았을 것이다. 따라서 수면은 그 위험을 능가하는 이익을 안겨주어야만 한다. 이 점에 대해서는 모두가 동의한다. 어떤 동물은, 예컨대 갓 태어난 돌고래는 수면이 부족해도 2주 정도 손상 없이 살아남을 수 있다. 하지만 대부분의 동물은 체온과 신진대사가 불안정해지면서 죽음에 이른다. 인간의 경우 수면부족에서 가장 오래 생존한 기간은 2주였지만, 신체적, 정신적 손상은 이미 훨씬 전에 진행되었다. 사실 하루만 잠을 설쳐도 운전능력이 심각하게 저하된다.

마지막으로 수면은 **감정**과도 관련 있다. 희한하게도 수면부족은 사람들을 기쁘게 하고 때로는 흥분하게 만든다. 수십 년 전 의사들은 이 현상을 우울증 치료에 이용하기도 했다(사실 잘못된 전략이었다. 수면부족과 우울증 사이에는 상관관계가 있다). 비틀스의 명곡 '예스터데이'(폴 매카트니), 탄소와 벤젠의 구조(아우구스트 케쿨레), 재봉틀(일라이어스 하우) 등 수많은 창의적인 아이디어가 꿈속에서 탄생했다. 사실 꿈수면을 조절하는 화학물질인 아세틸콜린도 오토 뢰비Otto Loewi가 1921년, 이틀 밤에 걸쳐 연속적인 꿈을 꾸면서 발견했다고 한다. 첫날밤 오토는 깨어나 일기에 꿈의 내용을 적었지만, 안타깝게도 아침에 보니 읽을 수 없는 지경이었다. 하지만 다음날에는 좀 더 깨끗한 글씨로 기록할 수 있었다. 뢰비는 꿈 내용을 바탕으로 실험했으며, 이는 노벨상 수상으로 이어졌다. 루돌프도 알츠하이머병 유전자를 찾는 데 단서를 준 꿈을 꾼 적이 있다고 한다. 그의 연구실 근처 매사추세츠 종합병원 벽에 장식된 역사사진을 바탕으로 한 꿈이었다.

공통된 경험은 "헤져버린 근심의 소맷자락을 기워주는 잠"이라는, 셰익스피어의 간단한 결론에 동의할 수밖에 없게 한다. 의식 자체에 대한 완전한 이해 없이는 수면에 대한 논쟁은 항상 우리가 잠들면 떨어지는 어둠 속을 떠돌 수밖에 없다.

수면의 과학

이 시점에서 수면과학을 적용하자고 하면 "과학이라니요?"라고 반문할 수도 있다. 하지만 모든 사람에게 질 좋은 수면의 필요성을 강조하기에 충분할 만큼 수면부족에 대한 지식은 방대하다. 잠을 충분히 자지 않으면 분명 해로운 결과가 나타난다. '나는 밤잠을 7시간 이하로 자도 충분해'라고 느낄 만큼 적응했다고 착각하지 마라. 성인 인구 중 이것이 가능한 비율은 정말 손에 꼽힐 정도에 불과하다.

유전자 연관성은 어떨까? 매일의 수면리듬인 일주기 수면리듬은 섬세한 피드백 고리를 통해 움직이는 '시계' 유전자가 지탱한다. 이 시계 유전자들의 전체 네트워크는 주기활동을 보여주지만, 주기활동이 어떻게 일어나는지는 알 수 없다. 누군가가 아침형 인간이나 저녁형 인간이 되는 문제에는 시계 유전자의 특정 변이주가 연관되어 있을지도 모른다. 수면장애를 신경정신계 장애와 연결 지으려는 노력은 희귀한 수면장애와 시계 유전자 돌연변이의 관계를 밝혀내기도 했다.

후성유전학은 일주기 리듬을 조절하는 것으로 보이며, 실제로 수면장애와 밀접한 관련이 있을 수도 있다. 수면리듬의 붕괴는 알츠하이머병, 당뇨병, 비만, 심장질환, 암, 자가면역질환 등 여러 장애와 관련이 있으며, 수면조절과 관련해서 더 많은 후성유전학 연구가 이루어져야 한다.

물론 진전도 있다. 특별한 시계 유전자인 CLK는 인간 수면주기의 주요 조절자로서, 후성유전적 변형을 이용해서 다른 일주기 리듬(수면주기) 유전자의 스위치를 켜거나 끈다. 수백 개의 유전자가 다양한 활동의 24시간 주기를 따르며, 이 수많은 유전자가 우리의 수면주기와 건강에 영향을 미친다. 후성유전자가 수면주기 유전자의 활성을 변형시킨다고 알려졌으므로, 후성유전자에 영향을 미치는 다양한

생활방식의 변화는 우리의 수면주기에도 영향을 미친다는 결론이
나온다.

어떤 생활방식이나 경험, 노출이 규칙적인 수면 또는 수면부족을
유도하는지 알아야 한다. 적어도 스트레스가 수면부족에 관련되어
있다는 건 확실하다. 앞에서 스트레스가 질병을 일으키는 후성유전
적 변화의 주범이라고 설명한 바 있다. 하지만 여기서는 닭이 먼저
냐, 달걀이 먼저냐의 문제다. 수면부족은 스트레스를 야기하고, 스트
레스 또한 수면부족을 유도하기 때문이다. 그래도 후성유전적 지식
은 아직 유효하다.

불면증을 치료하기 위한 필자들의 권고사항은 수면의 질을 높여
주므로, 현재 잠을 잘 자는 사람에게도 유용할 것이다. 뇌의 수면 스
위치는 반대작용을 하는 두 가지 활동, 즉 각성과 휴식으로 조작된
다. 각성은 우리를 깨어 있게 하고 잠들어 있는 우리를 깨어나게 한
다. 한밤중에 시끄러운 소리에 잠을 깼다면, 그게 바로 **각성**이다. 눈
에 밝은 빛을 비추거나 수도꼭지에서 물 떨어지는 소리에 깨는 것도
각성이다.

이런 외부자극은 조금만 노력하면 없앨 수 있지만, **내적 각성**은 좀
더 미묘한 문제로 다루기가 훨씬 어렵다. 만약 걱정거리 때문에 밤에
잠들지 못한다면 그 상태가 바로 내적 각성이다. 뇌가 걱정을 털어버
리지 못해 그것에 관해 계속 생각하려고 휴식을 거부하는 것이다. 신
체적인 현상이 내적 각성을 촉발하기도 하는데, 예컨대 한밤중에 통
증이나 소변 때문에 잠에서 깨는 경우다. 이때는 바타 커넥션이 유용
하다. 아유르베다는 몸과 마음이 함께 일하는 것을 당연하게 여기며,

특히 수면의 경우는 더욱 그렇다.

서양의학의 관점에서 볼 때, 각성의 촉발은 뇌의 피드백 고리에 너무 많은 신호를 보내는 것이다. 걱정, 불안, 우울이 꼬리에 꼬리를 물고 이어지는 순환고리를 깨트리지 못하면 똑같은 생각이 집요하게 맴돌면서 뇌가 주의를 기울여야 할 다른 신호, 즉 수면신호를 방해하게 된다. 따라서 잠들기 전에는 마음을 지나치게 자극하는 것을 피하라는 아유르베다의 충고는 인간의 생리에 잘 들어맞는 타당한 충고다. 자극은 각성을 부른다. 만약 근심이나 부정적인 사고에 익숙해져서 뇌의 수면 스위치가 그쪽으로 연결되었다면 특히나 더 그렇다.

각성의 반대는 **휴식**으로 현대인은 대개 하루의 마지막에 휴식을 취한다. 휴식을 위한 시간을 일부러 마련하기보다 일하고 시간이 남으면 휴식하는 식이다. 고차원 기능을 담당하는 뇌가 계속 움직이도록 하려면 새로운 모델이 필요하다. 우리의 휴식을 방해하는, 더욱 강한 자극을 추구하는 성향을 억누르려면 어떻게 해야 할까?

신뢰할 만한 뇌 모델로는 하버드 출신 정신과 의사이자 신경과학자인 다니엘 시겔Daniel Siegel이 주장한 모델이 있다. 시겔은 현재 UCLA 의과대학교에서 인간의 감정과 정신 상태에 관한 신경생물학 연구를 하고 있다. 필자들은 전작인《슈퍼뇌》에서, 뇌는 하루 활동에 관한 전체 '메뉴'가 필요하다는 시겔의 근본적인 통찰을 지지했다. 이 주제에 관해서는 전작의 해당 장 전체를 읽어보기 바란다. 아무튼 필자들은 세 가지 선택 항목을 강조하려 한다. 너무 많은 사람이 내면의 시간, 한가한 시간, 놀이시간을 빼앗기고 있다.

명상에 관한 장에서 매일 **내면의 시간**을 가지라고 말한 바 있다. 단어에서 알 수 있듯이, 이 시간은 자신의 내면에 파고들어 고요하고 가장 평화로운 그리고 가장 깊은 마음속을 탐험하는 시간이다. **한가한 시간**은 일과 의무는 생각하지 않고, 그저 잠시 '느긋하게 쉬는' 시간이다. 잔디밭에 누워 구름을 바라보는 시간이 가장 이상적인 한가한 시간이다. **놀이시간**은 설명이 필요 없다. 하지만 매일 장난치고 웃고 재미있게 즐기는 시간을 갖는 사람이 얼마나 될까? 시겔의 연구 결과는 이렇게 간과한 뇌활동을 포함하면 심리치료를 받는 환자에게 어마어마한 치유력을 발휘하게 될 거라고 말한다. 완전하고 충만한 삶에 꼭 필요한 활동이 부족하므로 이 환자들의 뇌는 제대로 움직이지 않는다. 이 활동은 정상적인 기분과 감정을 느끼는 데도 반드시 필요하다.

과도한 자극이 후성유전적 변화와 염증반응을 일으키는 건 시간 문제다. 과학이 부족한 부분을 만회해주기를 막연히 기다리기보다는 먼저 스스로의 일상을 돌아보라. 하루가 끝날 때쯤 탈진한 상태라면, 휴식을 취할 여유도 없이 온종일 달렸다면, 그저 존재한다는 사실만으로는 웃거나 즐거울 수 없다면 특히나 이런 신호에 주의를 기울여야 한다. 수면의 수수께끼는 아직 풀리지 않았지만 휴식의 이점과 과잉자극의 위험성은 명확하다. 각성에서 먼 곳으로 균형점을 움직이는 순간, 뇌는 자연스러운 균형 상태로 되돌아가고 수면은 저절로 개선될 것이다.

12장 | 행복을 강화하는 감정을 추구하라

 우리는 모두 만족스럽고 즐겁고 행복하기를 바라지만, 안타깝게도 살아 있다는 사실 하나만으로 감사하고 행복하게 느끼기는 어려운 세상이다. 여기서 살펴볼 감정을 잘 조절하는 노력은 나아가 유전자에 새겨져 당신의 미래를 더욱 행복하게 바꿔줄지 모른다.

감정이라는 주제는 방대하지만 누구에게나 참인 사실은 딱 하나다. 가장 바람직한 감정 상태는 기쁨이라는 것. 기쁨은 정신적인 상태지만, 실제로 우리의 기분은 몸에 매우 깊은 영향을 미친다. 화학물질이 모든 세포에 우리가 어떤 기분인지를 전달하기 때문이다. 따라서 세포는 자신만의 방식으로 기뻐하거나 슬퍼하고, 혼란스러워하거나 만족스럽고, 즐거워하거나 절망할 수 있다. 슈퍼유전자가 이 사실을 확인해준다. 두려움으로 배가 팽팽해졌다면 뇌장 축이 우리의 기분을 살펴보는 중이고, 우울증이 한 가족에게 대를 이어 나타난다면 후성유전적 표지가 연관되어 있을 수 있다. 사람들 중 80%가 자신은 행복하다고 말하지만 다른 조사를 살펴보면 30%만이 정말로 행복한 상태이며, 사람들의 우울증, 불안, 스트레스 비율은 점점 더 높아지고 있다.

'행복 유전자'가 발견될 가능성은 거의 없다. 신유전학은 암처럼 복잡한 질병에는 수백 개의 독립된 유전적 돌연변이가 얽혀 있음을 밝혀냈다. 그리고 감정은 그 어떤 질병보다도 훨씬 더 복잡하다. 그런데 굳이 행복 유전자를 찾아낼 필요는 없다. 그 대신에 슈퍼유전자가 긍정적인 결과물을 만들 것이라 믿으면서 가능한 한 긍정적인 반응을 입력해주자. 과학이 행복을 만드는 복잡한 유전자 활성의 연관성을 밝히는 데는 수십 년이 걸릴지도 모른다. 그 사이에 슈퍼유전자는 삶이 우리에게 가져다줄 모든 것을 선사할 것이다.

슈퍼유전자에 좋은, 행복을 강화하는 12가지 입력반응
명상 I 사랑과 애정 I 만족스러운 업무 I 창의적인 배출 수단 I 취미 I 성공 I 타인에게서 인정받는 일 I 봉사 I 건강한 음식, 물, 공기 I 장기적인 목표 세우기 I 체력 I 스트레스 없는 규칙적인 일상

이런 삶을 영위하는 사람이 행복하지 않을 리 없다. 마찬가지로 슈퍼유전자가 부정적으로 해석할 만한 일은 피해야 한다.

슈퍼유전자에 나쁜, 행복을 파괴하는 14가지 입력반응
스트레스 I 해로운 관계 I 지루하고 불만족스러운 업무 I 무시당하고 당연시되는 것 I 온종일 지속되는 산만함 I 정적인 습관 I 부정적인 믿음, 비관주의 I 술, 담배, 마약 I 배부른데도 계속 먹는 행동 I 가공식품과 패스트푸드 I 신체의 질병, 특히 통증이 있는 병 I 불안과 걱정 I 우울증 I 불행한 친구들

경험의 양면은 항상 우리 인간의 관심을 끌기 위해 경쟁한다. 사람들은 대부분 부정적인 경험이 남긴 치유하기 힘든 상처를 안고 있다. 긍정적인 반응을 입력하는 일은 확실히 도움이 될 것이다. 어린 시절 사랑받지 못한 아이였다면 어른이 되어 충만히 사랑받는 경험을 하게 되면 큰 변화를 가져온다. 하지만 행복은 생명공학으로 만들 수 있는 것이 아니다. 이 책을 끝까지 읽은 후에도 의식과 유전체, 감정의 비밀은 여전히 수수께끼로 남을 것이다. 그럼에도 불구하고 이 책에서 제안하는 생활방식은 모두 선택해볼 만한 가치가 있다. 정말이다. 분명 슈퍼유전자를 활성화할 것이다.

필자들이 제시하는 목록은 행복한 감정을 느끼며 살아가기 위한 생활방식을 선택하는 방법을 열거한 것이다. 목록을 읽을 때는 생활방식의 다른 영역과 마찬가지로 어려운 정도와 증명된 효과를 기준으로 세 부분으로 나누었다.

| 1부 | 쉬운 선택
| 2부 | 힘든 선택
| 3부 | 실험적 선택

만약 세 가지 수준의 선택이 무엇인지 기억나지 않는다면 163~164쪽을 다시 보기 바란다. 일주일에 총 한 개의 변화를 선택하는 것이지, 여섯 영역에서 모두 하나씩 고르는 것이 아니다. 무엇을 선택하든 그 선택은 지속해야 한다는 점도 기억하라.

감정의 선택 목록

현재 감정과 관련된 생활방식에서 바꿀 수 있는 쉬운 항목 중 2~5개를 선택한다.
쉬운 선택을 한 주에 하나씩 모두 적용한 후에 힘든 선택에 도전한다.

|1부| 쉬운 선택

나를 행복하게 만드는 특별한 것 다섯 가지를 적어본다. 매일 의식적으로 다섯 가지 중 하나를 실천한다.

하루 한 가지씩 감사하는 마음을 표현한다.

매일 한 사람에게 감사를 표현한다.

행복한 사람과 지내는 시간을 늘리고, 불행한 사람과 지내는 시간은 줄인다.

식사 시간에는 '좋은 뉴스만'이라는 규칙을 지킨다.

밤에 잠들기 전에 잠시 그날 있었던 좋은 일을 마음속으로 되새겨본다.

매주 배우자와 데이트 날을 정해 지킨다.

매주 다른 사람을 행복하게 해주는 일을 한 가지씩 실천한다.

여가시간을 창의적으로 보내라. TV 시청이나 인터넷 서핑이 아닌 좀 더 창의적인 일을 한다.

|2부| 힘든 선택

가치 있는 장기 목표를 세우고 이루기 위해 힘쓴다. 가장 좋은 목표는 평생에 걸쳐 노력해야 하는 목표다(270~273쪽 참고).

열정을 쏟을 뭔가를 찾는다.

언론의 나쁜 뉴스에 노출될 기회를 차단한다. 뉴스 프로그램은 하나만 시청하고 온라인뉴스도 하나만 본다.

2부 - 진정한 행복은 현명한 생활방식에서

긍정적인 입력과 부정적인 입력 목록을 매일 활용한다(264쪽 참고).
불행하다고 느끼게 되는 상황에 처했다면 될 수 있는 한 빨리 벗어나라.
자신의 부정적인 감정을 타인에게 전가하지 마라. 그 대신 공감과 연민을 얻도록 한다.
매일 다른 사람을 행복하게 해주는 일을 한 가지씩 실천한다.
화가 나 있거나 열 받은 상태가 아니라 마음이 안정된 뒤 부정적인 감정을 다루는 법을 배운다.
|3부| 실험적 선택
고결한 삶을 향한 개인적인 목표를 적는다.
자신에게 해로운 습관을 하나 찾아 이를 극복할 계획을 세운다.
가장 행복했던 과거의 시간을 탐색해보고 그 경험에서 교훈을 얻는다.
감성지능을 높이는 일을 시작한다(279~291쪽 참고).

행복해지기 위한 감정 선택의 기술

행복은 기쁨에 달렸지만 대부분의 사람들은 이 둘을 서로 연결하지 못하고, 감정이 멋대로 흘러 다니도록 방치하는 편이다. 디팩은 최근 50대 후반의 여성과 상담을 했는데, 그녀는 평생 나쁜 음식은 입에 대지 않으려 조심하면서 살아왔다고 했다. 또한 규칙적으로 운동하고, 자기 사업을 경영하는 성공한 사람이었으며, 자신의 일을 사랑했다. 그럼에도 불구하고 그녀는 항상 통증과 고통, 만성적인 불면증, 탈진한 기분, 가벼운 우울증에 시달렸다. 왜일까?

이 여성의 삶에 관해 상세히 듣는 데 30분 정도가 걸렸으며, 디팩은 불면증에 대해 간단한 질문을 했다. 그녀의 모든 문제는 밤에 잠을 충분히 못 자기 때문이 틀림없었다.

"잠을 잘 자려고 어떤 노력을 했습니까?"라고 디팩은 물었다.

"아무것도 안 했어요." 그녀가 대답했다. 이미 남편은 코를 골고, 새벽에는 개가 침대에 뛰어 올라와 잠을 깨우며, 바깥의 작은 소음에 민감하다고 말한 그녀였다. 이에 디팩은 간단한 방법을 몇 가지 알려주었지만, 그녀는 거의 귀담아 듣지 않았다.

"잠깐만요, 당신 스스로를 돌보는 일이 중요하지 않나요?" 디팩이 묻자, 그녀가 고개를 숙였다.

"제가 그런 걸 잘 못 해요."

"하지만 다른 일은 아주 꼼꼼하게 챙기지 않습니까, 예컨대 식사 같은 거요."

그녀는 죄책감을 보였다. "그건 가족을 위한 거예요. 안 그러면 아무거나 먹을 테니까요."

이 대답으로 마침내 퍼즐이 완성됐다. 그녀는 자신을 제외한 다른 모든 사람의 행복을 위해 짐을 짊어지는 사람이었다. 그녀의 행복에는 자기희생이 얽혀 있었던 것이다. 문제는 이러한 생활을 너무 오랫동안 끌어왔다는 점이었다. 그녀는 자기 자신은 잊어버린 채 좋은 아내, 훌륭한 엄마라는 역할에만 몰두한 나머지 엄청난 스트레스를 짊어져왔던 것이다.

이러한 그녀에게 장기적인 해결책은 적용하기 어려웠다. 일단 가장 빠른 해결책은 불면증을 해결하는 것이었다. 그녀는 자신의 행복이 중요하다고 스스로 믿는 법부터 다시 배워야 했다. 그녀는 자신의 감정이 흘러가버리도록 방치했고, 따라서 진정한 행복에도 이르지 못했다. 그로 인해 훌륭한 결혼생활과 성공한 사회생활은 흔들렸고, 그녀가 그토록 주의 깊게 설계한 긍정적인 생활방식마저 흔들리고 있었다.

상당수의 사람들이 삶의 고통을 적극적으로 바꾸려 하는 대신에 그저 받아들인다. 쉬운 선택 항목에서 우리를 행복하게 만드는 일은 무엇인가에 대해 생각하고, 매일 특별한 것을 생각하도록 초점을 맞춘 것도 그런 이유에서다. 예를 들어 타인에게 감사하는 일이 어떤 것인지는 경험해봐야 알 수 있다. 감사는 사랑과 같이 이론적으로 설명할 수 있는 감정이 아니기 때문이다. 일단 실제 감정이 뇌에 새겨져야 하며, 그런 후에야 마음-몸 피드백 고리도 가공할 만한 힘을 발휘할 수 있다.

잠들기 전에 하루 동안 있었던 일 중 좋았던 기억을 되새기면, 긍정적인 경험을 강화하게 된다. 의식적으로 스스로에게 상기시키면서 뇌를 재훈련하는 작업이다. 일종의 필터링이 일어나는 과정으로, 강화하고 싶은 것만 선택하고, 지루하고 상관없는 그리고 부정적인 것은 걸러낸다. 일단 습관이 되면 현실에서 일어나는 긍정적인 변화를 경험하게 된다. 그동안 얼마나 많은 일을 간과하거나 당연하게 여겼는지 깨닫고 놀랄 것이다. 삶은 그 자체로 좋은 것이 아니라, 우리가 반응해야 비로소 좋은 것이 된다.

힘든 선택에서는 우리의 내면을 행복하게 만드는 일에 대해 더 깊이 탐색한다. 소비지향 주의만이 행복해지는 길이라고 언론은 무차별적인 공세로 우리를 세뇌하고 있는 반면에, 내면의 상태라는 올바른 행복의 방향을 가리키는 메시지는 거의 찾아보기 힘들다. 그렇기에 우리는 의식적으로 선택해야 한다. 아무도 여러분 대신에 이 일을 해주지 않는다. 오직 자기 자신만이 24시간 내내 부정적인 뉴스의 홍수 속에서 스스로를 건져낼 수 있다. 오직 자신만이 열정을 쏟을 대상을 찾아낼 수 있다.

잘 의식하지 못했겠지만 수년간 비극, 재앙, 낙심, 좌절감으로 가득 찬 기억과 경험으로 마음이 어지러웠을 것이다. 베다(고대 인도의 지혜에 관한 문헌) 전통에서는 이런 기억이 **치트 아카사**Chit Akasha[22]에 머무르며, 우리는 **치트**Chit, 즉 의식 안에 '나'라는 자아를 짓는다고 말한다. 객관적이며 비개인적인 생각, 기억, 경험은 따로 존재하지 않으며, 따라서 자아가 없다. 수십억 모래알로 만들어진 모래성처럼, 삶의 바람은 경험의 낱알을 실어와 치트 아카사에 쌓으며 이것은 '나'의 일부분을 이룬다. 모래성은 바람에 날려 오는 온갖 잔해를 받아들이는 수동적인 수집가일 뿐이지만, 부정적인 반응을 구성하는 경험에 노출되지 않게 선택할 수는 있다(264쪽 목록 참고).

가치 있는 목표
매일의 선택 항목 중에서 가장 가치 있는 선택은 아무래도 긍정적인

22_ 문자 그대로 '마음 공간'이란 뜻이다.

입력과 부정적인 입력 목록을 잘 활용하라는 권고다. 긍정적인 항목은 극대화하고 부정적인 항목은 극소화하라고 스스로에게 상기시키는 행동은 큰 도움이 된다. 행복해지는 데 삶의 중점을 둔다면, 오랫동안 충족감을 느낄 만한 가치 있는 목표를 세우는 게 가장 중요하다. 모든 단계마다 자신의 존재 의미와 목적을 덧붙이며 수년 동안 노력해야 성취할 수 있는 목표에는 순간적인 즐거움이 거의 영향을 미치지 못한다.

여러분의 가치 있는 목표는 무엇인가? 이는 저마다 독특하고도 중요한 결정이다. 어떤 사람은 자녀를 잘 키우는 일에 깊은 만족감을 느끼기도 하고, 어떤 사람은 자선을 베푸는 데 열정을 느끼기도 한다. 고양된 의식 상태에 도달하겠다는 고결한 목표가 있는가 하면, 가족 회사를 설립하겠다는 아주 실질적인 목표도 있다. 한 번에 모든 결정을 내릴 필요는 없다. 목표는 진화할 수 있고 또 진화해야만 한다. 우리를 오랫동안 지탱해줄 수 있는 목표를 찾으려면 자아를 인식해야 한다. 오래 지속할 수 있는 행복은 내가 누구인지, 여기서 무엇을 해야 하는지를 알고 있는가에 달려 있다.

누구도 세상 모든 것이 될 순 없다. 인도에서는 추구하면 삶이 번영하도록 도와주는 것을 **다르마**Dharma라고 부른다. 다르마는 '유지하다'라는 뜻을 가진 단어에 어원을 두고 있다. 다르마를 찾으면 온 우주가 그를 도와준다고 믿는다. 하지만 우리는 우리 자신의 힘으로 이 이론을 검증해야만 한다. 인도의 전통에서는 다르마를 찾는 선택이 부모의 직업으로 제한된다. 다행히도 현대인에게는 다르마를 스스로 찾을 수 있는 자유가 있다. 원칙은 똑같다. 내면의 충족감을 따라가면 길은 평탄해진다. 반대의 길은 행복에 가치를 두지 않으므로 충만감이 부족해도 거기서 만족할 수밖에 없다. 하지만 불만은 더 많은 불만을 끌어당기므로 여기에 만족하는 사람은 결국 삶에서 제대로 지지를 받을 수 없을 것이다.

다르마는 더 작은 부분으로 나눌 수 있다. 지금 해보자. 자신에게 가치 있는 목표를 떠올려본다. 예를 들어 필자 중 디팩의 목표는 '서비스'다. 서비스는 포괄적 용어, 즉 작고 특별한 것들을 모두 끌어안은 하나의 단어 혹은 구절이다. 서비스는 자신의 시간을 타인에게 대가 없이 투자하고, 타인에게 무엇이 필요할지 생각하고, 다른 사람의 문제에 공감해주고, 이타적으로 행동하는 등의 개념을 포괄한다. 그런데 또 다른 필자인 루돌프의 포괄적 용어는 '긍정적인 변화'다. 루돌프가 왔을 때보다 떠날 때 더 건강하고 행복한 행성이 되도록 하는 것이다. 당신의 포괄적 용어는 무엇인지 생각해보라. 영감을 주는 수많은 가능성 중에서는 다음과 같은 것들이 있다.

- 모두를 위한 사랑과 열정
- 평화를 가져오고 폭력을 없애는 일
- 교육환경을 개선해서 무지를 없애는 일
- 창의성을 추구하는 일
- 약자와 빈곤층을 돕는 일
- 문화와 전통을 잇는 일
- 많은 영역의 탐험과 발견
- 타인을 재단하지 않고 돕는 일

대부분 사람은 위의 영역에서 가치 있는 목표를 찾을 수 있다. 평생 가지고 있어야 한다는 부담을 버리고 목표를 선택해보자. 조용히 앉아 자신에게 집중한다. 숨을 깊게 들이마시고, 내쉰다. 한 번 더, 숨을 깊게 마시고, 내쉰다. 세 번째 호흡을 한다. 마시고, 내쉰다.

고요하고 집중한 상태에서 성취하고 싶은 목표에 대해 생각해본다. 예컨대 서비스를 하고 싶다고 해볼 수도 있다. 목표를 생각한 후 스스로에게 다음의 질문을 해보자.

- 아주 적은 시간만 투자하고 있지만, 이미 이 목표를 실천하면서 살고 있지 않은가?
- 이 활동이 정말 즐거운가?
- 쉽고 자연스럽게 느껴지는가?
- 에너지를 빼앗기는 느낌인가, 아니면 활기차게 느껴지는가?
- 내가 본받고 싶었던 사람이 됐다고 느끼게 해주는가?
- 이 목표를 추구할 수 있는 상황에 있는가?
- 이 활동이 나를 성장시키리라는 느낌이 있는가?

가장 큰 행복인 다르마에 이르는 길을 찾을 때 이상의 일곱 가지 질문은 중요하다. 만약 위 질문에 '네'라고 대답할 수 있다면 성공의 길로 들어선 것이다. 배워야 할 지식과 익혀야 할 기술이 더 있겠지만, 이것만으로도 아주 귀중한 일을 해낸 것이다. 이는 실제 존재하는 성공을 만들어낸 것이고, 오늘과 내일, 머지않은 미래에 당신을 번창하게 해줄 것이다.

감정에 관한 주목할 만한 연구들

신유전학은 적절한 시기에 잘 나타났다. 심리학적 관점에서 볼 때, 행복이 교차로에 서 있는 시점이기 때문이다. 과학으로서 심리학과 정신의학은 정신장애를 치료하는 데 대부분의 역사를 바쳐왔다. 소위 불행을 치료해왔다고 말할 수 있겠다. 혹시 긍정심리학에 대해 들어본 적이 있는가. 언뜻 제목만 보면 상당히 희망적이다. 하지만 긍정심리학의 연구 결과를 살펴보면 꽤나 비관적이다. 여기에는 다음과 같은 결과가 포함된다.

- 사람들은 무엇이 자신을 행복하게 하는지 예측하지 못한다. 더 많은 돈을 벌어도, 더 큰 집, 새 배우자, 더 좋은 직업을 갖더라도 원하던 대로 행복해지지 않는다.
- 행복은 우연이며 단기간만 존재한다. 하늘에서 낙하하는 경험은 잠시 우리를 행복하게 만들지만, 곧 사라지거나 익숙해지고 금방 지루해진다.
- 영원한 행복이란 그저 환상에 불과하다. 행운이 따르고 거의 모든 것을 가진 사람도 정상 상태에 도달했다는 만족감을 얻을지는 몰라도 항상 행복하지는 않다.
- 내면의 행복을 느낄 수 있는 세트포인트가 있는데, 이는 일시적으로만 바꿀 수 있다. 긍정적이든 부정적이든, 어떤 강렬한 경험을 해도 여섯 달 후에는 자신의 세트포인트로 되돌아온다. 이를 바꾸려는 노력은 대개 소용없는 일이다.

참으로 맥 빠지는 결론이지만, 그나마 다행인 것은 잠정적인 결론이라는 점이다. 인간의 본성은 너무나 복잡해서 몇 가지 융통성 없는 규칙으로 설명하기 어렵다. 긍정심리학의 한 가지 장점이라면 행복이 노력하면 얻을 수 있는 평균적인 목표라고 말한다는 점이다. 행복하거나 불행한 정상 상태로 되돌려놓는 감정적 세트포인트에 상관없이, 행복의 40%는 자신의 선택에 따라 결정된다고 한다.

후성유전학의 새로운 지식과 경험이 유전자에 어떻게 새겨지는지, 부모님과 조부모님의 후성유전자가 우리에게 어떤 영향을 미치는지가 반영되지 않았으므로, 이 수치는 너무 낮다고 생각한다. 더군다나 장내 미생물군이 행복에 어떻게 관여하는지에 대해서는 아직 연구가 제대로 이루어지지 않았지만, 뇌와 장이 서로 긴밀한 커넥션을 유지하며, 계속해서 방대한 양의 정보가 뇌에 전달되고 있다는 점은 밝혀졌다.

앞서 우리는 스트레스가 해로운 후성유전적 변형을 일으키는 과정을 설명했다. 두려움도 후성유전적 변형을 일으킨다. 때로 공포증이 있는 사람은 무력하게 몸을 마비시키는 극심한 공포반응을 일으킨다. 공황 상태를 일으키는 것은 거미, 높은 곳, 개방된 공간, 숫자 13 등 무엇이든 상관없다. 공포증을 만들어내는 것은 뇌의 반응이다. 최근의 연구 결과는 공포반응을 유전자 활성화 수준으로 설명할 수 있다고 주장한다. 호주 연구팀은 사람이 공포에 압도되는 기분을 느낄 때 변형되는 포유류 유전자를 밝혀냈다. 암처럼 복잡한 질병과 마찬가지로 이 기전 또한 상당히 복잡하다. 쥐를 대상으로 불안을 일으키는 상황에서 실험한 결과, 거의 36개에 가까운 독립된 유전자가 후성유전적 변형을 일으켰다. 이 연구와 다른 연구에 따르면 인간의 공포반응을 통제하는 유전자를 발견한 셈이다. 이 유전자들이 공포증을 완화하는 치료의 목표 유전자가 될까? 앞으로 두고 보면 알게 될 터이다.

한편으로는 긍정적인 감정, 특히 사랑도 유전자 활성을 변화시킨다. 동물의 왕국에서는 늑대, 프렌치 에인젤피시, 장내 기생충까지 많은 종들이 평생 짝짓기를 한다. 이 중에 아주 작은 초원들쥐가 있는데, 이들은 짝짓기를 할 때 유전자 활성이 변화해서 한 번에 한 상대하고만 짝짓기를 한다고 한다.

일부일처를 선호하는 종은 인간도 그렇지만, 함께 집을 짓고 부모로서 양육책임을 나눈다. '사랑 호르몬'으로 불리는 특별한 신경화학물질인 **옥시토신**oxytocin이 일부일처와 관련 있는 것으로 밝혀졌다. 초원들쥐가 짝짓기하면 유전자 활성이 높아지면서 뇌에 단백질이 생산되며, 이 단백질은 신경세포 표면에 삽입되어 옥시토신 수용체로 작용한다. 이 수용체는 신경화학물질과 결합해서 그 효과를 세포에 전달한다. 즉 옥시토신의 양과는 상관없이 더 많은 수용체를 만들면 옥시토신과 더 많이 결합할 수 있으며, 따라서 신경세포회로에 더 큰 영향을 미칠 수 있다.

초원들쥐의 짝짓기 행동은 유전자 활성도를 변화시켜 이 과정을 유도한다. 이후의 연구는 후성유전자가 수컷의 행동에 중요한 역할을 한다는 점을 밝혀냈다. 옥시토신 수용체 유전자뿐만 아니라 또 다른 신경화학물질인 바소프레신vasopressin 수용체 유전자도 활성이 높아지면서 더 많은 수용체를 생산한 것이다. 바소프레신은 수컷 초원들쥐를 암컷과 더 오래 지내도록 만들며, 다른 수컷으로부터 더 공격적으로 보호하도록 한다. 그런데 약을 사용해서 인공적으로 유전자 스위치를 켰을 때, 초원들쥐는 유전적 변화나 일부일처 행동을 보여주지 않았다. 수컷 초원들쥐의 행동을 인공적으로 유도하려면, 약을 주입하기 전에 암컷과 한 우리에 6시간을 함께 둬야 한다. 이 연구가 암시하는 바는 실로 심오하다. 뇌가 옥시토신 같은 호르몬을 이용해 일방적으로 행동을 지시하는 게 아니라, 적절한 행동이 적재적소에 존재해야 함을 밝혀준 셈이다.

인간은 사랑을 하지만 동물은 유대감을 형성한다. 두 행동은 감정적인 면에서 다르지만, 적어도 후성유전자는 두 행동에 모두 중요한 역할을 하지 않을까? 초원들쥐의 옥시토신 수용체 유전자는 유전자에 붙어 있는 메틸기가 제거되면서 스위치가 켜졌다. 이는 일부일처에 대한 욕망으로 이어지며, 내분비학자는 인간의 경우 어머니와 갓난아기 사이의 사랑에 해당된다고 설명한다. 이와 반대로 옥시토신 수용체 유전자에 메틸기 표지가 너무 많으면 유전자 스위치가 꺼지면서 인간의 경우 자폐증이 나타난다(덧붙여서 옥시토신 수용체 유전자의 특정 돌연변이 중에는 자폐증과 관련 있는 돌연변이도 있다). 대체로 후성유전자는 옥시토신 수용체에 큰 영향을 미치며, 초원들쥐가 제공하는 단서가 사람의 행동에도 해당된다면 옥시토신은 인간의 일부일처 행동을 조절할 것이다.

해로하는 짝짓기는 절대로 인간의 짝짓기 행동에 의해 유전적으로 유도될 수 없다. 하지만 유전자 수준에서 뭔가 연결점이 존재하지 않을까? 어쩌면 초원들쥐처럼 처음에는 서로를 알아가는 단계가 필요할지도 모른다. 옥시토신과 바소프레신은 사람들이 배우자와 짝을 짓고 사랑을 느끼는 데 필요한 호르몬이라고 많은 신경과학자들이 인정한다. 특정 신경화학물질은 보상으로 즐거움을 느끼는 뇌 영역을 자극하며, 이는 더 많은 보상을 원하는 욕망을 만들어낸다. 이 기전은 코카인이 일으키는 기전과 관련 있는데, 코카인은 도파민 수용체를 자극해서 코카인 중독을 일으킨다.

어떤 사람은 자신이 사랑에 중독되었다고 표현하기도 한다. 옥시토신의 화학적 효과 외에도 즐거운 기분을 상기하고 추구하는 옥시토신 보상중추는 사랑에 중독되게 할 수도 있다.

그러나 여러 형태를 가진 즐거움과 행복은 다르다. 배고픈 동물에게 음식을 주면 잘 먹을 테고, 이때 동물의 뇌를 스캔해보면 쾌락중추가 활성화되는 현상을 관찰할 수 있다. 하지만 인간의 경우는 감정적 반응이 얽혀 이러한 문제를 복잡하게 만들어버린다. 짜증이 난 두 살배기는 정말 완강한 태도로 식사를 거부하기도 한다. 레스토랑에서 유독 까다롭게 메뉴를 고르는 사람도 있고, 슬프거나 정신이 산만해지거나, 화가 나거나 걱정되고 좌절을 느끼는 등 기분에 따라 인간은 아무리 배가 고파도 음식 먹기를 거부할 수 있다. 인간의 반응은 화학적 메시지에 의존하지만, 이런 메시지들이 너무나 많다 보니 행복에 대한 단순한 화학공식은 아직 누구도 찾아내지 못했다. 인간은 자극 X에 대해 상상할 수 있는 온갖 종류의 반응을 보일 수 있는 유일한 동물이다. 뇌 화학물질은 마음을 위해 봉사하는 것이지, 그 반대로는 작용하지 않는다.

감정과 행복의 과학

행복은 유전학 연구의 최신 영역이지만, 윤리적인 이유 때문에라도 실험대상인 인간을 극단적인 감정으로 몰아갈 순 없기에 한계가 있다. 이 책에서 제시한 선택 목록들은 현재 최고의 과학지식에 근거한 것이다. 긍정적인 태도를 가져야 하며, 아마 다른 생활방식 영역의 선택사항을 모두 실천한다면 감정 상태가 나아질 것이다. 생활방식을 바꿔도 더 행복하지 않다면 오래 실천할 수 없다.

다시 감정의 수수께끼로 돌아와서, 사람은 동물과 달리 그저 즐거움을 느낀다고 해서 행복해지지는 않는다. 그렇다면 무엇이 더 있어야 할까? 20여 년 전 새로운 종류의 지능인 EQ, 즉 감성지능지수가 발견되면서 IQ 대신 EQ가 대유행했다. 감정을 지능적으로 다룰 수 있는 능력과 IQ는 별개다. 감성지능의 중요성을 강조한 책이 베스트셀러가 되기도 했지만 합의된 기준은 없었다. 감성지능을 측정하는 검사 중 가장 널리 사용된 검사법을 사용해서 기업 리더 111인을 검사한 결과, 사원이 리더에 대해 내린 평가와는 전혀 상관관계가 없었다. 즉 EQ와 뛰어난 리더십 또는 한 분야에서 우월성과의 연관성은 공중으로 붕 떠버리고 말았다.

우리는 감성지능과 행복에 대해 더 강도 높은 논의가 필요하다고 본다. 다음에 정리한 바람직한 감정 특성을 살펴보자.

EQ가 높은 사람의 7가지 습관
1. 충동을 잘 조절한다.

2. 만족의 지연을 편안하게 받아들인다.
3. 타인의 기분을 잘 파악한다.
4. 자신의 감정에 솔직하다.
5. 감정이 어떻게 움직이는지 알고, 어디로 향할지도 알고 있다.
6. 살아가는 방식을 머리로 고심하기보다 느낌으로 잘 파악한다.
7. 실제로 자신의 욕구를 채워줄 수 있는 사람을 찾아내 자신의 욕구를 충족한다.

이 모든 특성은 경험을 더 행복한 방향으로 변화시키며, 그런 과정은 중요하다. 아기, 복권 당첨, 새집으로의 이사 등 어떤 경험이든 행복 또는 불행의 원천으로 가공할 수 있는 것들이다. 인간의 감정은 규칙을 따르지 않으며 그렇기 때문에 인간은 창의적이며 예측할 수 없는 존재인 것이다. 하지만 각 개인에게는 감정을 편안히 다스릴 수 있는 방법이 있다. 바로 이것이 감성지능의 중요한 역할이다.

위의 7가지 바람직한 특성을 우리 삶에 어떻게 적용할 수 있을지 살펴보자.

충동조절하기

사람들이 충동에 휘둘리지 않는다면 소비지향 주의는 바로 붕괴해 버릴 것이다. 경솔한 선택의 결과로 집에서 요리한 만족스럽고 건강한 식사를 하는 대신 패스트푸드점에 가게 된다. 우리 인간은 충동적으로 먹고, 마시고, 흥청망청한다. 다른 일과 마찬가지로 그렇게 하도록 우리 스스로 뇌를 반복적으로 훈련시키는 것이다. 그러다 보면 충동성은 습관이 되며, 일단 자리 잡으면 바꾸기 힘들다.

충동적인 행동은 통제력이 부족하기 때문에 나온다. 누구나 한 번씩 통제력을 잃기도 하므로 충동적인 실수는 대체로 크게 해롭지 않다. 하지만 만약 자주 통제력을 잃게 되면 거꾸로 충동이 우리를 지배하게 된다. 저항하기 힘든 충동을 겪을 때 배웠던 교훈을 적용할 수 없다면, 과거의 경험에서 교훈을 얻었다고 할 수 없다. 그런데 EQ가 높은 사람은 다르다. 이들이 과거의 경험에서 배우는 가장 중요한 교훈은 충동적인 행동은 대개 자멸적이라는 점이다.

EQ가 높은 사람은 실제로 교훈을 잘 습득한다. 즉 지나간 감정의 찌꺼기가 얼마나 기분 나쁜지, 과식하면 얼마나 불쾌한지, 휴가시설을 공동 소유하는 게 쓸모없는 투자라는 점 등을 잊어버리지 않는 것이다. 사실 사람들이 대부분 기피하는 감정적 기억도 이들은 자랑스러워한다. 충동적인 사람의 기억 저장소는 잊어버리고 싶은 끔찍한 결정들로 가득 차 있다. 그러나 EQ가 높은 사람의 기억 저장소는 다음번의 더 좋은 선택을 강화해주는 훌륭한 선택들로 가득하다.

실천을 위한 Tip

5분만 기다려서 충동적인 행동을 멈춘다. 그래도 정 참을 수 없다면 종이에 충동에 대해 찬성과 반대 의견을 적어본다. 충동적인 행동을 저질렀던 다음 날 아침, 기분이 어땠는지도 빼놓지 말고 적는다.

만족의 지연 받아들이기

기성세대는 젊은이들이 즉각적인 만족감만 추구한다며 못마땅하게 여긴다. 하지만 그보다 중요한 건 어떤 즐거움을 지연하고 어떤 즐거움을 당장 즐겨야 하는지를 구별할 수 있는 것이다. 부모님의 집에서 독립하기, 자신만의 공간 찾기 등은 만족감을 주는 행위다. 그런데 만약 로스쿨이나 의과대학에 입학하면 이런 즐거움을 수년 동안 지연시켜야 하며, 무엇보다 큰 빚을 져야 한다. 하지만 사회는 이런 선택을 바람직하게 여기는 경향이 있다. 졸업 후 특권과 높은 수입을 보장하기 때문이다.

앞서 언급했듯이 사람들이 즉각적인 만족을 원하는 일은 대개 작은 선택이다. 그러므로 우리는 다음과 같이 행동한다.

- 식사시간 사이에 간식을 먹는다.
- 술에 탐닉한다.
- TV를 보면서 간식을 먹는다.
- 운동하는 대신 집에 늘어져 있다.
- 패스트푸드를 먹는다.
- 설탕에 중독된다.
- 실제 사람들과 어울리기보다 온라인에 몇 시간이고 빠져 지낸다.
- 나중에 후회할 일을 무심결에 말해버린다.
- 좋은 사람을 선택하는 대신 형편없는 사람과 데이트한다.

밀접하게 연관된 충동조절의 경우처럼, EQ가 높은 사람은 즉각적인 만족감에 사로잡히지 않는다. 이들은 어떤 것이 좋은지에 대한 지적인 관념에 매몰되지 않으며, 적어도 전적으로 의존하지는 않는다. 그리고 올바른 환경에서 즐거움을 지연시킬 때 기분 좋게 느낀다. 융통성 없는 규칙에 얽매이지 않고 유연하다. 유연성은 EQ가 높은 사람들의 특징이다. 순간적인 유혹 앞에서 이들은 "이번 딱 한 번만이야. 나쁠 게 뭐 있겠어?"라고 말하며 합리화하지 않는다. 그 대신 "정말 이게 최선일까? 어디 한번 두고 볼까."라고 말한다.

> ### 실천을 위한 Tip
>
> 자신의 삶을 찬찬히 돌아보고 즉각적인 즐거움을 좇느라 문제를 일으키지 않았는지 자문해보는 것이다. 쓸데없는 소비에 돈을 낭비하지 않았나? 옷장에 옷이 너무 많아서 터지기 일보 직전인가? 충동적인 소비로 은행계좌를 바닥내고 있지 않은가? 먹지도 않을 음식들로 냉장고가 가득 차 있나?
>
> 문제를 찾으면 차례차례 분석해본다. 새 구두의 유혹에 넘어간 것은 언제였는지, 곧 먼지를 뒤집어쓸 운동기구 풀세트를 사는 낭비벽은 언제 생기는지 등등을 적어본다. 더 나아가 이보다 큰 즐거움을 줄 것은 무엇일지도 적어본다. 구두 대신 휴가비용을 모을 수 있다. 비싼 운동기구 대신 공공 테니스코트에서 테니스를 칠 수 있다. 만족의 지연을 상기하면 즉각적인 만족감에 대항할 수 있다.

타인의 기분 파악하기

타인의 기분은 자연스럽게 파악할 수 있다. 아기의 기분이 전적으로 어머니의 기분에 좌우되다 보니 아기 때부터 단련되어 갖추게 되는 능력이다. 가정은 감정교육의 장이며, 몇몇 아이들은 이런 점에서 다른 아이보다 운이 더 좋을 수도 있다. 나중에 없애야 할 나쁜 버릇을 아예 처음부터 배우지 않기도 한다. 만약 본인이 타인의 기분을 쉽게 알아차리지 못하는 편이라면, 성장하는 동안 어느 순간엔가 이 능력을 차단해버린 것이다. 아이를 잘못된 방향으로 이끄는 사람과 함께 고립되어 있었거나, 삶에서 감정은 긍정적인 요소가 아니라고 스스로 정해버렸을 수도 있다. 그 어느 쪽이든 더 이상 타인에게 공감하지 않게 된다.

EQ가 높은 사람은 공감을 잘한다. 훌륭한 의사는 자연스럽게 환자를 편안하게 해준다. 그러면 환자는 이해받았다고 느끼므로 의사의 설득에 동조하게 된다. 웬만해서는 누구도 위선과 무성의에 쉽게 속지 않는다. 인간은 그만큼 놀랍도록 예민한 감정측정능력을 갖춘 존재인 것이다. EQ가 높으면 타인을 파악하기 쉽고, 말 뒤에 숨겨진 실제 감정도 알아챌 수 있다.

실천을 위한 Tip

타인과 공감하려면 공감하고 싶은 마음이 있어야 한다. 사랑하는 사람에게는 공감하기가 쉽다. 자녀가 다치면 부모의 마음도 아픈 게 인지상정이다. 이 반응을 사랑하는 사람에게 확장하기도 쉽다. 마음속에 공감의 씨앗이 존재한다는 사실을 알면 이 씨앗을 잘 키워낼 수 있다. 타인이나 동료를 친구처럼 대하고 이야기를 들어준다. 그리고 상대방의 반응을 살피면서 자신의 반응도 확인한다. 공감하는 일이 편치 않게 느껴진다면 마음속 어딘가에서 저항하고 있는 것이다. 다른 사람의 문제가 자신에게 책임감이라는 부담으로 지워진다고 느낄 수 있다. 타인을 돕고 염려하도록 강요받는 느낌일 수도 있다.

감성지능은 이런 장애물을 극복해서 장점으로 바꾸는 힘이다. 타인을 돕는 일은 좋지만, 그렇다고 모두를 도울 필요는 없다. 다른 사람의 이야기를 듣고 공감할 순 있지만 계속 반복할 필요는 없는 것이다. 어느 정도 선을 지킬지 일단 구별할 수 있게 되면 공감은 놀라운 선물이 되며, 피하거나 불안해 할 필요가 없다. 무름과 냉담의 양극단 사이 어딘가에 행복한 완충지대가 존재한다. 그곳에서 자신에게 딱 맞는 균형점을 찾으면 된다.

자기 감정에 솔직해지기

스스로의 감정에 완벽하게 솔직할 수 있는 사람은 드물다. 누구나 마음속에는 멋지게 보이고 싶은 바람이 있어서 부정적인 감정은 자기 자신에게조차 숨기려 든다. 하지만 내면에는 이런 욕구에 저항하는 힘, 즉 죄책감, 수치심, 나쁜 행동을 상기시키는 목소리도 존재한다. 자신이 얼마나 좋은 사람인지를 계속 이야기하는 건 자신이 얼마나 나쁜 사람인지를 반복해서 말하는 것만큼이나 비현실적이다. EQ가 높은 사람은 자신의 최상과 최악의 모습을 직시할 수 있다. 따라서 보통 사람보다 더 깊이 자신을 수용할 수 있는 것이다.

죄책감과 수치심을 일으키는 부분에 대해서는 대부분 방어적으로 행동하므로 자아수용은 쉽지도 않고, 즉각적일 수도 없다. '자신을 사랑하라'는 첫 번째 단계가 아니라 목표다. 어떤 사람에게는 "난 사랑받을 자격이 있어"라고 말하는 것조차 힘겨울 수 있다. 이들에게는 뿌리 깊은 자아감각을 수용하는 토대가 되어줄, 사랑받은 어린 시절이 존재하지 않는다. 두 가지 진실에 눈을 뜨면 도움이 될 것이다. 첫째, 싫게 느껴지는 감정을 갖는 일과 그 감정대로 행동하는 일은 별개의 일이다. 그런데도 죄책감과 수치심은 생각했다는 것만으로도 우리를 벌하려고 든다. 그러나 생각은 떠오르다가도 사라지며 일시적인 방문객일 뿐, 자아의 단면이 아니다.

둘째, 우리는 과거의 우리와 다른 사람이다. 그런데 죄책감과 수치심은 이러한 사실을 받아들이지 않는다. 아무것도 바뀌지 않았으며, 앞으로도 절대 바뀌지 않으리라는 생각을 계속 강요한다. 하지만 사실 우리는 계속 변하고 있다. 현재의 나로 살 것인지 또는 과거의 나인 채로 살 것인지를 결정해야 한다. EQ가 높은 사람은 지금 여기서 자기 자신으로 존재하려 한다. 즉 과거의 메마른 자신에게 사로잡히지 않는 것이다.

실천을 위한 Tip

과거의 죄책감이나 수치심을 떠올리게 되면 멈춰 서서 이렇게 말해본다. "이제 난 그런 사람이 아니야." 기분이 나아지면 한 번 더 말한다. 때론 고집스럽게 반복되는 생각이 있을 수 있다. 이럴 때는 혼자 있는 시간을 만들어서 눈을 감고 앉아 몇 차례 깊은 호흡을 한 뒤 자신을 안정시킨다. 과거의 상처가 현재에 강한 영향력을 행사할 수 있다는 사실을 무시하지 않는다. 다만 오래된 상처를 새로운 상황에 덧바르는 건 어리석다는 점을 깨달아야 한다. 이런 신념을 가져야 자아수용을 향해 매일 전진할 수 있다. 현재를 충실히 사는 것만이 자아를 수용할 수 있는 최선의 길이며, 거꾸로 자신을 받아들여야만 현재를 살 수 있다. 자신을 받아들일수록 현재가 더 풍요로워질 것이다. 이 진실을 잘 활용하라.

감정의 결과를 이해하고 책임지기

모든 행동에는 결과가 따르며, 이는 감정도 마찬가지다. 뇌가 관련되었다면 분노, 즐거움, 두려움, 자신감, 그 외 다른 감정을 느끼게 하는 신경화학물질을 생산하는 행동이다. 몸은 이 화학적 메시지에 반응하므로 감정은 수동적이지 않다. 모든 감정을 억누르는 금욕주의자조차도 능동적인 행동을 하는 셈이다. 여기서는 슈퍼유전자를 이용해서 몸과 마음 모두에 유익한, 총괄적인 선택을 하도록 하는 데 초점을 맞추려 한다.

부정적인 감정이 해롭다는 사실을 알게 되면 관점이 바뀐다. 타인을 공격하거나 질투하고, 악의에 찬 행동을 하고, 복수를 꿈꾸는 행동은 분명 대가를 치르기 마련이다. 이런 감정은 자신에게 되돌아와 유전자에 새겨진다. 부정적인 감정이 속에서 들끓는 한 진정한 행복은 요원하다. EQ가 높은 사람은 후성유전적 변형에 대해 모르면서도 이런 사실을 자연스레 받아들인다. 부모의 분노나 근심이 얼마나 자녀를 괴롭히는지에 대해서는 잘 알고 있을 것이다. 이런 사실을 돌아볼 때 감정에는 항상 결과가 뒤따른다는 점을 알 수 있다.

실천을 위한 Tip

부정적인 감정이 당신과 주변 환경에 영향을 미치는 걸 막을 순 없다는 사실을 이해했다면 감정에 대해 책임을 져야 한다. 자신의 분노를 타인에게 퍼붓거나, 당신을 두려워하게 만들거나, 겁을 주거나 따돌리거나 이기적인 동기로 군림할 이유가 없다.

성인군자가 되라는 말이 아니다. 그저 감정이 결과를 불러온다는 사실을 깨닫고 이를 자신에게 유리하게 만들라는 뜻이다. 눈을 크게 뜨고 타인의 분노나 불안이 분위기를 얼마나 험악하게 만드는지 살펴보라. 스스로 느껴보기 바란다. 그런 후에 이것이 당신이 원한 결과였는지를 되돌아본다. 감정은 살아 있는 생물 같다. 그러니 감정과 타협해야 한다. 이익을 보게 되면 감정은 변할 것이고, 당신 또한 따라 변할 것이다.

생각하기보다 느끼기

많은 사람이 자신의 감정을 불신하며, 특히 남성의 경우 감정을 숨기려는 경향이 강하다. 살아가는 방식은 머리로 생각하기보다 느끼는 편이 더 낫다고 하면 사람들은 놀란다. 사실 이 개념은 아주 생소해서 몇 가지 강력한 심리학 연구 결과를 소개해야 할 것 같다.

첫째, 과학자들은 우리가 내리는 모든 결정에 감정이 관여한다는 사실을 발견했다. 순수한 이성적인 결정 같은 건 없다. 공식에서 감정을 제거하려고 하면 자신의 자연스러운 측면을 억누르게 된다. 기분이 좋을 때 돈을 더 많이 쓰는가? 아니라고 생각하겠지만, 연구 결과에 따르면 기분이 좋으면 지갑도 잘 연다고 한다. 판매원에게 대접받기 위해 돈을 낭비할까? 사실 꽤 많은 사람들이 그렇게 한다.

이와 관련해서 20달러 지폐의 경매에서 흥미로운 결과가 나왔다. 이 경매와 관련해 혼란과 비웃음이 혼재했다. 상식적으로 20달러짜리 지폐에 20달러 이상을 입찰할 사람은 없을 것이기 때문이다. 그런데 경매 참가자들은 달랐다. 합리성보다는 다른 경쟁자들을 제치고 경매에서 이기는 게 더 중요했던 것이다. 다른 쪽이 항복할 때까지 입찰가격은 계속 올라갔다. 물론 '승자'는 터무니없는 가격을 치렀지만, 감정은 이토록 쉽게 이성을 짓밟아버리곤 한다.

EQ가 높은 사람은 의사결정을 내릴 때 감정적인 요소를 배제하지 않는다. 자신이 어떤 기분인지 계속 탐색하고, 직관과 통찰에 더 깊이 다가선다. 감정을 끌어낸다고 감정에 휘둘리는 건 아니다. 억압된 사람일수록 이렇게 하면 감정에 끌려다닐지도 모른다며 두려워한다. 다음 단계는 감정에 지성이 있음을 깨닫고, 그 너머의 직관을 더 깊이 신뢰하는 것이다. 감정은 대부분 자각할 수 없는 의식 전체를 풀어놓는다. '직감'은 모두 옳은 정보이므로, 매일 우리에게 전해지는 수많은 신호를 분석하지 말고 느껴야 한다.

실천을 위한 Tip

가야 할 방향을 느끼는 데 이미 익숙한 사람이라면, 우리가 설명한 이야기가 이해될 것이다. 하지만 감정을 믿지 않는 사람이라면 다르다. 감정에 의해 인도되는 법을 배우는 건 한 번에 작은 한 걸음씩만 전진해야 한다. 먼저 직감을 무시하고 머리를 믿었다가, 결국 "내가 이럴 줄 알았지. 직감을 믿었어야 했는데!"라고 한탄했던 모든 상황을 되돌아보자. 반문하라는 게 아니다. 그때 직감을 믿지 않았던 이유는 그렇게 하도록 훈련하지 않았기 때문이다.

다음번에 이성이 시키는 일과 감정이 만류하는 충돌 상황에 놓이게 되거든, 자신의 이성과 감정이 각각 무슨 말을 하는지 기록한다. 그 다음에 이성 또는 감정이 시키는 대로 따라가 본다. 상황을 해결하고 결과를 확인하면, 이전에 적어놓은 기록을 다시 읽어본다. 사람은 소개팅, 이직, 자동차 판매원과의 상담 등 감정을 무시할 수 없는 상호작용을 하므로 이 방법은 아주 효과적이다. 적어놓은 메모 중에서 느꼈던 기분을 읽어보면 다음번에는 직관을 믿기가 더 쉬워진다. 기록을 반복하면서 직관이 얼마나 자주 맞아떨어지는지 관찰해본다.

욕구를 채워줄 사람 찾기

욕구를 느낄 때 누구를 찾아가는지 구체적으로 얘기해보자. 용기를 내서 어려운 이야기를 꺼냈는데 상대방이 거절했다. 상처받고 낙담했다. 날카로운 말들이 귓속에 아프게 박힌다. 이 순간 필요한 것은 위안과 공감이다. 그런데 정작 이야기를 들어줄 친구를 찾아갔더니 상투적인 위로나 웅얼거린 뒤 재빨리 화제를 바꾼다면, 사람을 잘못 찾아간 것이다. 아무리 급해도 당나귀한테서 우유를 얻을 순 없는 법이다. 감정적인 면에서도 같은 실수를 저지를 필요는 없다.

답은 복잡하지만, 감성지능이 관련되어 있다. 상처받은 사람은 대개 절망에 빠져 자신의 고통을 가까운 사람에게 떠안긴다. 결혼한 사람은 주로 배우자에게 떠넘기게 된다. 그러나 EQ가 높은 사람일수록 공감능력이 높은 사람과 그렇지 않은 사람을 구별할 수 있어서 공감능력이 높은 사람에게 찾아가 위로를 구한다.

더 깊은 욕구인 사랑을 생각해보자. 어린 시절 사랑에 대한 욕구가 충분히 채워진다는 것은 감성지능을 갖추는 데 있어 아주 중요한 부분이며, 부모라는 적절한 근원으로부터 사랑받아야 한다. 하지만 부모가 사랑해주지 않고 냉담했다면 정서적 혼란이 일어난다. 성장한 뒤에 누가 자신이 원하는 사랑을 실제로 줄 수 있는지 모르게 된다. 그러면 어떻게 될까? 누가 적합한 상대인지 알지 못한 채로 이 사람 저 사람 바꿔가면서 무작위로 시험해볼 수밖에 없다. 그러다가 아주 조금이라도 사랑을 주는 상대를 만나면, 앞뒤 가리지 않고 그 사람을 선택하게 된다. 불안감과 궁핍함, 마음의 상처가 복합적으로 어우러지면서 최악에는 해로운 관계에 빠져버리는 것이다.

욕구를 충족시켜줄 올바른 상대를 찾는다는 건 EQ가 높은 사람에게는 기본이나 다름없다 보니 그렇지 못한 사람들을 이해하지 못한다. 하지만 안타깝게도, 상처받은 사람은 대개 또 다른 상처받은 사람이나 상처 주는 사람을 찾아내는 게 현실이다. 이런 사람은 정서적으로 건강한 사람의 행동에 불안해한다. 자신에게 너무나 익숙한, 고립되고 폐쇄된 정서적 존재를 위협하기 때문이다. 그렇다 해도 계속 노력해야 한다. 아니면 평생 충족감이라곤 느낄 수 없다.

실천을 위한 Tip

사람들은 대부분 데이트하거나 교제하거나, 결혼했거나, 이혼하는 중이다. 욕구를 갖는 것과 욕구를 충족시키는 것 사이의 격차는 모두 이해한다. 어떤 관계든 줄 수 없는 것을 달라고 할 수 없음에도 우리는 곧잘 그런 실수를 저지른다. 즉 무관심한 사람에게 공감을, 자기중심적인 사람에게 이해를, 감정적으로 마비된 사람에게 사랑을 갈구하는 식이다.

이런 역설적인 상황을 해결하기란 생각보다 쉽다. 욕구를 느낄 때, 그것을 채워줄 수 있다는 확신이 드는 사람을 찾아가야 한다. 그 사람은 과연 누구일까? 비슷한 상황에서 원하는 반응을 보여준 사람이어야 한다. 추측은 금물이다. 친절하고 다정하며, 정서적으로 관대하고 이해심 많은 사람은 그런 성격을 숨길 수 없다. 그들은 그런 사람들이다.

곧 많은 사람이 당신을 위로해주려 한다는 사실을 알게 될 것이다. 혹시 비행기 옆자리의 유쾌한 이방인에게 가족 이야기, 연애, 일, 비밀을 털어놓은 적이 있는가? 거절당할지 모른다는 두려움에 억제하려는 충동도 생기지만 관대함이라는 신호는 쉽게 감지할 수 있으니 한 번에 한 걸음씩 내디디면 된다. 작은 관대함이 점차 확장되고, 그 사람이 더 이상 시간이나 충고, 공감, 관심을 줄 수 없는 때가 오면, 알아차릴 수 있을 것이다.

경고는 단 하나뿐이다. 사랑과 공감, 열정, 이해심을 가진 사람이라고 해도 싫다고 거절할 권리가 있다는 것이다. 거절을 받아들이는 게 얼마나 어려운지 잘 알고 있다. 거절은 사람들이 감정을 가진 뭔가와의 충돌을 피하려 하는 가장 큰 이유다. 그저 벽처럼 앉아 있기만 하는 친숙한 친구나 가족과 문제를 상의하는 게 더 편할 수도 있다. 무관심이 거절보다 견디기 쉽기 때문이다. 그러나 욕구란 충족되기를 원하므로 쫓겨날 위험을 감수하더라도 적절한 사람을 찾으려는 용기를 반드시 내야만 한다.

하지만 그렇지 않을 확률이 더 높다. 욕구가 영원한 사랑만 있는 건 아니다. 가장 흔한 욕구는 이야기를 들어줄 사람을 찾는 일이고, 그 다음이 공감과 이해를 받기 바라는 욕구다. 인정받고 싶은 욕구도 같은 맥락이다. 일단 자신이 인정받을 수 있고, 그럴 만한 가치가 있다는 사실을 발견하면, 내면은 더 강해진다. 그러면 사랑을 구하기도 더 쉬워질 것이다.

감정은 강력한 반응을 일으키고 모든 욕구는 몸을 변화시킨다. 이 영역에서 과학은 지혜보다 한참 뒤떨어져 있다. 인간은 수천 년간 이러한 지혜를 쌓아왔으며, 때때로 어리석은 짓을 했다고 해서 그동안 쌓아온 업적이 폄하되어선 안 된다. 유전학이 지혜에 버금가는 유전적 변형을 만드는 기적의 조합을 찾아낼 그 날을 고대하지만, 지금으로서는 최고의 안내자는 우리의 감정이며, 유전학이 이를 따라잡기 위해 노력한다 해도 감정은 계속 과학을 앞서나갈 것이다.

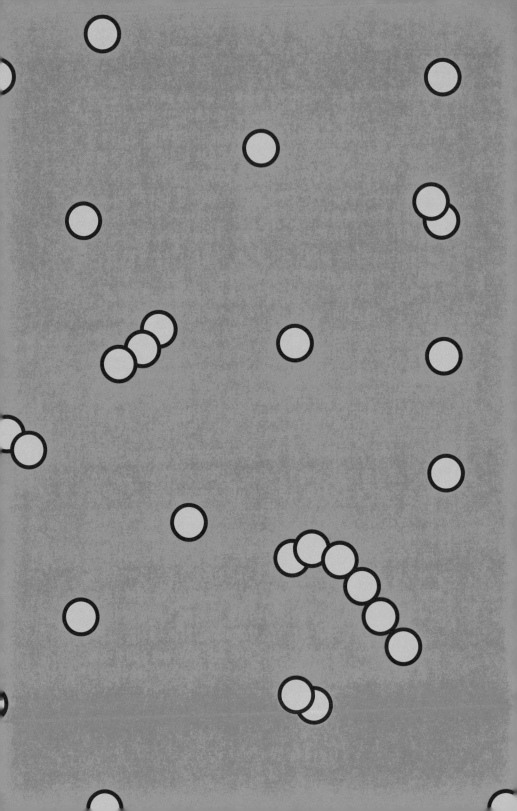

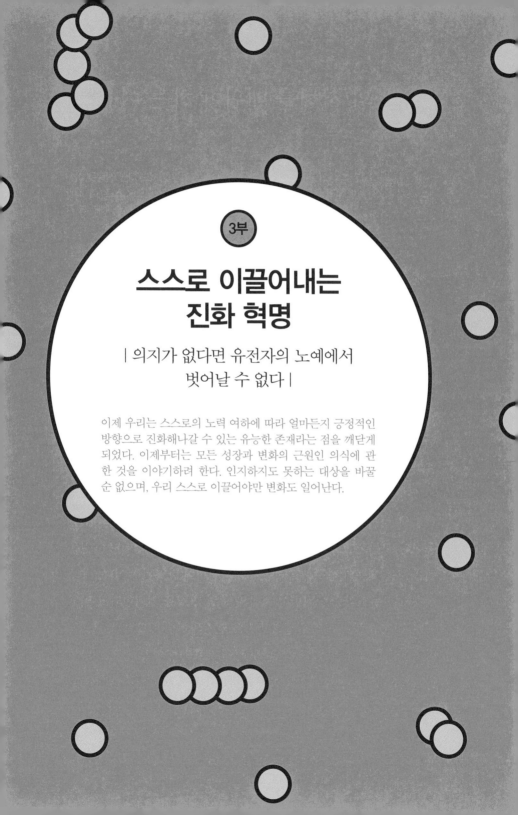

3부

스스로 이끌어내는
진화 혁명

| 의지가 없다면 유전자의 노예에서
벗어날 수 없다 |

이제 우리는 스스로의 노력 여하에 따라 얼마든지 긍정적인
방향으로 진화해나갈 수 있는 유능한 존재라는 점을 깨닫게
되었다. 이제부터는 모든 성장과 변화의 근원인 의식에 관
한 것을 이야기하려 한다. 인지하지도 못하는 대상을 바꿀
순 없으며, 우리 스스로 이끌어야만 변화도 일어난다.

13장 | 몸의 지혜를 배워야 하는 이유

 간혹 우리 인간은 자신에게 해로운 줄 뻔히 알면서도 나쁜 선택을 하지만, 우리 몸은 다르다. 우리 몸의 세포 중 그 어느 것도 스스로에게 해가 될 만한 그 어떤 행위도 하지 않는다. 오히려 사소한 위협에 대해서도 경계하고 주의를 기울인다. 우리는 바로 그 지혜를 배워야만 한다.

슈퍼유전자의 개념은 인간의 몸에 대한 생각을 해방시켜주었다. 그런데 마음에 대해서도 그럴 수 있을까? 물론이다. 뇌는 더 이상 마음혼자 사는 구름 위의 성이 아니다. 우리가 생각하고 느끼는 모든 것을 몸 전체가 공유한다. 뇌는 인간의 언어로 "난 지루해."라든가 "난 우울해."라고 말하지 않는다. 이 모든 것은 화학적이며 유전적인 반응이다. 모든 세포가 같은 언어로 소통하는데, 뇌에서 일어나는 일은 뭐든 모든 세포의 정교하고도 통합적인 활성이 반영된 것이다.

우리는 무의식중에 뇌만이 자아와 주변 환경을 인식한다고 믿고 있다. 하지만 몸 전체가 밀접하게 상호 연관되어 있으므로 이 믿음은 바뀌어야 한다. 뇌세포뿐만 아니라 모든 세포가 수억 년 동안 지식을 축적해온 것이다. 물론 신장세포에 의식이 있다고 말하면 생물적 상호작용은 무작위로 일어난다는 믿음에 매몰되어 있는 주류 생물학자들은 "말도 안 돼!"라며 소리 칠 것이다. 이렇듯 유전자나 장내 미생물이 인간처럼 의식이 있다고 하면 분명 많은 과학자들이 격분할 것이다.

하지만 이런 개념에 분노하는 과학은 결코 좋은 과학이 아니다. 양자물리학 분야의 탁월한 개척자인 에르빈 슈뢰딩거Erwin Schrödinger는 "의식은 다원적이지 않고 일원적이다. … 의식을 나누거나 배가하는 행위는 의미가 없다."고 했다. 몸과 마음을 나누는 개념에 너무나 익숙해져 있다 보니, 몸과 마음을 하나의 의식 장場으로 통합하는 개념을 수용하기란 어렵다. 하지만 물리학은 이미 한 세기 전에 빛이 나오는 전자기장이든, 우리의 발을 땅에 잡아놓는 중력장이든, 물질과 에너지의 원천인 양자장이든, 물리적 우주를 장으로 설명할 수 있음을 알아냈다.

바로 지금, 모든 세포가 한 개인처럼 의식을 가지고 있다고 상상해 보자. 그렇다면 아마도 뇌는 더 이상 지금 같은 특권적인 위치에 머물 수 없을 것이다. 우리는 사고와 뇌 속 생각의 흐름, 이미지, 감각이 엄격하게 정신적인 영역이라는 지금까지의 믿음을 버려야 한다. 명확하게 다른 사고, 비언어적이며 시각적 이미지도 없는, 음성조차 관여하지 않는 사고, 모든 세포를 조용히 지탱하는 사고가 있다. 이 세포지능이야말로 몸의 지혜. 우리의 행복 상태를 한 단계 끌어올리기 위해서는 다음의 세 가지를 반드시 실천해야 한다.

첫째, 몸의 지혜와 협력한다.

둘째, 몸의 지혜에 맞서지 않는다.

셋째, 몸의 지혜를 축적한다.

불과 몇 년 전까지만 해도 이런 종류의 언어는 일종의 시적 허용처럼 간주되었을 뿐이다. **지혜**는 과장된 말이며 주로 덕망 있는 현자와 스승이 사용하는 종류의 단어였다. 그리고 현대 사회에서는 사용빈도도 낮아졌다. 하지만 필자들은 이 단어를 은유적으로 사용하는 게 아니다. 지혜는 경험에서만 우러나오는 지식이며, 세포는 바로 이런 지혜를 축적하고 있다. 이 책에서 추천하는 모든 생활방식의 선택은 하나로 귀결된다. 바로 몸의 지혜를 회복해 그것에 복종하는 것이다. 지금까지 우리는 유전학의 언어를 사용했다. 이제 유전학 용어가 몸의 지혜를 의식의 장으로 통합할 만큼 확장할 수 있을지 살펴보자. 우리와 우리의 자녀, 어쩌면 손자의 진화에까지 영향을 미칠, 흥미로운 가능성을 보여줄 무대를 마련했다.

작은 세포에게 배우는 크나큰 교훈

세포는 수많은 시련을 이겨내야 한다. 복잡한 과학지식은 차치且置하고 생각해보면 세포는 그저 어쩌다가 살아남은 물풍선 같은 존재다. 따라서 언제든 물풍선과 똑같은 위험에 처할 수 있다. 어쩌다 구멍 하나만 생겨도 안에 들어 있던 물이 모두 쏟아져 나오고, 너무 뜨거운 곳에 있으면 터져버릴 수도 있으며, 너무 차가운 곳에 있다가는 안에서 생겨난 얼음 결정이 표면을 뚫어버릴 것이다. 물풍선과 비슷한 처지인 세포 또한 변화무쌍하며 냉혹한 환경하에서 온전하게 살아남을 방법을 찾아내야만 했다.

세포가 찾아낸 해법은 '저기 바깥쪽'에서 무슨 일이 일어나든 '여기 안쪽'은 항상 안정된 상태를 유지하는 **항상성**이다. 처음에는 원시적인 수준이었다. 단세포생물은 나트륨, 칼슘, 포타슘 같은 화학물질을 이동시킬 수 있는 이온 펌프를 세포 외막에 발현시켜 세포 안의 유체 균형과 화학물질 균형을 유지했다. 그다음에는 먹이를 쫓아 헤엄쳐가거나 포식자에게서 달아나거나 생존에 적합한 온도와 빛이 있는 장소로 옮겨가기 위해 기동성을 갖췄다. 단순한 물풍선이 아니라 놀랍도록 복잡한 생명체인 세포는 '여기 안쪽'의 균형을 유지하는 문제를 해결했다.

이제 현재로 넘어와 보자. 우리의 세포는 DNA 덕분에 여전히 그 해결책을 '기억'하고 있다. 오랜 시간 동안 이어져 온 유전적 기억은 아무리 원시적인 세포라고 해도 물풍선으로 퇴화하지 않도록 지켜준다. DNA가 자신의 완벽한 복제물을 만들어내는 동안 세포분열 기술을 갖추게 된 생명체는 전진해나갔다. 눈에 보이지는 않지만 **기억**은 진화의 가장 위대한 발명품이며, 일단 기억이 출현한 뒤에는 거칠 게 없었다. 우리가 뇌에 기억을 저장하듯이 세포는 더 많은 것을 기억하기 시작했고, 더 많은 기능을 발달시켰다.

지금 이 순간에도 세포는 유전자 덕분에 인간을 살아 있게 하는 방법을 기억한다. 과학은 심장, 간, 뇌세포 속의 화학 균형을 유지하기 위해 역동적인 과정들이 얼마나 정교하게 맞물려 동기화되는지를 어렵게 규명해냈다. 똑같은 DNA가 프로그램했지만 심장세포, 간세포, 뇌세포는 각자 특화된 일을 수행한다. 신유전학에서는 인간의 몸을 각자의 이익을 추구하는 1백조 개의 세포 공동체(인간 몸 전체의 세포와 몸속에서 우글거리는 엄청난 양의 장내 미생물군의 유전자까지 합해서)로 본다. 심장세포가 간세포를 대신해서 해야 할 일이 너무 많긴 하지만 이 '내가 먼저' 게임은 공유하고 협조해야만 한다. 만약 심장세포가 간이나 뇌에서 오는 신호를 받다가 과부하가 걸렸다며 신호 교류를 중단해버리면 심장세포는 죽어버리기 때문이다.

물풍선을 세포로 탈바꿈시킨 항상성은 더 많은 세포가 공동체에 합류하면서 10억 배나 더 복잡해졌다. 하지만 본질적으로 DNA가 계속 강조하는 것은 균형을 유지하고 '여기 안쪽'을 안정시키는 일이다. 이 일이 얼마나 중요한지는 북아일랜드에서 IRA 조직원이 정치적 저항을 위해 '암흑기' 동안 교도소에서 벌였던 단식투쟁을 살펴보면 알 수 있다. 인간의 몸은 3일까지는 간과 혈액에 비축해둔 혈당(글루코오스)을 소비하면서 비교적 건강한 상태를 유지할 수 있다. 그다음에는 지방세포에서 당을 끌어다 쓰고, 3주 정도가 지나면 근육에서 당을 뽑아내기 시작하며, 이 시점부터 인간은 쇠약해지기 시작한다. 근육이 빠져나가면 몸은 기아 상태에 돌입하고, 만약 물만 마시면서 단식했다면 30일 정도 지난 시점에서는 죽음을 피할 수 없게 된다. 인도의 독립운동 공론화를 위해 공개적으로 단식했던 마하트마 간디의 가장 긴 단식기간은 21일이었다. 1981년 단식투쟁으로 세계의 이목을 끌었던 IRA 정치범 열 명은 최소 46일에서 길게는 73일까지 살아남았다(단, 고도비만 때문에 단식을 한 사례는 제외한다. 몸속에 이용 가능한 지방과 단백질이 136~181㎏ 정도 있었던 환자가 음식을 먹지 않고도 일 년 넘게 생존했다는 병원 기록도 있기 때문이다).

완전한 단식은 항상성을 서서히 무너뜨려 몸 전체의 정상적인 기능을 마비시키고 결국은 죽음에 이르게 한다. 마시는 물에 약간의 설탕과 소금을 넣는 것만으로도 생존기간은 아주 길어진다. 물에 꿀을 조금 타서 마신 단식자들은 다섯 달이나 버티기도 했다. 생명을 유지하려면 열량만 필요한 게 아니라 세포의 이온(전해질) 균형도 유지해야 하며, 바로 이 균형이 가장 원시적인 형태의 세포를 물풍선이 아닌 생명체로 만들어주는 기본 요건이다[23].

첫 단계에서 다음 단계의 전략으로 넘어가는 과정을 살펴보면, 완전한 단식에 대응해서 최대한 오랫동안 균형을 유지하기 위해 몸이 얼마나 체계적으로 반응하는지를 알 수 있다. 우리가 주목해야 할 점은 우리의 슈퍼유전자가 대부분의 기본 생존기전을 10억 년 넘게 유전자 속에 보존하면서도 현재 우리가 원하는 것을 빠짐없이 충족시켰다는 점이다. 항상성은 인간만큼이나 복잡하다. 이 사실은 몸과 마음의 커넥션에 관해 더욱 폭넓은 관점을 제시해준다. 우리가 생각하고 느끼며 꿈꾸고 상상하며 기억하고 과거로부터 교훈을 얻으면서 미래를 계획하고 예측하는 동안, 우리의 몸은 생존 또는 번영이라는 자기 이익을 희생하지 않으면서 건강을 유지하는 동시에 그 모든 것을 수용해야 했다.

일반 세포는 몇 초 정도 생존할 수 있는 양의 산소와 연료만 저장

23_ 기간에 상관없이 주스나 꿀, 설탕물만 마시는 단식을 지지하는 것이 아니다. 이 식이요법에 대한 찬반론은 다음 기회에 살펴보기로 한다.

하므로, 이중 안전장치가 다른 곳, 즉 협력을 통해 마련되어야 한다. 화학적 관점에서 설명하면, 세포는 혈액에서 산소와 연료를 얻을 수 있다는 점을 '알고 있기' 때문에 그 점에 대해서 '생각할' 필요가 없으며 자신의 '지성'을 다른 과정에 쏟아 붓는다.[24]

항상성이 무너지면서 뭔가 잘못되었다고 느끼지 않는 한(예를 들어 고통, 감각적 우둔, 피로, 우울증) 우리 몸의 이중 안전장치 기전에 관심을 기울일 일은 없다. 하지만 이중 안전장치와 개인의 경험을 연관시킬 수 있게 되면 몸과 마음의 커넥션은 화학물질과 생물학적 과정을 초월하게 된다. 우리의 세포는 우리와 똑같은 경험을 겪으며 같은 목적과 의미를 공유한다. 다음의 글상자에서 보듯이, 하나의 세포에 내재된 속성은 매우 경이롭다.

세포의 9가지 지혜

인식 : 세포는 환경을 예민하게 인식하는데, 이는 세포와 환경이 생화학적 신호를 끊임없이 주고받는다는 뜻이다. 세포의 행동을 바꾸는 데는 분자 하나면 충분하다. 세포는 변화하는 환경에 매 순간 적응한다. 주의를 집중하지 않는 일은 상상할 수 없다.

의사소통 : 세포는 가까이 있는 세포와 계속 신호를 주고받으며, 가끔은 멀리 떨어진 세포와도 신호를 교환한다. 세포끼리 생화학신호와 전기신호를 교환하면서 멀리 떨어진 세포에게 혹시라도 필요한 게 있거나 새목적이 생겼는지 서로 확인한다. 의사소통을 멋대로 중단하거나 거부하는 것은 허용되지 않는다.

효율성 : 세포는 최소한의 에너지를 사용해서 움직인다. 지금 이 순간 반

◇◇◇◇◇◇◇◇

24_ 여기서 굳이 작은 따옴표를 사용한 것은 세포에서 자연스럽게 나타나는 지성과 일반적인 의미의 지성, 즉 뇌에서 자유의지에 따라 지식을 축적하는 행위를 구별하기 위해서다.

드시 살아 있어야 하지만, 그다지 벅찬 일은 아니다. 음식, 공기, 물을 과소비하지 않는다. 모든 일을 더 적은 에너지로 수행하려고 노력하면서, 세포는 계속해서 더 효율적인 세포로 진화한다.

유대감 : 조직이나 장기를 구성하는 세포들은 갈라놓을 수 없는 동반자다. 세포들은 DNA를 통해 보편적인 동질감을 공유하며, 심장, 간, 신장, 뇌를 이루는 세포는 각자의 삶을 살지만 어떤 경험을 겪든 간에 서로 유대감을 갖는다. 세포에게 이탈이란 선택사항은 없다. 하지만 이탈한 세포는 암 조직이 될 수도 있다.

기여 : 몸의 화학적 교환은 지속적인 주고받기다. 심장의 역할은 혈액을 온몸의 세포로 보내는 일이고, 신장의 역할은 모두를 위해 혈액을 정화하는 일이다. 뇌는 몸이라는 전체 집단을 감독한다. 모든 세포의 헌신은 자연스레 보답을 받으며, 이는 자연주기의 다른 단면이기도 하다. 기여하는 바 없이 받기만 하는 건 있을 수 없다.

창의성 : 세포가 더 복잡해지고 효율성이 높아지면서 세포들은 서로 더 창의적으로 연결된다. 사람은 처음 먹어보는 음식을 소화할 수 있고, 전에 미처 생각하지 못했던 생각을 떠올릴 수 있으며, 아무도 추지 못했던 안무를 짤 수 있다. 이런 혁신은 새로움에 적응하는 세포에 달려 있다. 아무 이유 없이 과거의 행동에 얽매이지 않는다.

수용 : 세포는 서로를 똑같이 중요하게 인식한다. 몸의 모든 기능은 모든 장기와 상호 의존적인 관계다. 어느 세포도 제멋대로 하려 하지 않고, 도를 넘는 욕구도 앞세우지 않는다. 만약 그러지 않으면 암처럼 이상이 생길 수 있다.

존재 : 세포는 존재하는 방식을 안다. 우주에서 자신의 위치를 찾았고, 휴식과 활동의 보편적인 주기에 순응한다. 이 주기는 호르몬 수치나 혈압, 소화리듬, 수면욕구의 변동 등 많은 방법으로 자신을 드러낸다. 스위치를 켜는 일 만큼이나 끄는 일도 중요하다. 활동이 없는 침묵의 시간은 몸의 미래를 준비하는 시간이다. 계속 움직이려 하거나 강압적으로 구는 것은 소용없다.

불멸성 : 세포는 결국 죽지만, 유전자와 후성유전자를 통해 죽은 후에도 자신의 지식과 경험, 재능을 줄기세포에 물려준다는 점에서 불멸의 존재라 할 수 있다. 세포는 후손에게 모든 것을 남김없이 준다. 이는 존재의 영속성인 동시에 실제적인 불멸성으로서, 물질계에서는 죽지만 DNA의 증식을 통해 죽음을 물리친다. 세대 간 차이는 없다.

이상의 9가지 지혜 중 어느 하나라도 붕괴되면 생명은 위협받는다. 암보다 더 두드러지거나 무서운 예시는 없을 것이다. 암세포는 위의 지혜들을 파기했다. 암세포는 끊임없이 분열하면서 자신을 불멸의 존재로 바꾼다. 이웃 세포를 몰아내고 가차 없이 죽이는 것이다. 이웃 세포가 규제를 하기 위해 보내는 화학적 신호는 완전히 무시해버린다. 암세포는 자기 자신의 이익 외에는 아무것도 관심 없다. 그 결과 세포집단의 자연스러운 균형은 비극적으로 어그러진다.

종양학은 암과 관련된 유전자 방아쇠를 열심히 연구하고 있다. 놀라울 정도로 복잡하게 얽히고설킨 관계다. 악성세포도 다른 세포와 똑같이 '지능'이 있는 존재지만 유전자 돌연변이가 암세포의 행동을 광적으로 몰아간다는 사실은 끔찍하다. 암세포는 마치 완전 범죄자처럼 경찰, 즉 면역체계의 감시에서 벗어나기 위해 여러 가지로 위장한다. 암이 이토록 엄청난 위협이 아니었다면 그 기발한 독창성은 마음이 생각해낼 수 있는 모든 가능성 중에서 세포가 예측할 수 있는 새로운 영역을 펼쳐 보였을지도 모른다.

슈퍼유전자가 보여주는 놀라운 복잡성 앞에 단순하고도 유용한 것, 9가지 지혜가 나타난다. 세포가 절대적으로 지키는 9가지 지혜는 우리 각자를 사람이게 하는 지혜이기도 하다. 심신 커넥션은 매우 유연해서 역경뿐만 아니라 자연이 우리를 설계했던 본연의 모습, 균형을 유지하는 일에서 등 돌리게 하는 그 어떤 괴팍한 행동에도 적응할 수 있다. 일단 우리 몸이 독소를 받아들이면 탈진할 때까지 몰아붙이면서 고통스럽다는 신호를 무시하며, 세포 안의 지혜를 저버리게 된다.

반면 우리는 똑같은 지혜를 이용해서 스스로를 조정할 수 있으며, 이것이 가능해지면 심신 커넥션은 진짜 잠재력을 보여주게 된다.

9가지 지혜를 실천하는 법

1. 자신을 넘어서는 더 높은 목표를 갖는다.
2. 자연과 타인, 삶 전체에 대한 친밀함과 교감을 소중히 여긴다.
3. 변화를 수용하는 태도를 갖는다. 순간순간 주변의 모든 것을 눈여겨본다.
4. 비판이나 편견 없이 자신과 타인을 똑같이 수용하는 마음을 키운다.
5. 창의성을 즐겨라. 낡고 진부한 것에 매달리지 말고, 새로워진 오늘의 상쾌함을 놓치지 마라.
6. 자연의 리듬과 우주의 패턴에 안겨 있는 나 자신을 느껴라. 안전하게 보살핌을 받는 현실을 받아들여라.
7. 삶의 흐름이 필요한 것을 가져오도록 내버려둔다. 이상적인 효율성은 자연이 우리를 돌보도록 하는 것이다. 힘, 통제력, 투쟁은 우리의 선택지가 아니다.
8. 나 자신의 근원인 불멸의 생명과 유대감을 느껴본다.
9. 관대해져라. 풍요로우니 나눔에 전념해본다.

이상에서 언급한 9가지 항목은 몸의 지혜와 협력할 필요성을 충족해주며, 맞서지 말고 할 수 있는 일부터 시작해서 차차 개선해나가도록 돕는다. 우리는 생활방식을 선택하는 단계에서 행복의 가장 중요

한 부분인 삶의 의미를 찾는 단계까지 왔다. 그저 기분이 나아지는 데 그치지 말고 충만한 삶을 위한 토대를 구축해야 한다.

마음이 생겨나는 메커니즘

필자들은 우리의 주장을 과학적으로 뒷받침하려 노력하고 있으며, 이는 몸을 **지성**의 장으로 보는 관점도 예외는 아니다. 만약 "마음은 어디에 있는가?"라는 질문을 받으면 많은 사람들이 자동적으로 머리를 가리킨다. 왜 그럴까? 단순히 눈, 귀, 코, 혀 같은 감각기관이 거의 머리에 몰려 있기 때문일 수도 있다. 대량의 정보가 몸의 한 부분으로 쏠리게 되면 그곳, 즉 머리에 마음이 있을 수도 있다. 어쩌면 마음과 뇌는 두개골이라고 부르는 상자 안에서 함께 살고 있을지도 모른다. 레이저프린터가 문서를 출력하듯이 뇌도 실제로 이 상자 안에 들어 있는, 마음을 만드는 기계라고 말할 수 있을까? 신유전학은 문화적인 면에서 가장 근본적인 질문을 하게 한다. 과연 뇌는 모든 형태의 '의식'에 반드시 필요한 요소인가?

신경계가 항상 집중형으로 진화하지는 않았다. 해파리 같은 생물은 신경망이 몸 전체에 흩어져 있다. 인간은 중추신경계를 발달시켰지만 동시에 분산된 신경계도 갖추고 있다. 인간의 말초신경계에는 뇌에 전달할 정보를 수집하는 신경(감각기관에 있는 신경)과 뇌에서 내려오는 신호를 전하는 신경(근육을 움직이는 신경)이 있다. 위장관을 말초신경계에서 단절시켜도 문제없는 현상을 관찰한 뒤, 위장관에는 거미줄 같은 장 신경계가 구성되어 있다는 결론을 내렸다.

위장관 벽의 근육층 사이에 있는 특화된 신경절세포는 장 신경계를 독립된 신경계로 분류하게 하는 결정적 요인이다. 이들은 마치 작은 뇌처럼 행동한다. 위장관 신경세포와 뇌를 이어주는 연결을 끊어도, 위장관 신경절세포는 스스로 장을 움직이며 양분을 흡수하고 분비하도록 계속 지시한다. 기능 단위가 갖춰진 것처럼 꽤 훌륭하게 독자적으로 일을 수행하는 것이다.

장관은 몸의 다른 부분에서 충고를 듣기만 하는 게 아니라 스스로 반응을 결정하기도 한다. 나쁜 소식을 들었을 때 위에서 구멍이 쑥 빠지는 듯한 기분이 든다면 머리에서 느끼는 것처럼 감정을 느끼는 것이고, 대개 이런 감정은 생각을 앞지른다. 장 신경계가 스스로 이런 감각을 만들어냈을까? 정확히 알 수는 없지만 그럴지도 모른다는 생각이 든다. 뇌에 너무 많은 생각이 차 있어서 혼란스럽고 위태로운 반응이 일어나면, 많은 사람이 자신의 직감(gut reaction)을 믿고 행동한다.

뇌와 유사한 과정을 두개골 외부에서 찾아내는 게 이제는 별스러운 일도 아니다. 얼굴 근육은 뇌와 직접 연결된다. 우리가 기쁘다고 느낄 때 뇌가 입과 입술에 웃으라고 명령한다고 생각하는데, 그 반대도 진실이다. 누군가가 웃는 모습은 우리를 행복하게 만들고, 아이들은 슬픈 기분을 떨쳐버리려면 웃으라고 배운다. 이 방법이 얼마나 통할지는 개인마다 다르지만, 이런 경우에는 얼굴이 뇌를 통제한다고 주장할 수도 있다.

몸의 다른 부분이 뇌를 무시하거나 반항할 수도 있다. 루돌프는 일주일에 두 번 농구를 하는데 '짧은 팔[25]'을 경험했다고 한다. 스트레스를 받거나 집중이 되지 않거나 불안할 때, 팔과 손목의 근육에 체화된 것이 얼어붙어버려서 아무리 뇌가 잘 던지려고 해도 1.5m 차이로 농구공은 골대에서 튕겨 나간다는 것이다.

심장박동을 조절하는 심장의 자극전도계는 심장의 뇌로 생각할 수 있다. 장 신경계의 신경절세포가 장의 뇌 역할을 하는 것과 마찬가지다. 심장이식 수술을 할 때, 심장이 기증자의 중추신경계와 말초신경계 모두에서 분리되어도 계속 박동하는 현상을 통해 심장 자극전도계의 독립성은 증명되었다. 심장의 독립적인 운동과 뇌의 상호작용은 복잡하고 아직 연구해야 할 부분이 많다.

면역체계의 별명은 '떠다니는 뇌'다. 상당히 구체적이고 가시적인 방법인 면역감시라는 체제 덕분에 면역세포는 침입한 물질이 아군인지 적인지 **판단**할 수 있다. 만약 판단이 잘못되면 해롭지 않은 물질, 예를 들어 집 먼지, 꽃가루, 고양이 비듬에 대해 알레르기 반응을 일으킨다. 알레르기가 있는 사람이 생각하는데 알레르기가 얼마나 영향을 미치는지 확인해보라. 둔감함, 에너지 부족, 열정 부족 등 많은 알레르기 환자가 겪고 있는 일들을 살펴보면 면역체계는 더 큰 몸의 지능 일부임에 틀림없다.

이런 발견은 마음과 뇌 사이의 간격이 크다는 문화적 가정을 세우기에 충분하다. 마음의 위치는 해결하지 못한 문제이며, 이를 두개골 안에서 물리적으로 구분하려는 시도는 타당한 반대의견에 부딪히

◇◇◇◇◇◇◇◇◇

25_무언가 두려워하거나 걱정해 일부러 손을 뻗지 않는다는 비유적 표현.(옮긴이 주)

게 된다. 보면 볼수록 모든 장기가 각자 마음을 가진 것처럼 생각된다(미국과 마찬가지 상황으로 생각하면 된다. 중앙정부인 연방정부가 있고, 많은 주 정부가 있으며, 무수히 많은 지방자치정부가 함께 일하면서 서로 영향을 미친다).

위장을 했든 아니든, 생각하는 행동은 지금 우리 몸 전체에서 일어나고 있다. 지금 출현하는 관점은 우리가 가진 마음에 대한 개념 자체를 뒤흔들 잠재력이 있다. 뇌는 점점 더 다양한 형태의 지능으로 물든 풍경 속에 노출된 광맥처럼 보인다. 이 새로운 모델이 암시하는 것은 무엇일지 살펴보자.

과거의 모델에서 신경은 전기를 집안 구석구석으로 나르는 전선에 비유되곤 했다. 하지만 몸과 뇌를 이어주는 '전선'은 비단 신경만 있는 게 아니다. 여러 장기에서 만들어지는 호르몬과 신경화학물질은 뇌가 움직이고, 우리가 마음을 경험하는 방식에 영향을 미친다. 많은 여성이 월경주기와 폐경기가 다가오면 기분이 바뀌는 경험을 한다. 남성의 경우 중년의 위기를 겪을 때 기분이 뒤바뀌는 경험을 한다. 다른 정신적 사건도 비슷한 생물적 기전을 통해 촉발된다. 과식하고 나면 졸음이 쏟아지지 않는가? 연설 후에 아드레날린이 솟구치거나, 자전거 사고로 혼란스러웠던 경험은? 이처럼 호르몬은 혈액을 타고 뇌로 가서 '우리 마음'의 본질에 심오한 영향을 미친다. 뇌와 멀리 떨어진 부신피질에서 만든 아드레날린 때문에 공황 상태에 빠지는데, 이 상황은 '내 생각'으로 느껴진다. 생물학은 이 시점에서 희한하게도 스스로 마음으로 전환한다.

마음은 뇌 바깥에도 존재한다

뇌를 살펴보면 마음과 뇌의 관계가 훨씬 더 복잡하다는 사실을 알 수 있다. 사람들은 대개 뉴런을 무제한으로 복잡한 신경망을 통해 마음을 만드는 특별한 뇌세포라고 단순하게 생각하지만, 뇌에는 뉴런이 할 수 없는 일을 하는 다른 세포도 있다. 예를 들면 뉴런보다 수도 많고 중요한 역할을 하는 **신경아교세포**가 있다. 뉴런에 산소와 영양분을 공급하고, 뉴런의 축삭돌기 주변에 미엘린초를 만들어 신호전달 속도를 빠르게 하며, 뉴런 사이의 연결을 안정시키고, 해로운 미생물에서 뉴런을 보호하는 면역체계 역할도 한다. 알츠하이머병과의 연관성을 살펴보면, 신경아교세포는 노화하거나 손상된 신경세포 잔해를 청소하며, 동시에 신경세포를 죽일 수도 있다. 이런 '아군의 포격'은 세균이나 바이러스, 균류의 침입으로부터 뇌를 보호하려는 과정에서 나타난다.

정신과정을 만드는 세포가 반드시 '뇌에 있는' 세포일 필요는 없다. 뉴런은 몸의 다른 부분 세포에서 생겨날 수도 있고 소수의 뉴런과 신경아교세포 대부분은 유목민처럼 떠돌다 순환계를 타고 흘러와 뇌에 정착한다. 이런 일이 얼마나 자주 일어나는지, 뇌의 어느 영역에서 일어나는지에 대한 질문이 제기되고 있는 상황이다(직접 뉴런과 신경아교세포가 되는 몇몇 뇌세포 생산은 순환 줄기세포에서 일어날 수도 있다. 혹은 이미 존재하는 세포와의 융합으로 뇌세포를 만들 수도 있다). 이 모든 주제는 발생생물학에서 아직도 연구 중이다. 적어도 세포들이 항상 몸과 뇌 사이에서 교환된다는 사실은 명확하다.

따라서 뇌와 뇌가 아닌 몸 사이의 경계는 불분명하다. 뇌는 몸의 다른 부분에 침투할 수 있다. 뇌가 마음을 **창조한다**는 말은 불완전한 표현이다. 차라리 뇌가 마음에 이르는 길을 제공한다고 말하는 편이 좀 더 정확하다. 간단히 비유하자면, 모든 자동차는 달리려면 엔진이 있어야 한다. 하지만 엔진만으로는 움직일 수 없다. 모든 부품이 각자 제 역할을 할 때 자동차도 자동차의 역할을 할 수 있는 것이다. 마찬가지로 우리의 역동적인 마음이 보여주는 기능은 몸과 뇌의 복합적인 산물이지 뇌 혼자서 만들어내는 결과가 아닌 것이다. 뇌는 언제나 상자 밖에서 과학이 뒤따라오기를 기다리고 있다. 주류과학은 마음이 뇌 밖에 있다는 개념과 마주하기 거북해하며 무시해버린다. 사실 마음을 머리 밖으로 꺼내는 건 상대적으로 쉽다. 손을 난로에 데면 곧바로 주의가 그쪽으로 쏠린다. 짝사랑 때문에 생긴 고통은 즉시 주의를 가슴으로 끌어간다. 다양한 영성 전통에서는 이렇게 '마음을 움직이는' 기술을 의식의 기술로 여겼다. 선종에서 하는 '상자 밖의 마음'이란 일반적인 입문 예시를 살펴보자. 매일 호흡을 따라가면서 참선을 하는 수행자는 다음 단계로 마음을 **하라**hara로 움직이는 훈련을 한다. 하라는 두 번째 차크라 또는 미묘한 에너지의 중심부로 배꼽 아래, 천골(엉치뼈, sacrum) 바로 앞에 있다. '마음을 움직이는' 연습에 대해 설명하자면, 먼저 마음이 머리의 중심(보통 마음이 있다고 믿는 위치)에 있는 꿀이라고 생각하고, 그 꿀이 천천히 척추를 타고 흘러내려 하라에 도달하는 장면을 상상하는 것이다.

이 훈련을 능숙하게 해내려면 시간이 걸리고, 연습도 많이 필요하다. 처음에는 움직임을 거의 느낄 수 없을 것이다. 주의력이 고무줄처럼 바로 머리로 튕겨 돌아가기 때문이다. 끈질기게 마음을 담고 있는 꿀이 천천히 흐르도록 기다려야 한다. 그런데 대체 이런 걸 왜 하냐고? 일단 마음을 머리에서 천골로 옮기면 에너지가 움직이기 때문이다. 아침에 커피를 마시면 컵을 내려놓은 지 몇 분 후에 갑자기 마음이 활기차게 느껴지는 것과 같다. 졸고 있던 선(Zen)이 갑자기 깨어난다.

더 중요한 것은 마음이 천골로 내려오면 수행자는 정교한 안정감을 느낀다는 점이다. 생각은 여전히 떠돌지만, 이는 원숭이가 쉴 새 없이 방 안 곳곳을 날뛰는 식이 아니라 파도가 높아졌다 낮아지는 패턴을 반복하듯이, 구름이 머리 위를 흘러가듯이 지나간다. 통제되지 않는 생각 사이를 떠도는 마음은 우리를 지치게 할 뿐만 아니라 고요하고 강한, 정적인 마음을 갖게 될 가능성마저 앗아버린다.

내 안과 밖을 통합하는 경험

신경과학은 주관적인 경험을 경계하지만, 사실 마음을 머리에서 다른 곳으로 이동시키는 경험은 선 수행자와 여러 동양 전통에서는 일상적인 일이다. 이러한 경험은 몇 세기 동안 반복되었으며, 우연 또는 환각에 의한 게 아니다. 충분히 수련한다면 누구나 마음을 발가락, 어깨, 팔꿈치 혹은 방 반대편 끝으로 옮길 수 있다. 신경과학자들은 '마음을 움직이는' 주관적인 감각은 실제가 아니며, 팔다리를 절단한 환자가 '환상지'를 느끼는 것처럼 신경적 환상이라고 주장한다. 환상지란 잘려나간 팔다리가 있던 자리에 여전히 팔다리가 존재한다고 느끼는 병으로, 심지어 실제 통증을 느끼기도 한다.

이러한 주장을 반박하기 위한 가장 좋은 방법은 의학에서도 환자의 주관적인 경험을 환자가 스스로 의사에게 보고하며, 환자의 상태를 묻지 않으면 그 어떤 처치도 할 수 없다는 점을 지적하는 것이다. '여기가 아픕니다', '좀 우울해요', '혼란스러워요', '몸의 중심을 잡을 수가 없어요' 등등 환자의 말은 때로는 기능적 자기공명영상법(fMRI)을 통해 확인할 수도 있지만, 오직 환자만이 실제로 어떤 일이 일어나고 있는지를 설명할 수 있다. 뇌 스캔은 환자가 아프다고 말하지 않는 한 환자의 통증을 증명할 수 없다(배양접시의 세균이 독소를 피해 가고 영양분에 다가갈 때, 세균이 원시적인 단계의 거부감이나 유혹을 느끼지 않는다고 장담할 수 있을까?).

명상을 하는 모든 전통은 순간이든 평생이든 마음의 감각과 자아가 근본적으로 변화하는 때가 온다고 말한다. 베다나 불교 전통에서는 가장 깊은 곳의 순수한 의식과 연결된 이 상태를 **삼매**Samadhi라고 한다. 유대 신비주의 전통에서는 이 상태를 **디베캇**D'vekut이라 하고, 기독교에서는 '하나님과 하나 되다(cleaving to God)'라고 표현한다. 일상적인 사고를 하는 마음은 뒤에 남겨지고 무아지경에 이르게 된다.

삼매는 '내 마음'이 마음 자체에 녹아드는 그림자 영역에 들어선 상태다. 그림자 영역에서는 실재가 급격하게 바뀐다. 방 안의 공간에 앉아 있는 대신에 사람은 정신적 공간, 산스크리트어로 **치트 아카사**Chit Akasha에 앉아 있다. 하지만 일어나는 일은 정신적인 사건에만 국한되지는 않는다. 내면으로의 여행에서는 시간, 공간, 물질, 에너지가 침묵에서 나오며, 이는 물리학이 '양자 거품'에서 생성이 일어난다고 설명하는 것과 비슷하다. 우리가 생각할 때 명상, 요가, 선종에서 겪는 내적 경험은 고통, 행복감, 사랑에 빠지는 등의 주관적인 상태에서 얻은 경험보다 열등하지 않다. 뇌 스캔은 이런 경험과의 연관성을 보여주지만, 영상을 얻으려면 일단 사람을 찍어야 한다.

'나'와 우주 사이에 경계가 없다는 생각은 사람들을 멍하게 만들고 때로는 불안하게 한다. 이게 사실이라면 피부는 왜 존재할까? 고교시절 생물학 수업에서 피부는 '저 바깥쪽 외부'에서 공격해오는 침입자로부터 우리를 보호하는, 투과할 수 없는 장벽이라고 배웠다. 하지만 이러한 비유는 부적절하다. 사실 피부는 사람 세포와 여기에 거주하는 세균의 공동체다. 잠깐 하던 일을 멈추고 손을 움직여 피부밑의 손목과 손가락 관절의 움직임을 관찰해보자. 손가락을 당기거나밀고, 주먹을 쥐었다가 펴고, 팔을 구부리고 펼 때 피부는 왜 갈라지지 않을까? 세균이 피부의 주름을 둘러싸고 죽은 피부세포의 세포막을 분해한 뒤 라놀린을 만들어서 피부를 부드럽게 만들기 때문이다. 콜라겐이 피부세포를 연결하는 것과 같은 원리다. 만약 피부에 틈이생겨 타자를 치거나 인사할 때 손을 흔드는 동작만으로도 감염에 노출된다면, '사람'과 사람의 유전체는 얼마나 오래 버텨낼 수 있을까? 다행스럽게도 인간은 슈퍼유전자가 주도하는 조화로운 상호작용아래 번성하고 있는 생물 공동체다.

우리가 '이 안쪽'과 '저 바깥쪽'을 구분하는 이유는 현실 때문이 아니라 단순히 생물학적 의미 때문이다. 과학은 이제 우리가 매일 경험하는 내면세계와 외부세계 사이의 변동을 설명하려고 준비하고 있다. 때로 우리는 의식을 '저 바깥쪽' 대상에게 집중하고, 때로는 '이 안쪽' 정신적인 대상에 집중한다. 뇌 안에는 특별한 신경활동을 하는 상호 보완적인 신경망이 두 개 있다는 가설이 있다. 하나는 몸 외부의 세계를 다룰 때 활성화되는 신경망이고(작업 신경망), 다른 하나는 의식이 내면을 향해 있을 때 작동하는 '기본 신경망'이다(비작업 신경망). 기본 신경망은 깨어 있으면서 휴식하거나, 자기성찰을 하거나, 감각기관에 중요한 정보가 입력되지 않을 때 작동한다. 뇌는 직업 신경망과 비작업 신경망 사이를 부지런히 오가는데, 깊은 명상 상태로 들어가면 두 신경망이 동시에 활성화된다. 왜냐하면 명상 상태에서는 '내면'과 '외부'가 더 이상 반대나 대조되는 개념이 아니라 하나로 통합되기 때문이다. 이 위대한 과정을 통해 유전자 활성도 달라진다.

몸과 마음의 경계선은 존재하는가?

몸과 마음을 분리하는 경계선의 존재는 인체중심주의(physicality)의 견고한 믿음이었다. 뇌 조직은 모두 물리적인 요소로 이루어져 있다. 뉴런의 모든 활동은 물리적이고, 신경세포를 만든 DNA의 암호배열도 물리적 요소다. 그런데 신유전학은 이 유전암호를 해독했다. 놀라운 기술적 진보 덕분에 유전자 활성의 아주 작은 변화도 알 수 있게 되었다. 하지만 DNA배열 어디에도 마음을 지배하는 유전자 같은 건 없다. 생각 같은 건 눈으로는 볼 수 없는데, 과학은 눈으로 관찰하고 측정할 수 없는 것이라면 뭐든 의심하는 경향이 있다. 과학의 타당성은 측정에 근거하며, 인간의 시각을 확장하기 위해 전자현미경 같은 강력한 도구도 만들어냈다.

비록 보이지 않지만 인간의 마음이 작동한다는 건 분명한 사실이다. 신유전학은 주관적인 삶의 경험이 후성유전적 변형으로 이어져 유전자 활성을 바꾼다는 점을 보여주면서 눈에 보이지 않는 문제점을 해결했다. 생각과 감정에 따라 우리의 몸이 바뀐다는 사실은 어떤 면에서는 너무나 뻔한 사실이라 굳이 과학까지 동원해서 증명할 필요도 없어 보인다. 배우자나 친구, 직업을 잃으면 몸 전체가 반응하고, 슬픔에 이어 우울증까지 찾아올 수 있으며, 질병에 취약해지기 쉽다. 심지어 죽을 수도 있다. 슈퍼유전자는 이러한 삶의 변화에 직접 반응한다.

이 모든 변화는 유전자에 의해 조절되며 주류 과학에서는 물질이라는 미끼가 여전히 강하게 영향을 미친다. 유전학자는 슬픔이라는 감정처럼 눈에 보이지 않는 것을 인정하기 전에, 먼저 DNA분자의 변화를 확인한 뒤, 더 복잡한 연결고리를 찾아내려 한다. 이 제약은 반드시 넘어서야 할 최후의 경계선이다. 어떻게 해야 가능할까?

현대물리학의 기본인 장場 개념을 이용하는 방법이 있다. 관찰할 수 있는 '물질'인 원자와 분자 수준에서 물리적으로 일어나는 모든 현상은, 보이지 않으며 '비물질'인 장의 파동으로 설명할 수 있다. 예컨대 나침반의 바늘은 북쪽을 가리키지만, 우리는 이 현상의 원인인 지구 전자기장을 눈으로 볼 순 없다. 나뭇잎이 나무에서 떨어져도 우리는 나뭇잎을 지구로 끌어당기는 중력을 실제로 볼 수 없는 것 또한 마찬가지다. 유전자가 활성화되면 이런 것들과 비슷한 일들이 우리 몸에서 일어나는 게 아닐까?

2009년에 영국 분자생물학자들이 실시했던 흥미로운 실험이 이점을 밝혀줄지도 모른다. 지난 수십 년간 DNA가 이중나선 일부분이 부정확하게 배열되거나, 잘렸거나, 돌연변이가 일어나는 여러 손상을 인지하고 스스로 복구하는 특징이 있다는 게 밝혀졌다. 세포가 분열하면서 DNA가 자신을 복제할 때도 새로운 DNA 가닥의 염기가 각각의 짝과 정확하게 결합해서 조립하는 인식작용이 일어난다. 이 실험에서 영국 연구팀이 분리된 DNA 가닥을 물에 넣고 관찰하자 DNA는 둥글게 뭉쳤다. 기다란 249개의 염기, 즉 뉴클레오티드는 형광으로 염색해서 둥글게 뭉친 유전물질 사이에서 어떤 형태로 결합했는지 관찰했다.

결과는 놀랍고도 기묘했다. 물리적인 접촉이 닿지 않는 물속에서도 서로를 인식하고 정확한 짝을 찾아 결합한 DNA 부분이 두 배나 많았던 것이다. 세포 안에서 일어나는 일은 무엇이든 물리적 접촉이나 화학적 연결점이 있어야 하므로 세포생물학자에게 이 현상은 설명할 길이 없었다. 하지만 장이론에서 보면 이 수수께끼는 쉽게 설명할 수 있다. 즉 나침반이 지구를 에워싼 **자기장**에 순종하듯이, DNA 가닥도 생명을 온전하게 지켜주는 **생체장**(biofield)에 반응했던 것일 수 있다.

연구팀은 물리적인 접촉 없이도 서로를 끌어당긴 DNA 가닥의 움직임을 **텔레파시**로 설명했다. 무한하게 작은 전하를 통해 작용하는 생체장은 텔레파시보다 더 합리적인 설명을 할 수 있다. **인식**이란 개념은 마음에 속하는 특성이다. 공항에서 친구를 마중할 때, 굳이 한 번에 한 사람씩 얼굴을 일일이 확인하지 않고도 섞여 나오는 인파 속에서 한눈에 친구를 알아볼 수 있다. 그 이유는 지금 찾아야 하는 사람을 인식하고 있기에 가능하다. 남극 펭귄이 바다에서 먹이를 가지고 돌아와 수많은 무리 속에서도 자신의 새끼가 있는 곳으로 정확하게 머리를 돌려 찾아내는 것 또한 똑같지만 좀 더 신비한 방식이다.

인식에 대한 어떤 부분은 기본이면서 무작위 선택이라고 설명하기가 힘들다. 이는 사람이라면 모두가 의존하는 마음장의 특성으로, 지금 이 순간 책의 단어를 인식하는 것도 마찬가지다. 우리는 단어를 알파벳 무리로 하나씩 읽지 않고 하나의 뜻으로 받아들인다. DNA 역시 똑같이 할 수 있다. 249개의 뉴클레오티드는 각자 하나씩 결합한 게 아니라 DNA 가닥 전체가 자신의 거울상을 발견한 것이며, 무작위성으로는 설명할 수 없다.

생각은 일시적이나 마음은 영원하다

이 획기적인 실험은 최후의 경계선을 넘을 수 있게 도와주었지만, 오랫동안 믿어온 인체중심주의(physicality)를 완전히 극복하기란 여전히 쉽지 않다. 이를 완벽하게 넘어서려면 말로 설명하기 어렵고 측정할 수도 없는 다른 요소, 즉 물질에 지나지 않는 것을 생명체로 만들어내는 어떤 요소가 무대 뒤에서 작용하고 있다는 사실을 받아들여야 한다. 전 세계 신비주의 전통들은 눈에 보이지 않는 이런 요소들을 경험하는 데 익숙하다.

뇌에서 몸 구석구석에 자리한 세포로 연결되는 자연스러운 지성의 장에 닿기만 해도 충분하다. 장은 무한하지만 우리 자신이 그렇게 될 필요는 없다. 작은 말굽자석으로도 지구의 강력한 자기장을 드러낼 수 있으며, 지구의 자기장은 우주의 전자기장에 속해 있는 작은 입자일 뿐이다. 무한한 장의 모든 특성이 자석에 들어 있다. 마찬가지로 인간의 마음은 더 큰 마음장의 일부분이다. 이를 인식하면 자연스럽게 마음장에 연결될 수 있다. 깊은 명상처럼, 마음장을 경험하면 지각이 변화한다. 이런 의식 상태에 도달했던 사람은 다음과 같은 경험을 했다고 말한다.

- 모든 방향에서 무한을 감지한다.
- 시간과 공간은 절대적인 게 아니며, 순수하게 정신적인 것 같다.
- 모든 경계가 사라지고 일체성만이 존재한다.
- 넓은 바다에 파도가 물결치듯, 모든 일은 모든 다른 것과 연결된다.
- 삶과 죽음은 시작과 끝이 아니다. 존재의 연속체로 하나가 된다.

굳이 신비주의 수업을 듣지 않아도 누구나 이런 깨달음을 얻을 수 있다. 사실 마음장은 인간 유전자에 이르기까지 우리 주변 어디에나 있으므로, 어디로 가야 할 필요도 없이 그저 마음장을 찾으려고 노력하면 된다. 마음장을 보려면 관점을 특정 방향으로 조정해야 한다. 베다 전통의 《시바 수트라Shiva Sutras》 경전은 물질의 가려진 본질을 보는 방법과 그 너머에 무엇이 있는지를 발견하는 108가지 방법을 알려준다. 그중에는 하늘 너머에 무엇이 있는지를 보는 방법도 있다.

실제로 하늘 너머를 볼 순 없지만 그 점은 중요하지 않다. 하늘에 가려진 그 너머를 보려고 노력하다 보면 마음이 멈춘다. 움직일 수 없어 당혹감에 사로잡히는 사이, 정상적인 사고의 흐름도 멈춘다. 바로 그 순간, 마음은 오로지 마음만을 인지한다. 그 어떤 객체도 이 순수한 각성을 방해할 수 없다. 그리고 그때 '아하!' 바로 그것이 하늘 너머에 존재하는 그 무엇이다.

평생을 물속에서 사는 물고기는 물이 실제로 어떤 것인지 모른다. 하지만 바다 밖으로 뛰어오르면 차이점을 알 수 있고, 그제야 젖어 있는 상태를 건조한 상태의 대비 개념으로 경험할 수 있다. 마찬가지로 인간은 마음장에서 뛰쳐나갈 순 없지만, 마음을 가라앉히면 비슷한 대조를 경험할 수 있다. 고요, 침묵, 행동의 중지가 어떤 느낌인지 알게 된다.

위대한 현자와 성인, 신비주의자들은 명상을 통해 마음장과 깊이 접촉했다. 하지만 명상 수련을 하지 않더라도 마음장을 조금이나마 엿볼 수 있다. 눈을 감고 조용히 앉아 아무것도 하지 않는다. 생각이 마음속을 흘러가는 것을 느껴본다. 모든 정신적인 현상은 일시적이다. 와서 잠시 머물다가 사라져버린다. 각각의 정신적 현상 사이에는 짧은 **틈새**가 있다. 바로 이 틈새를 파고들면 무한한 마음장에 닿을 수 있다. 그러나 지금 이런 시도를 해볼 필요는 없다.

두 생각 사이의 틈새를 엿보면 눈이 열린다. 방금 경험한 것이 무엇인지 생각해보라. 정신적 현상이 나타났다. 어디서 나타난 걸까? 정신적 현상이 사라졌다. 어디로 사라지는 걸까? 바로 마음장으로 가는 것이다. 우리는 너무 생각에만 집중하다 보니 이 간단한 요점을

3부 – 스스로 이끌어내는 진화 혁명

놓쳐버리는 것이다. 각각의 생각은 일시적인 현상이지만 마음은 영원하며 변하지 않는다. 이 점을 깨닫는 게 얼마나 쉬운지 느꼈는가? 잠시나마 우리는 마음장과 하나가 된 **기안**Gyan **요가 수행자**가 된 것이다. 사람과 마음장의 연결은 절대 끊어질 수 없다. 이제 자신이 마음장과 연결되어 있다는 사실을 **아는** 사람이 되었다. 하지만 대부분의 사람들은 장에 대해서는 잊어버린 채 그저 마음속을 계속 맴도는 생각이나 느낌, 감각, 상상에만 사로잡힌다.

만약 우리가 마음장을 경험하면 삶을 올바르게 평가할 수 있게 된다. 이는 페르시아의 시인 루미의 "먼지처럼 흩어진 별처럼 우리는 공허로 만들어졌다."는 경이로운 고백을 낳는다. 때로는 "무에서 창조된 이 세계를 보라/이는 인간의 권능 안에 있으니"라고도 한다.

모두가 우러러볼 만한 아름다움을 찾아내는 패턴을 따라 생명은 진화한다. 진화는 우주에서 가장 복잡한 구조를 가진 인간 유전체와 뇌를 번성하게 했다. 숨겨진 물질의 본질을 볼 수 있으면 이 수수께끼를 풀 수 있을까? 우리 몸의 모든 세포는 거의 무한한 **지성**을 보여준다. 이 책에서 말하는 세포의 지성이란, 적응하고 반응하고 매 순간 자신은 물론 다른 모든 세포, 조직, 장기를 위해 올바른 선택을 하는 세포의 자연스러운 능력을 뜻한다. 이런 일이 일어나게 된 원인은 분명히 존재한다. 그것이 무엇인지를 밝히려면 애초에 인간을 존재하게 만든 힘인 진화 자체를 이해해야만 한다.

14장 | 진화는 무작위로 일어나지 않는다

 다윈의 이론에서는 진화를 이끄는 돌연변이는 우연에 의해 나타난다고
하지만, 우연만으로는 진화의 수많은 비밀들을 도저히 설명할 수 없다.
우리의 세포는 항상 선택을 하고 있다. 환경에 적극적으로 반응하고 적응
하면서 지금 이 순간에도 계속 진화 중이다.

슈퍼유전자는 세포를 반응하고 적응하는 개념으로 크게 확장했다.
또한 흥미로운 영역을 개척하기도 했다. 반응하고 적응하는 세포는
환경이 새로운 도전과 기회를 던져줄 때마다 자신의 DNA를 변형할
수 있기 때문이다.

그러므로 세포는 우리 삶의 경험에 적응하며, 지속적으로 재조직
하고 균형을 이루어 몸의 다른 세포와 자기 자신에게 기여한다. 이것
이 바로 심신 동반자관계다. 인간의 마음에는 의식이 존재한다. 마음
은 적응, 피드백 고리, 창조력, 복합성 등을 놀라운 방법으로 이용한
다. 이 능력이야말로 인간이 진화를 거치면서 자연으로부터 얻은 소
중한 선물이다. 세포는 마음을 거울처럼 비춰 몸을 통해 물리적으로
표현하는 것이다.

그런데 이 그림에서 발견할 수 있는 문제점은 하나뿐이지만, 아주 큰 단점이다. 진화론은 유전자가 의식을 반영할 거라곤 생각하지 않았다. 대부분의 유전학자들이 '이기적인 유전자'라는 개념에는 저항하지 않더라도, '지능을 갖춘 유전자'라는 개념을 도입하려는 것에 대해서는 거부반응을 일으킨다. 하지만 이기적이라는 뜻은 자기 자신만을 위한 선택을 한다는 의미로, 이기적인 행동을 하려면 **의식**이 있어야 한다. 인간의 세포는 항상 선택을 하고 있다. 강철 구슬이 종이 위에서 원을 그리며 움직인다고 상상해보자. 마술을 부려 구슬 스스로 움직이는 듯 보이지만, 종이 아래를 보는 순간 자석이 구슬을 움직인다는 사실을 발견하게 된다. 몸속 세포의 활동에도 바로 이와 비슷한 일이 일어나고 있는 것이다.

우리가 심장세포를 하나하나 관찰할 수 있는데, 이유는 모르겠지만 심장세포들이 격렬하게 경련을 일으키다가 잠시 후 진정되었다고 해보자. 얼핏 심장세포 스스로 이런 행동을 취한 것처럼 보이지만, 한발 물러서서 보면 심장의 주인이 계단 한 층을 뛰어 올라갔다는 사실을 알 수 있다. 심장세포는 뇌가 내린 지시에 반응했을 뿐이고, 뇌는 마음을 따랐을 뿐이다. 동반자관계는 이런 식으로 굴러간다. 우리가 지성이라고 여기는 것은 세포가 아니라 한 개인이다. 동반자관계에서 첫 번째는 항상 마음이고, 뇌세포는 두 번째일 뿐이다.

이와 다르게 진화론은 항상 물질을 최우선으로 놓는다. 전통적인 다윈주의 관점에서 보면 마음은 마음이 없는 기본적인 세포 활성에서 진화를 시작하는 것이다. 환경에 적응하는 세포의 능력이 그랬듯이, 화학적 상호작용은 점점 더 복잡해진다. 하나의 세포는 서로 뭉쳐 복잡한 유기체가 된다. 수억 년이 지나면 유기체는 특별해지면서 중요한 세포 덩어리는 신경세포, 원시 형태의 신경계 그리고 최종적으로는 원시적인 뇌로 진화한다. 운 좋은 우리 인간이 이 모든 사실을 아는 이유는 우리 인간의 신경세포 무리가 뇌 진화의 정점에 서있기 때문이다. 인간의 뇌는 인간을 의식하고 자각하며 창조하고 뛰어난 지성을 갖추게 되었다.

필자들은 이 책에서 세포와 유전자들이 뇌와 똑같은 마음장에 속한다는 이론에 반대하려 한다. 하지만 우리의 세계관에는 아주 큰 장점이 있다. 바로 심신 동반자관계라는 새로운 미개척지가 있기 때문이다. 판다는 계속 죽순을 먹을 테고, 호랑이는 항상 사슴을 덮칠 것이며, 펭귄은 언제나 남극의 얼음 평원을 가로질러가 알을 낳을 것이다. 아마도 그들에게는 최소한 향후 수백만 년은 같은 일들이 이어질 것이다. 최소한 그 정도의 시간은 흘러가야 돌연변이 유전자가 그 강력한 본능적 행동을 변형시킬 수 있을 테니 말이다.

하지만 인간은 다르다. 식단을 바꾸거나, 폭력을 포기하거나, 채식주의자가 되거나, 남극 대신 따뜻한 병원에서 아기를 낳을 수 있다. 즉 인간은 끊임없이 적응하고 있기 때문에 진화를 물리적인 경계선 밖으로 밀어붙인다. 인간의 피부는 열을 방출하므로 벌거벗은 채 겨울밤을 야외에서 생활하는 데 치명적이었지만, 옷과 집, 불을 통해 이런 거대한 단점을 극복했다. 진화상으로 볼 때 인간은 분명 괴짜였으며, 이는 의심할 여지가 없다. 하지만 인간이 밟게 될 다음 단계는 주류 다원주의에서 수용했던 모든 주장들을 분명 능가하고도 남을 것이다.

인간은 지구 생명체 역사상 스스로 진화의 방향을 정한 최초의 창조물이다. 그렇게 볼 때 슈퍼유전자는 우리 모두의 미래를 여는 열쇠가 될 것이며, 지금 여기서 필자들과 함께 올바른 것을 생각하고 행하는 일들은 그 시발점이 될 것이다.

하지만 목표에 이르기까지는 우리가 알고 있던 진화에 대한 기존 지식에 세 가지 주요 변화가 필요하며, 이 변화는 모두 다윈주의 이론의 기둥을 무너뜨린다.

첫째, 진화의 동인은 무작위 우연 이상의 것이다.

둘째, 진화가 일어나는 속도는 매우 빠르다. 즉 수백, 수천, 수백만 년에 걸쳐 일어나는 게 아니라 한 세대 안에서도 일어날 수 있다.

셋째, 진화는 스스로 조직화하며, 따라서 의도적이다. 즉 선택하고, 학습하고 경험하는 데 영향을 미칠 수 있다.

이는 기존 진화론에 대한 심각한 도전이다. 대개 이 문제는 전문적인 진화학자의 작은 집단 안에서 논의되어야 할 것이다. 하지만 이 문제는 우리 모두의 삶에서 아주 중요하므로 필자들은 모두를 이 특권집단에 초대해야 한다고 생각한다. 인간 진화가 어디로 향할지에 대한 논의에는 비단 유명한 유전학자뿐만 아니라 평범한 우리도 얼마든지 끼어들 자격이 있다. 우리가 잡아끌어서가 아니라 신유전학 덕분에 발등에 불이 떨어진 격이 된 다윈주의가 겪어야 할 세 가지 변화에 대해 검토해보자.

진화가 우연한 행운일 뿐이라는 주장

앞에서 모든 새로운 돌연변이는 오직 무작위로만 일어난다는 개념은 이미 폐기된 유전학 신화라고 말했다. 이 대목에서 분노한 진화생물학자들의 고함 소리가 들리는 듯하다. 무작위 돌연변이 현상은 단연코 다윈주의의 주요 교리이기 때문이다. 과거 이에 대해 반대하는 주장은 주로 종교적 교의를 앞세운 반진화주의 진영으로부터 나온 공격이었다.

아무튼 다윈의 이론에서는 진화를 이끄는 돌연변이가 삶의 경험에서 생기는 게 아니다. 다윈에 따르면 기린의 긴 목은 기린이 원하거나 필요해서 길어진 게 아니다. 더 긴 목은 어느 날 우연히 나타난 것이고, 그 운 좋은 돌연변이 기린은 생존에 유리한 장점을 얻었으며, 이는 자연선택으로 이어져 후손에게 전해진 것이다. 목이 긴 기린이 더 높은 나무에 닿을 수 있다는 점은 명확하지만, 다윈주의는 여기에 "왜?"라는 질문을 허용하지 않는다. 즉 전통적인 진화론에서는 기린이 더 높은 나무의 먹이를 먹어야 할 필요가 있었기 '때문에' 긴 목이 나타났다는 식의 설명 자체를 허용하지 않는 것이다. 그저 새로운 돌연변이는 무작위로 나타나며, 이 돌연변이가 생존에 유리한 새로운 능력을 부여하기 '때문에' 지속되는 것이라고 주장한다.

진화 분야를 제외하면 우리는 '왜'와 '때문에'라는 말을 자주 한다. 다른 선수보다 7.5*cm* 더 키가 큰 한 농구선수가 리바운드를 더 많이 잡아내는 건 이 선수의 키가 더 커서 유리하기 '때문'이다. 그런데 왜 기린에 대해서는 이렇게 말할 수 없을까? 그 이유는 돌연변이가 전달되는 방법과 관계있다. 최초의 운 좋은 그 기린이 생존하지 못하면 새로운 돌연변이는 그냥 사라져버리고 만다. 돌연변이 유전자는 반드시 다음 세대에 나타나야만 한다. 만약 이 돌연변이가 여전히 생존에 유리하다면 유전자는 무리로 퍼져나가게 되며 유전자의 성공 가능성을 높여준다.

하지만 그럴 확률은 상당히 낮다. 안정적으로 정착하려면 돌연변이 유전자는 모든 기린의 유전체에 들어갈 수 있는 방법을 찾아내야 한다. 목이 짧은 기린은 생존에 너무나 불리해져서 유전자 풀에서 사라져야 한다. 이 과정은 숫자놀음이며, 자손 대대로 이 확률게임이 반복된다. 그런데 가장 중요한 것은 유전자가 얼마나 성공적으로 후손에게 전달되는지다. 진화론자들은 상식을 인용해서 목이 긴 기린은 목이 짧은 기린보다 높은 가지의 잎을 먹을 수 있어서 더 유리하다고 예측하지만, 과학적 측면에서 볼 때 그게 전부는 아니다. 하드데이터는 시간이 지나면서 돌연변이가 지속하는 현상과 관련 있다.

현대의 유전자 이론은 생존에 관련된 통계자료를 아주 세밀하게 제시한다. 하지만 무작위 돌연변이라는 강철의 벽 앞에만 서면 주눅이 드는 게 사실이다. 기존의 유전학 전체가 거부하는 상반된 개념의 토대 위에 세워졌음을 실감하게 된다. 최소한 과거에는, 불과 십여 년 전까지만 해도 무작위 돌연변이는 정설이었다. 하지만 이제 그 강철의 벽은 점차 다른 것, 이를테면 협곡으로 변하고 있다.

건물 해체용 철구가 필요한 벽보다는 다리를 놓으면 되는 협곡이 더 낫다. 협곡 한쪽에는 인간이 지성을 갖추고 있다는 사실이 있다. 협곡 건너편에는 **지성**이 의심스러운 용어라는 시각을 고수하는 진화론이 있다. 지성이라는 용어는 창세기를 과학적으로 증명하려는 운동인 지적 창조라는 단어의 침입으로 변질됐다. 이 시도는 과학 공동체의 격렬한 저항으로 저지되었고, 여기에는 모두 의견일치를 보았다. 그러니 똑같은 전투를 다시 치를 필요는 없다. 이성과 믿음 사이에서 증오심으로 불타는 분열을 치유해야만 한다. 이성과 믿음은 각자의 영역에서 각각 수행해야 할 역할이 다르다.

새로운 사실의 발견은 전통적인 진화론에 압력을 가해왔고, 협곡은 메워지기 시작했다. 무작위 돌연변이가 이야기의 전부는 아니라는 점을 신유전학은 빠르게 증명해가고 있다(위대한 유대계 네덜란드인 철학자 스피노자가 말하길, "자연에 무작위란 존재하지 않는다. 무작위로 보이는 이유는 인간의 지식이 불완전하기 때문이다."라고 했다). 자연선택도 완전한 이야기는 아니다. 기린이나 미생물, 초파리와 다르게 인간은 완전한 자연 상태에 존재하지 않는다. 인간은 문화 속에 존재하며, 문화는 슈퍼유전자의 작용에 깊은 영향을 미친다. 나쁜 엄마 쥐가 새끼 쥐에게 자신의 나쁜 행동을 물려줄 수 있다면 인간 역시 마찬가지일 것이고, 심지어 그 영향력의 범위는 훨씬 더 커진다.

전통적인 진화론과 신유전학 사이의 틈새가 메워질 수 있다면, 그것은 우리 모두에게 엄청난 소식이 될 것이다. 그 말은 우리가 실제로 실시간으로 진화하고 있다는 뜻이며, 만약 이것이 정말 사실이라면 더 큰 변화가 기다리고 있다.

온전한 무작위는 절대적 진실이라는 교의를 포기해도 진화는 온전히 살아남을 수 있을까? 의도적인 진화는 다윈 진화론의 교의에서 떨어져 나와 과연 사실로 인정받을 수 있을까? 슈퍼유전자의 거대한 가능성을 채우려면 당연히 그래야만 한다.

무작위 돌연변이 이론의 추락

유전자 돌연변이는 단순히 무작위로 발생하는 현상이 아니라는 증거는 계속해서 쌓여가고 있다. 2013년 학술지 〈몰레큘라 셀Molecular Cell〉에 존스홉킨스대학교 연구팀이 발표한 논문을 살펴보면, 효모의 성장을 억제하기 위해 돌연변이를 고의로 삽입하면 즉시 새로운 돌연변이가 생겨나 성장을 정상으로 되돌린다. 이를 보상적 이차 돌연변이(Compensatory secondary mutation)라고 한다. 이런 돌연변이는 절대 무작위로 발생하지 않는다. 보상적 돌연변이는 효모를 영양분이 부족한 배지에서 배양해서 스트레스가 큰 환경을 접하게 할 때도 생길 수 있다. 효모는 아주 단순한 유기체지만, 환경의 변화가 극명해지면 유전체가 재빨리 적응해서 생존에 필요한 (작위적인) 돌연변이를 만들어 보완한다. 유전자 활성의 후성유전적 변형 역시 같은 목적으로 이용할 수 있다.

〈네이처〉에 발표된 대장균을 대상으로 한 또 다른 연구도 같은 결론에 도달했다. 돌연변이가 일어날 확률은 세균 유전체의 영역별로 크게 달랐다. 유전자 활성이 높은 경우 돌연변이가 일어날 확률은 낮았다. 모든 돌연변이가 무작위로 일어난다는 생각과 달리, 유전자 돌연변이 확률은 생존에 가장 중요한 특정 유전자에 해로운 돌연변이가 일어나는 상황을 줄이는 방향으로 진화가 최적화된 듯했다. 같은 맥락에서 돌연변이를 유용하게 이용할 수 있는 영역은 돌연변이 확률이 높은데, 예를 들면 몸에 침입한 병원체와 싸우는 새로운 항체를 만들기 위해 항상 재배열해야 하는 면역관련 유전자가 그렇다. 물론 환경이 변할 때 어떻게 돌연변이가 특정 유전자에는 생기고 또 어떤 유전자에는 생기지 않는지에 대해서는 명확하게 밝혀지지 않았다. 하지만 가장 가능성이 높은 가설은 후성유전자가 관여할 거라는 추측이다.

물론 19세기를 살다간 다윈은 유전체 영역에 따라 돌연변이가 일어날 확률이 다르다는 사실을 알지 못했다. 심지어 다윈은 유전체(genome)에 대해서도 몰랐다. 21세기의 엄격한 다윈주의자들은 이제 돌연변이가 무작위로 일어나며 후에 자연선택을 거친다는 교의를 방어해내기가 점점 더 어려워지고 있다. 유전체의 특정 지점에서 실제 돌연변이가 일어날 확률은 DNA 보호나 복구 같은 목적에 따라 다양해지는 여러 요인과 후성유전적 요인에 영향을 받는다. 이 모든 것들을 절대 무작위라고 부를 순 없다.

그렇다면 현재 모든 사람이 진화 중이라고 말할 수 있을 만큼 신유전학은 여유가 있을까? 아직은 아니다. 종의 진화가 가끔 수백만 년씩 걸리는 이유처럼, 진화의 속도부터 시작해서 넘어야 할 장애물들이 아직 산재해 있다.

앞서 추측했던 것처럼 암 돌연변이도 전적으로 무작위는 아니라는 매력적인 증거도 있다. 과학적인 세부사항은 좀 더 복잡한 논의가 필요하니 이 주제에 대한 기술적인 논의는 부록의 내용을 참고하도록 하자.

진화의 시계는 빠르게 돌아간다

전통적인 진화론에서 좋은 유전자 돌연변이가 무작위로 일어날 때까지 무작정 기다려야 했다. 그 돌연변이가 생존율을 높이면 돌연변이는 새로운 행동이나 구조적 특징을 개체에 부여했다. 그러면 이 돌연변이 특징이 집단 전체로 퍼지기까지는 수백만 년이 걸릴 수도 있다. 하지만 후성유전학에 따르면 집단 전체에 이런 변화가 일어나기까지는 한 세대면 충분하다.

진화가 일어나려면 정확하게 얼마나 걸릴지를 결정하는 건 아직도 논쟁의 대상이며, 이런 논쟁은 곳곳에서 일어날 수 있다. 먼저 다윈의 특별한 어려움(Darwin's special difficulty)이라는 문제에서 시작해보자. 이 문제는 상당히 큰 파급력을 가질 수 있으며, 개미와 벌에서 시작한다. 다윈은 불임인 암컷 개미가 어떻게 개미 집단에서 세대를 거듭해서 태어나는지 이해할 수 없었다. 다윈은 불임인 암컷 개미와 임신할 수 있는 암컷 개미는 행동이나 몸의 형태가 다르다는 점을 발견했다. 불임 암컷은 명백하게 번식할 수 없고 따라서 새끼를 낳을 기회도 없는데, 어떻게 이들의 유전자가 후손에게 유전된 걸까? 다윈은 유전자에 대해서는 몰랐지만, 그의 가설은 개미사회 전체의 생존에 초점을 맞췄다.

후성유전학이 출현하기 전까지 답은 찾아낼 수 없었고, 다윈은 훨씬 전에 세상을 떠나고 말았다. 후성유전학은 DNA의 화학적 변형을 통해 유전자 스위치를 켜고 끄는 등, 영구적으로 유전자 활성을 바꿀 수 있다고 설명해준다. 이 과정은 탄생 직후에도 일어날 수 있고, 새로운 유전자를 물려주는 당황스러운 쟁점을 피해갈 수도 있다. 이미 존재하는 유전자를 변형하면 된다. 다윈은 자신의 힘으로 답에 다가 갔다. 그는 꿀벌의 계급체계를 보면 알 수 있으리라고 예측했다.

꿀벌의 유충이 먹는 먹이에 따라 유충은 여왕벌 후보가 될 수도 있고 불임인 일벌이 될 수도 있다. 이 차이는 로열젤리라고 부르는 특별한 먹이에서 비롯되는데, 로열젤리는 난소 발달을 촉진하는 영양소가 들어 있다. 정확한 기전은 선택된 유전자의 후성유전적 변형이라는 점도 밝혀졌다. 여왕벌이 로열젤리를 먹고 수년간 살면서 수백만 개의 알을 낳는 동안, 일벌은 집을 지키고 유충과 알을 돌보며 먹이를 찾으며 짧은 삶을 산다. 어느 쪽이든 벌집 전체의 생존을 위해서는 꼭 필요하다.

비슷한 기전이 개미 집단에서도 일어난다. 다윈은 결국 개미의 경우 자연선택이 한 개체뿐만 아니라 가족과 사회에도 적용된다고 주장했다. 오늘날 우리가 그러듯이, 다윈은 집단 전체를 진화하는 하나의 '슈퍼 유기체'로 바라보기 시작한 것이다.

먹이는 유전자 활성을 변형시켜 특정 꿀벌이 알과 유충을 돌보거나 먹이를 찾아오도록 만드는 페로몬을 방출하게 한다. 유전자 활성은 히스톤 탈아세틸효소(HDACs)에 의해 변형될 수 있다. 이 효소는 후성유전적 변형을 일으킨 유전자에서 아세틸기를 제거한다. 로열젤리는 HDAC 억제제를 함유하고 있어서 꿀벌이 여왕 후보가 될 수 있도록 돕는다. 흥미롭게도 필자들이 이 책을 집필하는 동안, 미국 식품의약처(FDA)는 최초의 후성유전자 약제인 파리닥Farydak을 승인했다. 파리닥은 HDAC 억제제로, 다발성 골수종의 재발을 막는 치료제다. 파리닥은 특정 유전자에 일어난 후성유전적 변화를 되돌림으로써 다발성 골수종이 몸의 다른 부위로 전이되지 않도록 예방한다.

150년 후에 다윈의 '특별한 어려움'은 후성유전자가 꿀벌 유충의 운명뿐만 아니라 이후의 행동도 결정한다는 발견으로 이어진다. 이러한 유전적 우회로는 실질적인 목적으로 진화를 촉진한다. 중요한 만큼 진화는 개인적인 사건이 된다. 전통적인 다윈 진화론에서 진화는 집단적인 사건이다. 집단을 장악하기 위해 새로운 유전자 돌연변이는 반드시 식물이나 동물 집단 대다수에게 유전되어야 한다. 펭귄의 날지 못하는 날개는 모든 펭귄이 바다로 다이빙해서 물고기를 쫓도록 해주고, 지치지 않고 헤엄치게 하며 생존을 도왔다. 하지만 후성유전적 변화는 각 개체의 삶도 바꾼다. 꿀벌의 경우, 불임인 암컷 한 마리의 삶 전체는 후성유전자의 변형에 따라 결정된다. 이 차이점이 인간에게 미치는 영향은 가히 폭발적일 수 있다. 후성유전자 스위치가 생활방식의 선택과 행복의 중요한 요소라는 증거들은 많다. 그러나 이 새로운 가설에 진화론자들이 조금이나마 동의하게 만들고 싶어도 곧 만만치 않은 저항에 부딪히게 된다.

현재 종으로서 호모 사피엔스가 상대적으로 짧은 시간에 유전적으로 진화했는지에 관한 논쟁은 뜨겁게 달아올랐다. 20만 년 전 아프리카를 떠난 이후 인류의 선조는 전 세계 곳곳으로 널리 퍼져나갔다. 그러면서 얼굴의 특징이나 피부, 골격 구조 등이 달라졌다. 아시아인의 얼굴은 유럽인의 얼굴과 주요 특징이 다르며, 아프리카인의 피부도 두 인종과 확연히 다르다.

유명한 생물학자이자 작가인 앨런 오어H. Allen Orr는 이렇게 설명했다. "유전학자는 유럽인의 79%에 존재하는 특정 유전자의 변이주가, 동아시아인의 경우 58%에만 존재한다는 점을 밝혀냈다. 모든 유럽인이 가진 유전자변이주가 동아시아인에게는 없는 경우는 극히 드물다. 그러나 인간의 유전체는 방대하며, 작은 통계적인 차이가 쌓이기 시작하면 유전학자가 유럽인 유전체와 동아시아인 유전체를 구별하기는 어렵지 않다."

유전체마다 차이점이 많아서 이를 설명하려면 연대기의 시간표를 앞당겨야 한다는 점은 논쟁의 대상이었다. 몇몇 진화학자는 유전자 변화의 8%는 지난 2만~3만 년 동안 자연선택을 통해 일어났다고 주장한다. 4,800~5,600만 년 전까지 북아메리카를 누비던, 몸집이 폭스테리어의 두 배 정도밖에 안 되는 작은 에오히푸스Eohippus(그리스어로 '최초의 말'이라는 뜻)가 말로 진화한 과정을 생각해보면 이 시간은 진화적 시간상으로는 눈 깜짝할 새밖에 안 된다.

증거는 아주 '약하고' 결론은 추측에 불과한 논란의 한가운데서, 유전체가 먹이를 찾는 데 유리해져서 생존에 큰 도움이 되었거나 짝짓기에 유리해졌는지조차 명확하지 않다. 한 연구팀은 유전자의 변화는 무작위 돌연변이와 자연선택으로만 일어난 게 아니라 문화에 의해서도 일어났다고 주장했다. 인간은 무리를 지어 살아가므로 양육과정에서 집단생활에 필요한 기술을 키워주는 특성을 선호하면서 현대까지 유전되었다는 꽤 그럴듯한 주장이다. 그러나 정확하게 유전자가 어떻게 특정 기술을 키우는지는 명확하지 않다. 예일대학교 의사이자 사회과학자인 니콜라스 크리스타키스Nicholas Christakis가 공개적으로 "문화가 우리 유전자를 바꿀 수 있다"고 선언하기 전에

했던 노력을 살펴보면 흥미로운 점이 많다.

'문화가 우리 유전자를 바꿀 수 있다'는 2008년 발표된 온라인 기사 제목으로, 크리스타키스는 "사람들이 주변 사회를 어떻게 문자 그대로 구현하는지에 대한 견해를 바꿨다."고 선언했다. 사회과학자로서 크리스타키스는 빈곤 같은 경험이 사람의 기억과 심리에 어떤 영향을 미치는지 수없이 관찰했다. 하지만 거기까지가 한계였다. 그는 의사였기에 "인간의 유전자가 바뀔 수 없다고 생각했고, 문화와 유전학이 소통할 수 있을 거라곤 상상도 하지 못했다. 나는 우리가 오랜 시간 진화해온 인간이라는 틀에 단단히 박혀 있다 보니, 행동으로 자신에게 영향력을 행사하기는 어렵다고 여겼다."고 말했다.

실시간 진화를 이끄는 유전자와 문화의 소통

후성유전학 없이도 크리스타키스가 생각을 바꾼 이유는 문화와 유전자가 대화하는 방식의 사례 때문이다.

현재까지 발견된 가장 적합한 사례는 성인의 유당내성증 진화를 들 수 있다. 우유를 생산하는 동물인 양, 젖소, 염소 등을 가축화해서 안정적인 우유 공급이 가능할 때만 성인의 유당(우유 속에 들어 있는 당) 소화능력은 진화적인 이점이 된다. 열량 공급원, 물이 부족하거나 음식이 부패했을 때 물 공급원 등 장점은 여러 가지다. 놀랍게도 지난 3~9천 년 사이에 유당을 소화하는 능력과 관련된 몇 가지 유도적 돌연변이가 아프리카와 유럽

인구에 넓게 퍼졌다.… 이 특성을 가진 집단이 갖지 않은 집단보다 후손이 더 많다는 사실은 이 특성이 매우 유리하다는 점을 보여준다.

3~9천 년은 진화적 시간에서 볼 때는 경주용 자동차에 해당하는 속도지만, 크리스타키스는 더는 의심의 여지가 없다고 여겼다. "인간은 인식할 수 있는 사회적, 역사적 압력 아래 실시간으로 진화한다."고 그는 말했다. '사회적, 역사적 압력'은 어느 정도 인간이 통제할 수 있는 요소라는 사실을 깨닫는 순간 이 말은 놀라운 선언이 된다. 결국 인간은 전쟁을 치르고, 인구를 전멸시키고, 기아를 만들어내는 한편으로 기아를 경감시키고, 전염병을 치료하며 빈곤을 개혁하려 한다.

크리스타키스에게 결정타로 다가온 것은 2007년 위스콘신대학교 인류학자 존 혹스John Hawks와 연구팀이 〈미국국립과학원회보(PNAS)〉에 인간의 적응이 지난 4만 년 동안 가속화되었다고 발표한 논문이었다. '특히 최근에 빨라진 인간 유전자 진화'를 뒷받침하는 '긍정적 선택'의 가속화는 전 세계 유전체를 연구하면 통계적으로 증명할 수 있다고 연구팀은 주장했다. 가능성의 파노라마는 갑자기 펼쳐졌다. 도시가 발달하고 사람 사이의 접촉이 늘어나면서 소수의 사람이 장티푸스 같은 전염병에서 살아남도록 도운 유전자변이주가 있을 수도 있다.

일단 이런 방향으로 생각하기 시작하자, 크리스타키스는 문화나 유전자가 독백이 아니라 서로 대화하고 있다는 점을 깨달았다. "어디서 멈출지는 알 수 없다. 도시에서 살아남는 데 유리한 유전자변이주가 있을 수 있고, 은퇴를 대비해서 저축하는 유전자변이주가 있을 수 있으며, 술을 좋아하거나 복잡한 사회적 네트워크를 좋아하는 유전자변이주가 있을 수도 있다. 인류 유산의 일부인 이타적인 유전자에 근거해서 민주주의 사회에서 사는 것을 선호하는 유전자변이주나 컴퓨터에 둘러싸인 삶을 선호하는 유전자변이주가 있을 수도 있다.… 우리가 지금 살아가고 있는 복잡한 세상이 사실 우리를 더 영리하게 만들고 있는지도 모른다."

실시간 진화는 슈퍼유전자의 관점에서 매우 중요하다. 우리는 실시간 진화가 장내 미생물군에서 일어나고 있다고 확신할 수 있다. 세균은 수명이 짧고 돌연변이가 빠르게 일어나기 때문이다. 하지만 뿌리부터 진정한 행복이 현실이 되려면 실시간 진화가 심신체계 전체에 적용되어야 한다. 어떻게 그럴 수 있을까? 다윈 진화론이 득세하기 전에도 다른 진화이론이 있었고, 그중 하나는 특히 생물이 한 세대 안에 진화할 수 있다고 예견한 바 있다.

프랑스 박물학자 장-바티스트 라마르크Jean-Baptiste Lamarck(1744-1829)는 다윈이 나타나기 수십 년 전에 이미 진화론의 지지자였다. 그는 프로이센전쟁의 영웅이자 수척하고 완강한 과학자였다. 결국 장님이 된 채 죽었으며 빈곤에 시달렸고 대중으로부터 조롱당했다. 바로 최근까지도 라마르크의 진화론은 다윈의 진화론과는 대조적인 주장이라서 사실상 경멸의 대상이었다. 라마르크는 종이 부모의 행동에 따라 진화한다고 주장했다. 예를 들면 라마르크는 수백 권의 책을 읽어 박식해지면 자녀들이 더 영리해진다고 주장했다. 물론 이 주장은 사실이 아니다. 하지만 후성유전학 관점에서 보면 라마르크의 주장이 그리 황당한 소리로만은 들리지는 않는 게 사실이다.

라마르크는 '부드러운' 유전, 말하자면 획득형질유전의 아버지로 생각할 수 있는데, 부모가 기아를 겪거나 포로수용소에 갇히는 것처럼 후성유전적 표지를 만들 만큼 충분한 경험을 쌓으면 자녀에게 유전될 특성이 있다는 주장은 후성유전학의 핵심이다. 임신부가 흡연하거나 술에 중독되거나 환경독소에 노출되는 경우도 마찬가지다. 인간부터 바이러스까지, 유전체의 유전자 분석이라는 엄청난 진전이 이뤄지면서 다윈의 '단단한' 유전뿐만 아니라 라마르크의 원칙도 어느 정도 사실임이 입증되었다. 정확히 들어맞지는 않지만 라마르크가 꼭 허무맹랑한 주장만 한 건 아니었다.

후성유전학 정보가 쌓이면서 라마르크의 방향만큼은 최소한 옳았다는 게 드러나고 있다. 부드러운 유전은 빠른 진화를 증명해주는 가장 적절한 예시다. 물론 아직은 부모의 생활방식 변화가 자녀 세대에게 유전될지를 증명해야 하는 과제가 남아 있다.

부드러운 유전은 유전될 만큼 충분히 강할까? 후성유전자 수준에서 충분히 오래 보존될까? 현재로써는 여기에 답할 수 없다. 유전학에 대해 아무것도 몰랐던 다윈도 이 질문에 답할 수 없었다. 하지만 부드러운 유전과 단단한 유전이 조화를 이루면 언젠가는 이 질문에 대한 답을 찾게 될 날이 올 것이다.

마음, 의도적 진화를 완성하는 퍼즐조각

이 장을 시작하면서 우리는 진화론이 슈퍼유전자의 가능성을 채우려면 세 가지 변화를 겪어야 한다고 했다. 무작위 돌연변이라는 장벽을 없애고 진화의 속도가 빠르다는 점을 들면서 앞의 두 개는 이미 설명했다. 남은 문제는 가장 논란이 많은 부분인데, 바로 **마음**을 도입하는 문제다. 사실 마음이라는 게 아주 위험한 단어이므로, 더 복잡해지고 진화한 체계가 작동하는 방식을 설명하는 단어로 대체하겠다. 물질주의자를 무조건 들이받는 행동은 도움이 되지 않는다. 물질주의자는 모닥불에서 열이 나오는 것처럼, 마음을 뇌의 물리적 활동의 파생물 정도로만 여긴다.

우리는《슈퍼뇌》에서 마음과 뇌의 관계에 대해 설명하면서 마음이 먼저고, 뇌가 그다음이라는 점을 강조한 바 있다. 그러나 이 책은 유전학에 관한 것이므로 논리를 세워야 한다. 복잡계(complex system)가 피드백 고리를 학습의 형태로 활용해서 스스로를 조직화한다는 점에는 논쟁의 여지가 없다. 의도적인 학습이든 복잡계의 행동이든, 여기서 학습은 진화를 뜻한다. 이 점을 확실히 해두고, 이제 전진해보자.

의도적인 진화란 무엇일까? 바로 방향성, 의미, 목적이 있다는 뜻이다. 뉴기니 열대우림의 아름다운 새, 무시무시한 대칭 줄무늬를 가진 호랑이, 온화한 사슴 등 이 모든 특성은 다 의도된 것이다. 즉 이러한 특성이 적자생존에서 살아남은 이유가 분명히 존재한다는 뜻이다.

신유전학의 다른 측면과 함께 개념의 모순은 천천히 가다듬어졌다. 아직도 진화에 목적과 의도가 있다(목적론이라고 부른다)고 주장하기에는 벅차지만, 이제는 더 이상 진화가 눈먼 장님이라고 주장할 수도 없다. 자기 조직화 개념이 지난 몇 십 년간 학계를 장악하면서 중심축이 생겼다. 십대의 방을 보면 옷가지가 여기저기 널려 있고 침대 위 이불은 흩어져 있는, 전형적으로 조직화가 실종된 모습이다. 하지만 성인이 되면 혼돈 속에 빠지지 않기 위해서라도 삶을 조직할 필요성을 느낀다. 진화 역시 같은 딜레마에 빠지며, 혼돈을 피하고자 점점 더 조직화해가는 길을 선택한다.

1947년에 영민한 신경과학이자 정신과 의사인 로스 애슈비W. Ross Ashby는 '자기 조직화 체계의 원칙'이라는 논문을 발표했다. 그가 내린 '조직화'의 정의는 체계적이지 못한 것보다 조직된 편이 일하기에 쓸모 있다는 식의 유용성에 초점을 맞추지 않았다. 애슈비는 조직화가 좋은지 나쁜지에 관해서도 평가하지 않았다. 그 대신에 조직화는 출현하는 체계가 서로 연결된 부분의 특정 상태와 관련 있다고 주장했다. 이는 인간 유전체가 스스로 조직화하는 방법에 막대한 영향을 미친다고 판명되었다.

애슈비의 관점에서 보면 자기 조직화 체계는 분리된 것이 아니라 서로 연결된 부분으로 구성된다. 가장 중요한 점은, 각각의 부분이 다른 부분에 반드시 영향을 미친다는 점이다. 각각의 부분이 서로를 통제하는 방식이 중요한 비결이다. 예컨대 난로는 스스로를 통제할 수 없다. 만약 찻주전자를 난로에 올려놓고 방치하면, 온도가 계속 올라가서 물은 모두 증발해버리고 찻주전자는 녹아서 난로에 들러붙고 말 것이다. 하지만 자동온도조절기는 스스로를 통제할 수 있다. 원하는 온도만 맞춰놓으면 내버려둬도 방 안 온도가 너무 높아지면 저절로 스위치가 꺼진다.

만약 우리 몸이 난로처럼 작동한다면 우리는 살 수 없다. 대사과정은 통제 없이 스스로 작동하는 게 허용되지 않는다. 만약 인간이 정상 체온보다 단 5도만 열이 올라도 그냥 방치해두면 뇌에 치명적인 손상을 입히고 죽을 수도 있다. 너무 추워도 대사가 멈추며 저체온증을 일으켜 극단적인 경우에는 역시 죽을 수 있다. 자동온도조절기 같은 자기 통제력은 몸 전체에 존재하며, 온도뿐만 아니라 수십 가지 대사과정을 조절한다. 이러한 자기 통제력 덕분에 인간은 끝없이 자라지도 않고, 심장박동이 마구잡이로 빨라지지도 않는 것이다. 즉 투쟁-회피반응이 작용하는 것이다.

몸의 모든 세포는 질서정연하게 발달하고, 자기 통제단계를 밟으며 태아의 뇌는 이미 놀라운 복잡성에 도달한다. 아홉 달 동안 하나의 수정란에서 시작해서 신경세포가 분화해간다. 처음에는 서로 떨어져 있지만 곧 빠르게 신경망을 형성한다. 임신 중기가 되면 새로운 뇌세포가 분당 25만 개라는 놀라운 속도로 형성되며, 탄생 직전에는 분당 1백만 개의 뇌세포가 만들어진다. 이 세포들은 그저 단순한 세포 덩어리가 아니다. 각자 특별한 과제를 안고 있다. 뇌세포는 주변 세포와 서로 연결되며, 뇌 전체는 1천억 개의 세포가 각각 어디에 속해 있는지 알고 있다.

연결, 네트워크, 피드백 고리는 모든 자기 조직화 체계의 비결이다. 수십억 년 전 초기 세균은 독립된 생명체로 시작했을지 몰라도, 흙 속에서 다른 개체와 만나 상호작용하며 집단을 이루었다. 점차 이들은 서로 의존하면서 생존하고 번창했다. 인간의 몸에서도 세균은 인간의 세포와 네트워크를 이룬다. 세균은 인간의 DNA를 공유하고 상호작용하면서 대단히 복잡하고 섬세한 장내 미생물군을 형성한다. 인간은 장내 미생물군에 전적으로 의존하면서 생존하도록 진화해왔다. 20세기의 대부분은 인간이 미생물과 싸우는 방법을 찾는 데 바쳐졌다면, 이제 21세기는 미생물과 조화를 이루며 공존하는 방법을 찾는 데 초점을 맞춰야 한다. 지구 생명체의 역사 전체를 반영하는 슈퍼유전자야말로 완벽한 자기 조직화 체계다.

DNA는 수십억 개의 염기가 적절한 위치에 배열된, 믿기 힘들 정도로 질서정연한 상태다. 그러나 이는 평범한 화학결합 그 이상이다. 세포 안에서는 능동적인 자기 조직화가 일어난다. 특정 염색체가 핵의 특정 위치를 차지한다. 유전체의 3%만이 실제 유전자이며, 유전자가 없는 영역은 후성유전자가 유전자 활성을 변형할 가능성이 낮은 핵의 가장자리에 자리한다. 이와 대조적으로 유전자가 풍부한 영역은 핵의 중심에 자리하며 유전자 활성의 조절이 집중된다. 한 단백질이 조절하는 유전자들은 '이웃'으로 가까이 배치하는 경향이 있어서, 조절하는 단백질이 한곳에서 모든 유전자를 찾아 쉽게 조절한다. 유전체의 이런 모든 면은 유전자 배열이 무작위가 아니라 논리적으로 배치되었음을 말해준다. 이를 두고 또다시 극단으로 치우쳐서 원래 이런 방식으로 '설계되었다'고 주장하는 건 잘못된 생각이다. 완성된 뒤에 설계로 보이는 것뿐이다. 즉 자기 조직화 원칙에 따른 과제가 수행된 이후의 이야기다.

자기 조직화 체계는 자기만의 논리와 조직으로 존재하며, 새로운 상호작용을 통해 끊임없이 스스로를 재창조한다. 그러면서 절대 완성되지 않을 새로운 상태로 발전해나간다. 예를 들어 원자는 정연한 원칙에 따르는 극미소체계다. 전자배열에 따라 산소원자와 철원자가 달라진다. 그러나 변화의 여지는 남아 있다. 두 원자의 외각 전자가 서로 결합해서 녹이 슬 때 생기는 산화철이 생성될 수 있기 때문이다. 산화철은 완전히 안정적인 물질이 아니기 때문에 변화가 더 일어날 수 있다. 녹은 산소나 철원자보다 더 복잡한 물질이다. 따라서 복잡성은 자기 조직화에 불을 붙이고, 자기 조직화는 다시 복잡성을 부른다.

이것이 지속하는 진화의 기적이며, 더 위대한 창조적 도약을 불러와 혼돈에 저항한다. 해변에서 모래를 계속 쌓으면 모래 언덕을 만들 순 있다. 거대하지만 복잡하지는 않다. 모래 언덕을 하나의 체계로 이어주는 건 아무것도 없기 때문이다. 하지만 태풍이 한 번만 지나가도 모래 언덕은 힘없이 무너져 사라진다. 이와 다르게 세포가 모인 태아는 모래알을 쌓아 올린 언덕처럼 절대 단순하지 않다. 세포는 결합하고 상호작용하며 조직화한다. 따라서 아무리 강한 바람이 불어와도 인간의 몸은 해체되지 않는다.

하지만 이는 그저 이야기의 시작에 불과하다. 복잡성과 자기 조직화는 서로 밀접하게 연관되면서 생명체를 창조하는 방법을 익혔고, 생명체는 사고하는 법을 배웠다. 사고는 인간의 뇌에서만 나타난다는 많은 진화론자의 주장은 잠시 뒤로 미뤄두자. 뇌의 출현으로 이어지는 전체 과정은 새로운 질서 상태가 절대로 완전하지 않다는 점을 보여준다. 저명한 이론생물학자 스튜어트 카우프만Stuart Kauffman은 이렇게 말했다. "진화는 '그저 날아 들어온 우연'이 아니다. 즉석에서 임시방편으로 수리할 수 있는 기묘한 기계도 아니다. 선택을 통해 출현한 명예롭고 준비된 체계다."

과거를 반성하고 미래로 나아가다

녹을 생성하는 산소와 철원자의 화학결합은 물리적인 현상이지만, 인간 유전체의 활동에는 물리적인 것을 넘어서는 뭔가가 존재한다. 이 보이지 않는 X 요인을 전문 용어로는 **자기 조회**(self-referral)라고 한다. 말하자면 체계가 지속적으로 신호를 보내 변화의 고리가 안정적인지를 스스로 확인한다는 뜻이다.

자기 조회의 비결은 피드백 고리다. 유전자가 단백질을 만들면 직접적으로든 간접적으로든 단백질은 어느 곳에선가 유전자 활성을 조절하게 된다. 쉽게 말해서 A가 B를 만들면, B는 반드시 어떤 방법으로든, 즉 직간접적으로 A를 통제한다. 신체적이든 정신적이든 우리의 선택은 되돌아와 우리를 통제하는 것이다. 그 규모는 클 수도 또는 작을 수도 있다. 독신인 사람이 결혼하기로 하면, 이 결정은 지난 모든 기억을 새로운 관점에서 돌아보게 한다. 아프면 건강했을 때를 되새기고, 나이가 들면 젊은 시절을 새롭게 보는 것과 같은 이치다. 삶의 각 단계는 앞으로 나아가며 동시에 과거를 끌어안는다.

자기 조회란 현재의 삶에서 필요한 게 무엇인지를 살피면서 과거에 대한 통찰력을 잊지 않도록 해주는 유전자의 대응방식이다. 또한 돌연변이와 후성유전자 표지를 통해 이런 지시사항을 변경할 능력도 갖추고 있는데, 이것이 자기 조회의 근본이다. 우주에서는 생성물이 항상 생산자를 통제하기 위해 되돌아온다. 영성 언어로는 선과 악 사이에는 업이나 인과응보 같은 도덕적 균형법칙이 있다고 말하며, 기독교에서는 "뿌린 대로 거두리라."고 가르친다. 뉴턴의 물리학에서 본다면 모든 운동에는 작용과 반작용이 있다고 하는 운동 제3법칙에 해당한다. 반작용은 체계를 붕괴시키려 하지만, 눈에 보이지 않는 자기 조직화 요소가 체계를 하나로 아우르므로 이런 일은 일어나지 않는다.

피드백 기전은 유기체와 환경을 연결하는 바탕이 된다. 이를 설명하려면 조금 기술적인 용어가 필요한데, 피드백은 논쟁의 강력한 요소 중 하나이기 때문이다. 이제 우리는 유전자가 힘과 저항력에 대한 회복력을 가졌다는 사실을 안다. 진화에서 새로운 돌연변이는 환경에서 스트레스나 도전을 받을 때 생긴다. 위험한 상황에 이르면 특정 유전자의 DNA가 노출되면서 후성유전자에 의해 스위치가 꺼지거나 켜지기도 하고, 전사인자라는 특별한 단백질에 의해 활성이 억제되거나 촉진될 수 있다. 이렇게 되려면 먼저 DNA의 실제 입체구조나 표면 형태가 변해야 한다.

결과적으로 DNA가 노출된 영역일수록 돌연변이를 일으킬 확률이 더 높았다. 따라서 서서히 수용되고 있는 이 가설에 따르면 돌연변이는 아무 곳에나 무작위로 일어나지 않는다. 환경의 변화는 DNA의 실제 염기서열이 아니라 입체구조에 영향을 미친다. 이는 유전자의 어느 부위가 노출되어 돌연변이가 일어날지를 결정한다. 다시 말해 환경, 노출 상황, 스트레스, 외부의 도전 등이 핵 안의 DNA 입체구조에 영향을 미치며, 그에 따라 DNA의 특정 부분은 돌연변이 가능성에 더 크게 노출되는 것이다. 이 경우 돌연변이는 무작위가 아니라 환경의 지배를 받는 셈이다. 이 가설에는 추측성 논리가 포함되어 있기는 하지만, 유전자와 외부 상황의 피드백은 중요하다. 이는 생물이 자연환경에 적응하도록 돕는다. 이 기전에서 믿을 만한 요소는 이 기전이 최초의 원시미생물에서 발전한 생명체를 존재하게 했다는 점이다.

유전체의 모든 요소가 출현하고 다른 요소와 상호작용하면서, 각 요소는 서로를 조절함으로써 마치 논리적인 설계처럼 보이는 개체를 완성했다. 하지만 실상 과거에도 미래에도 미리 설계된 존재 따윈 없다. 자연과정은 자기 상호작용을 통해 실시간으로 결과물을 만들어낼 뿐이다. 인간의 마음은 이런 현상이 어떻게 일어나는지 알아내려 투쟁한다. 레오나르도 다빈치는 "인간이 아무리 절묘하다 해도, 자연보다 더 아름답고 단순하며 절대적인 발명품을 창조할 순 없을 것이다. 자연의 발명품은 부족함도 넘침도 없다."라며 경탄했다. 본질적으로 자연은 피드백 고리 그 자체다. 인간의 유전자가 무대를 마련하면 우리는 무대 위에서 연기할 인물을 결정하고 상호작용할 상대방을 선택한다. 그에 대한 답례로 무대는 우리에게 적응한다. 우리는 항상 말과 행동, 행위로 유전자를 변형한다. 이 피드백 체계야말로 진화의 주춧돌이며, 앞으로도 계속 그럴 것이다.

인간은 의지로 본능을 극복할 수 있는 존재

마음은 오직 인간만의 영역이라고 선언하는 시점에 이르면, 매우 독단적이고 자만심이 강하며 인간 중심적인 것처럼 보이기도 한다. 어쩌다 보니 자연이 인간의 마음을 창조했다는 식의 주장은 논리적이지 않다. 하급 생명체에서조차 진화적 책략의 뿌리 깊은 영민함이 드러나는 걸 보면 놀랍기 그지없다. 예를 들어 유전자를 바탕으로 한 변화는 단순한 도둑질을 통해서도 일어날 수 있다. 에메랄드 푸른 민달팽이인 **엘리지아 클로로티카**Elysia chlorotica는 겉보기엔 식물 같다. 먹이를 먹을 때 이 민달팽이는 광합성을 할 수 있는 세포기관인 엽록체를 조류에게서 훔쳐 영양분을 스스로 만들어낸다. 마치 식물처럼 물과 엽록소, 태양 빛을 이용해 당을 만들어내는 것이다.

엽록체 강탈이라는 이 흥미로운 사례는 수십 년 전에 보고됐지만, 최근에는 교활한 바다 민달팽이가 조류의 유전자 자체를 훔치기도 한다는 사실이 밝혀졌다. 도둑질로 스스로 양분을 만들어낼 수 있게 된 것이다. 대개 훔친 엽록체는 평생 체내에 남아 있지는 않지만, 훔쳐서 자신의 유전체에 결합시킨 유전자는 엽록체가 더 오래 존속하면서 양분을 만들어내게 한다. 동물이 종 사이의 벽을 뛰어넘어 유전자를 훔쳐서 식물처럼 스스로 양분을 만들다니, 정말 경이로운 일이 아닐 수 없다.

그런데 이와 비슷한 사례가 인간에게서도 발견되었다. 과거 과학자들은 우리 몸의 모든 세포는 똑같은 유전체를 갖고 있다고 믿어왔다. 하지만 지금은 하나의 세포핵에서 하나 이상의 유전체가 발견될 수 있다는 사실이 알려졌다. 좀 더 자세히 말하자면, 몸의 다른 부위는 정상이지만 한 곳에는 여러 유전자 돌연변이를 가진 세포 집단이 있는 사람도 존재하는 것이다. 두 개의 서로 다른 난자가 하나의 난자로 융합되었을 때 이런 일이 일어난다. 임신부의 경우 아기를 출산한 뒤 체내에 남은 태아의 세포를 통해 자녀에게서 새로운 유전체를 얻게 되는 예도 있다. 임신부의 체내에 남은 태아세포는 어머니의 장기나 뇌로 이동해서 흡수된다. 이런 사례를 섞임증(모자이크현상, mosaicism)이라고 하며, 생각보다 흔히 볼 수 있다. 몇몇 사례는 섞임증으로 인해 조현병 같은 질병이 발현했다고 여겨지기도 하지만, 대부분은 별이상이 없다.

엄격한 다윈주의자들에게도 진화가 단단한 유전과 부드러운 유전의 복잡 미묘한 합작품이라는 게 명백해진 것이다. 예를 들어 유성생식은 대부분 종이 타고난 특성이다. 수컷 초파리는 짝짓기를 할 때, 적당한 암컷을 찾아 앞다리로 두드린 후, 특별한 노래를 부르고 한쪽 날개를 흔든 뒤 생식기를 핥아야 한다는 점을 본능적으로 알고 있다. 어느 누구도 초파리에게 이를 가르쳐주지 않는다. 그저 유전적으로 타고난 것이며, 프로그램은 진화적인 측면에서 볼 때 아주 오래되었다. 하지만 먼 옛날 어느 시점, 즉 이 행위가 아직 고착되지 않았을 때는 이 행동도 진화를 해야 했을 것이다. 짝짓기 행동을 구성하는 각각의 요소는 초파리 조상에게 개별적으로 나타나서 퍼지기 시작했을 것이다. 그런데 점차 이 새로운 특성 덕분에 성공 확률이 높아지면서 이 행동을 빼놓고는 짝짓기가 이루어지지 않게 되었다. 이 시점에서 우리는 고착된 행동을 가리켜 '본능적인', '타고난' 또는 '유전적으로 결정된' 행동이라고 부른다.

다시 말해 생각하지 않고 행동하며, 특정 자극에 반응해서 자동적으로 나타나는 행동이다. 바퀴벌레는 불이 켜지면 본능적으로 달아나서 숨는다. 도마뱀은 누군가의 그림자가 다가오면 날쌔게 움직이고 다람쥐는 공격자를 마주하면 몸집이 커 보이도록 꼬리를 부풀린다. 이런 본능적인 행동은 생존을 위해 자동으로 나타난다. 하지만 진화심리학자들의 주장처럼 인간의 행동이 오직 생존 문제에만 얽매여 있다고 보기는 어렵다.

이 주장은 인간을 초파리나 바퀴벌레, 다람쥐처럼 타고난 본능에만 얽매인 존재로 만들려는 시도나 다름없다. 확실히 인간은 포유류의 조상에게 내재되어 있던 기전을 물려받았다. 투쟁-회피반응이 가장 뚜렷한 사례다. 하지만 인간은 **의지**로 조상의 유산을 극복할 수 있는 존재다. 예컨대 소방관이 불 앞에서 도망치지 않고 화재를 진압하려 뛰어들거나, 전쟁터의 군인이 뒤처진 전우를 구하기 위해 목숨을 걸고 집중포화 속으로 뛰어드는 행동을 보면 알 수 있다. 마음은 자유의지와 선택을 통해 본능을 통제하고 있다. 마찬가지로 마음은 유전자 또한 조절할 수 있는 것이다. 물론 이와 같은 주장은 주류 유전학자들의 분노를 자극할 것이다.

예술, 음악, 사랑, 진실, 철학, 수학, 연민, 자선, 그 외 사람을 사람답게 만드는 모든 특성 중에 생존에 유리한 이점이 존재하는가? 이 특성은 유전적으로 획득한 것일까? 사랑이란 짝짓기 가능성을 높이기 위해 진화한 전술이나 생존기술에 지나지 않는다는 점을 증명할 수 있다고 믿는 진화심리학자들은 매일 정교한 시나리오를 만든다. 비슷한 방법으로 다른 특성도 모두 '설명할 수 있다'고 말한다. 오직 한 가지 목적, 즉 무슨 수를 써서라도 다윈이 처음에 주장했던 진화론을 지켜내기 위해서다.

이들은 호모 사피엔스가 마음 또는 유전자를 사용해서 진화했다는 그 어떤 주장에 대해서도 절대 반대한다. 그러나 인간이 음악을 추구하는 이유는 아름답기 때문이고 연민을 보이는 것은 감동했기 때문이다. 어떻게 보면 이 행동은 유전일 수도 있지만 어느 누구도 확신할 순 없다. 차라리 마음이 동기가 된다는 설명이 훨씬 더 적절해 보인다. 초파리의 짝짓기 행동이 각자 따로따로 합쳐진 게 아니라 한꺼번에 전체로서 생긴 것이며, 사람을 사람답게 만들어주는 소중한 특성들 역시 '다운로드'한 것이라는 설명도 물론 가능하다.

예를 들어, 한 번도 음악 수업을 받아보지 않았지만 본능적으로 악기를 능숙하게 연주할 줄 알아서 영재로 판명된 사례가 있다. 그는 바로 위대한 아르헨티나의 피아노 연주자인 마르타 아르헤리치Martha Argerich가 그 주인공이다.

나는 2살하고도 8개월 되었을 때 유치원의 인기 있는 수업에 들어갔다. 다른 아이보다 나는 한참이나 어렸다. 항상 나를 놀리던 어떤 아이가 있었는데, 그 아이는 5살이었고 항상 내게 "넌 이런 거 할 줄 모르지?"라고 말하면서 괴롭혔다. 나는 그 아이가 할 줄 모른다고 놀려대는 일이면 뭐든 했다. 한 번은 그 애가 내게 피아노 칠 줄 모른다고 놀렸다. (웃음) 그래서 피아노를 치기 시작한 것이다. 아직도 기억한다. 나는 벌떡 일어나 피아노 앞에 가서 선생님이 항상 연주하던 노래를 연주했다. 귀로 익힌 노래였지만 완벽하게 연주했다. 그 모습을 본 선생님은 당장 엄마한테 전화했고 한바탕 소동이 벌어졌다. 이 모든 일은 그 남자아이가 "넌 피아노 칠 줄 모르지?"라고 놀렸기 때문이었다.

아르헤리치의 놀라운 재능이 단순한 유전인지 후성유전적 표지 덕분인지는 알 수 없다. 물론 유전되는 기술도 있긴 하다. 아기는 엄마 가슴에 안길 수 있도록 선천적으로 잡기 반사를 타고난다. 균형감각도 있고, 생존에 도움이 되는 기본적이지만 강력한 반사도 갖추고 있다. 예를 들면 신생아를 탁자 위에 앉혀 놓고 어머니에게 조금 떨어진 곳에 서서 아기를 부르게 했다. 그러자 아기들은 탁자 끝에 다다르자 더는 움직이지 않았다. 아기들은 반사적으로 끝을 넘어가면 떨어질 거란 점을 인지했다(사실 이 실험에서 탁자 끝은 유리로 확장해 놓았기 때문에 안전한 상태였다). 엄마에게 가고 싶어서 스트레스를 받은 아기는 울기 시작했지만, 엄마가 아무리 어르고 달래고 아기들은 내재한 본능에 따라 더 이상 움직이지 않았다.

하지만 음악은 고차원적인 뇌 기능을 요구하는 복합적인 기술로, 단순 반사와 달리 수많은 정보를 학습하고 조직하고 기억해야만 한다. 음악 영재는 어떻게 이토록 복잡한 정신적 기술을 물려받는 걸까? 그건 아무도 모르지만, 다만 마음이 진화에 매우 중요하다는 점을 강력하게 시사해준다. 진화에는 유전이 전부나 마찬가지이기 때문이다. 더 신기한 이야기로는 역시 음악 영재로 모차르트에 비견되는 제이 그린버그Jay Greenberg를 들 수 있다. 제이는 두 살 때 어린이용 첼로를 처음 보자마자 즉석에서 첼로를 연주했다. 열 살 때는 작곡가가 되기 위해 줄리아드 학교에 입학했으며, 십대 중반이 되자 소니Sony는 런던심포니가 연주한 제이의 교향곡 5번과 줄리아드 현악 4중주단이 연주한 제이의 현악 4중주곡을 CD로 발매했다.

작곡하는 방식에 대해 제이는 다른 영재처럼 머릿속에 들리는 악상을 받아 적는다고 대답했다(모차르트도 이 능력을 갖췄다. 물론 악상을 가다듬고 고치는 과정은 거친다). 제이의 독특한 점은 악보를 듣는 동시에 볼 수도 있다는 점이다. 제이는 "내 무의식이 의식적인 마음에 빠르게 지시한다."며 인터뷰에서 털어놓기도 했다.

이러한 영재들의 능력은 경탄을 자아내지만 본능과 유전적 기억이라는 전체 주제는 놀라우리만치 흥미로운 진화적 개념이다. 편형동물은 빛을 볼 때마다 전기충격을 가해서 빛을 피하도록 훈련할 수 있다. 그 뒤 편형동물을 반으로 잘라 머리 부분에는 꼬리가 자라고 꼬리 부분에는 머리가 자라나서 두 마리로 나뉘면, 두 마리 모두 빛을 회피한다. 어떻게 새로 생긴 뇌가 같은 기억을 공유하게 되었을까? 혹시 편형동물은 기억이 DNA에 저장되는 걸까? 인간의 본능적인 행동이 어떻게 DNA에 기억으로 암호화됐는지는 아직 알 수 없다. 우리 안에 자동으로 프로그램되기까지 얼마나 오래 걸리는지는 앞으로 연구해야 할 과제다.

좀 더 흥미로운 것은 현재 프로그램되어 있지 않거나 내재해 있지 않은 우리의 행동을 먼 미래의 우리 안에는 내재할지 말지 고민할 수 있다는 점이다. 물론 아직은 모른다. 하지만 후성유전자와 유전자 활성을 조합하면 동일한 줄기세포는 몸속의 특화된 세포 200여 종으로 분화할 수 있다. 고도로 조직화한 유전자 네트워크는 내재된 것으로, 우리에게 얼마나 복잡한 기술이 온전하게 '다운로드' 될 수 있을지에 대한 해답의 실마리를 제공해준다. 다른 천재들처럼 음악과 수학 분야의 특출한 영재가 음악이든, 수학이든 아니면 높은 지능지수든 간에 아무런 관련 배경도 없는 가계에서 태어나는 현상을 보다 보면 **유전**이라는 이 용어가 과연 적합한지조차 확신할 수 없다.

인간의 마음 그리고 진화

필자들은 이 장에서 우리 인간이 스스로 행복에 대한 통제력을 얻을 수 있다는 새로운 가능성을 제시했다. 진화에 대해 세부사항까지 논의함으로써 인간에게 실제로 얼마큼의 통제력이 있는지 보여주려 한 것이다. 실시간 진화는 가능하다. 그 이유를 다시 한 번 살펴보자.

- 돌연변이는 무작위로만 일어나는 게 아니며, 환경과 상호작용으로 유도될 수 있다.
- 진화하는 데 반드시 수백만 년의 시간이 필요한 건 아니다. 한 세대 안에서도 일어날 수 있다(최소한 쥐와 다른 종에서는 그렇다).
- 유전자는 새로운 메시지, 정보, 환경의 변화를 항상 감시하는 피드백 고리를 통해 움직인다.
- 뇌는 끊임없이 유전체와 상호작용하며, 이는 마음이 몸의 모든 세포에 영향을 미칠 가능성을 높인다.

이상의 네 가지 요점은 이 장에서 반드시 기억해야 하며, 이는 슈퍼유전자가 촉진하는 변화를 향한 길을 열어준다. 동시에 진화가 일어나는 과정에 관한 개념 전체를 바꿔준다. 유전학이 이제 어떻게 마무리할지는 신경 쓸 필요 없다. 이미 자연의 무한한 창조성과 협력하는 놀라운 일을 해낼 만한 충분한 지식을 갖게 되었다.

결국 **진화**는 우주 전체, 특히 지구 생명체를 움직이는 창조력과 조직화 요소를 가리키는 과학용어일 뿐이다. 슈퍼유전자는 생명체가 선택했던 창조적인 도약을 모두 기록한다. 인간이 출현하기 전까지, 생명체는 자신의 진화적 상태를 돌아볼 수 있을 만한 자아인식을 가져본 적이 없었다. 반으로 잘린 뒤 오래된 기억을 간직한 새로운 뇌를 만든 편형동물은 불가사의한 사건이 일어났다는 사실도 인식하지 못한다. 하지만 인간은 의식을 통해 삶이 앞으로 흘러갈 방향을 조정할 수 있다. 슈퍼유전자는 항상 이 같은 움직임에 반응할 것이고, 확실한 증거는 없지만, 필자들은 다음과 같은 가능성을 주장하고 싶다.

- 인간의 의도는 인간의 유전체에 강력한 영향을 미친다.
- 목표를 세우면 유전자는 그 욕망을 향해 스스로 조직화해서 그 목표를 지지해줄 것이다.
- 창의성은 자연스러운 상태다. 살짝 건드려 주기만 하면 된다.
- 인간은 진화를 위해 존재한다. 슈퍼유전자 역시 같은 목표를 위해 존재한다.

환경은 계속해서 인간의 유전자를 새로운 도전으로 압박할 것이므로 이 결론을 마음속 깊이 새겨야만 한다. 날씨나 포식자로부터 위협을 받았던 선조들과 달리 현대인의 스트레스는 지구온난화, 대기오염, 인공적으로 만들어진 GMO 식품, 항생제 내성을 가진 슈퍼세균, 독성 살충제의 증가, 오염된 음식과 물 등 불행히도 대부분 인간이 자초한 것들이다. 인간의 생존을 위해 이제 우리는 스스로 유전자를 무장시켜야 한다. 다시 말해 각 개인의 슈퍼유전자가 관련된 자신의 건강과 장수만을 책임지는 것으로 끝나는 게 아니다. 진짜 슈퍼유전자는 지구라는 행성에 속하며, 인간의 진화는 전 지구에 영향을 미친다. 근심을 유발하는 책임감이 아닌 흥미진진한 도전이라고 생각하자. 만약 언젠가 인류가 이 새로운 도전을 해결한다면, 항상 그래왔던 것처럼 인간의 진화는 비약할 것이다.

진정한 나를 찾아서
|나의 정체성은 선택하기 나름이다|

빅뱅이나 화성으로의 유인 우주여행에 관한 TV쇼를 보면, 단골로 등장하는 장면이 있다. 누군가가 밤하늘을 바라보면서 광대한 우주에서 지구가 얼마나 보잘것없는 존재인지를 읊조리는 장면. 똑같은 밤하늘을 바라보며 윌리엄 블레이크William Blake는 다음과 같이 읊었는데, 유전에 관한 이야기를 이토록 간결하고도 아름답게 묘사한 이는 아마 없을 것이다.

모래 한 알에서 세계를 보고
들꽃 한 송이에서 천국을 보니
네 손 안에 무한을 움켜쥐고
순간 속의 영원을 놓치지 말라…

이와 같이 DNA의 미세한 입자는 모래 한 알로 세계를 볼 수 있는 입자에 가장 가깝다. 자연이 어떻게 이런 놀라운 계획을 세웠는지 상상조차 하기 어렵다. 하지만 이 계획은 현실이 됐고, 인간은 여기 존재하며, 세계의 출현과 수백만 년의 진화가 이곳에서 일어났다. DNA의 작은 알갱이에는 생명과 시간, 공간이 압축되어 있다. 깊이 들여다보면, 이는 우리가 알고 있던 인간의 모든 것을 바꿀 것이다. 바로 지금, 우리는 삶의 흐름 전체와 하나가 되었다.

진실한 나 또는 DNA는 결코 한계에 묶여 있지 않는다. 지금 몇 살인가? 보통은 지난 생일 케이크에 꽂은 초의 개수를 떠올릴 것이다. 하지만 그건 '나'를 구성하고 있는 가장 큰 생물적 부분인 90~100조 마리의 미생물들을 배제해버린 행동이다. 단세포생물은 분열을 통해서만 번식할 수 있다. 아메바 한 마리가 분열해서 새롭게 생겨난 아메바는 후손이 아니다. 그저 또 다른 자신일 뿐이다. 실제로 현재 살아 있는 모든 아메바는 변화를 선택한 유전체를 가진 최초의 아메바다. 인간의 몸을 차지한 그리고 인간이 생존하기 위해 필요한 수조 마리의 미생물 또한 마찬가지다.

그렇다면 진정한 '나'는 누구일까? '나'의 정체성은 선택하기 나름이다. 일단 스스로를 그런 관점에서 들여다보면 개인은 점차 사라진다. 깨달음을 얻은 인디언 현자는 제자에게 이렇게 말했다. "너와 나 사이의 차이점은 표면으로 드러나지 않는다. 우리는 작은 방에 앉아 식사를 기다리는 두 사람이다. 하지만 우리 사이에는 여전히 큰 차이점이 존재한다. 주변을 돌아보면 너는 벽이 보일 것이다. 하지만 내게는 모든 방향으로 뻗어 나간 무한이 보인다." 만약 DNA가 말을 할 수 있다면 아마도 그 현자와 비슷한 말을 했을지도 모른다. 시간과 공간은 무한하고, 인간의 DNA를 핵심으로 한 진화의 힘 또한 무한하기 때문이다.

'나'라는 존재가 경계를 넘어 확장되면 경계선은 무의미해지면서 점차 사라진다. 지구의 모든 동물과 식물은 단세포생물로 거슬러 올라가므로, 그렇게 본다면 '나'는 무려 35억 살짜리 존재다. 다만 공간적으로 분리된 우리 인간은 각자를 개별적인 존재로 여긴다. 그리고 인간은 개별적인 존재가 맞다. 하지만 세포 단위에서 시간의 연속성은 동일한 현실, 즉 우리는 단일한 생물적 존재라는 점을 드러낸다. '나'라는 인간은 의식과 지성, 창의성, 삶을 추구하는 동기 등 보편적인 재료들로 만들어졌다. 그리고 앞서 살펴봤듯이, 인간 삶의 지혜는 몸의 모든 세포에 존재하고 있다.

'나'는 부서지기 쉬운 생명유지 장치인 몸에 거주하고 있다. 하지만 이러한 제약도 우리가 자신을 부분과 전체, 어느 쪽과 동일시할지에 따라 달라진다. 우리 몸은 원자 하나하나가 모두 지구의 물질을 먹고 마시고 숨 쉬면서 만들어졌다. 의자에 앉아 이 문장을 읽는 '나'와 35억 살짜리 존재인 '나', 그 어느 쪽이든 지구에 사는 게 아니라, 지구 그 자체다. 살아 있는 인간의 몸은 지구의 물질인 무기물, 물, 공기가 엄청난 수의 생명체로 자기 조직화한 결과물이다. 지구는 유전자를 재조합해서 각각 다른 단어를 만들어내는 스크래블 게임을 하고 있는 중이다. 그 와중에 가끔 **인간**처럼 게임의 지배자가 누군지 잊어버리고 자신의 길을 개척하는 종도 생겨난다.

모든 것이 지구의 게임일 뿐이라면 '나'라는 존재는 다음 단계를 위해 마음속으로 무슨 생각을 하고 있을까? 게임은 수없이 반복해도 새로워야 하고, 경신할 기록과 깨트릴 최고점수가 있어야 한다. '나'는 게임을 할 장소를 스스로 선택할 수 있다. 화성탐사선 **큐리어시티** Curiosity는 매우 복잡한 인간의 업적이다. 이 탐사선에는 로봇을 만들어 다른 세계로 보내 착륙시키고, 지구로 정보를 전송하는 방법을 고안해낸, 전문적으로 훈련을 받은 영리한 기술자와 과학자가 관련되어 있다. 하지만 화성을 탐사하는 또 다른 방법이 있다. 합리적이고 논리적으로 그리고 과학적으로 우리 지구는 이웃인 화성과 닿아 있다.

행성은 이런 쪽에는 인내심이 강하다. 분리된 자아에 집중한 '내'가 불을 발견하고, 농업을 시작하고, 경전을 기록하고, 전쟁을 일으키고, 성관계를 갖고, 다른 생존 책략을 찾느라 부산을 떨고 있을 때, 지구는 이미 화성의 어깨를 두드리는 꿈을 꾸었을지도 모른다(루돌프는 현재 화성으로 가는 우주 비행사의 뇌를 우주방사선에서 보호하는 프로젝트 연구를 하고 있다). 만약 이 장면이 상상에서나 나올 법하다고 생각한다면 뇌의 활동을 생각해보라. 인간은 걷고, 말하고, 일하고, 사랑할 때 마음속에 목적이 있음을 의식하고 있다.

물론 뇌의 전체 활동에 대해서는 알 수 없지만, 뇌의 수많은 활동이 무의식적으로 이루어지고 있다는 점도 부정할 수 없다. 지구의 전체성을 이루는 요소가 무엇이건 간에, 바로 그것이 인간 뇌의 전체성을 구성한다. 따라서 인간의 뇌가 태어난 순간부터 움직이듯이, 지구가 일관성 있게 통합된 방향으로 움직인다는 생각이 결코 허무맹랑한 것만은 아니다.

말하자면, 인간에게 한 개인으로서의 목적이 있다면, 지구 생명체로서의 인간에게도 목적이 있을 것이다. 어쩌면 미생물과 포유류 세포의 집합인 인간처럼, 다양한 생물의 집합인 지구도 태양계에서 그리고 태양계가 속한 은하계에서 그리고 우주에서 목적을 가지고 있는지도 모른다.

종으로서 인간은 우주적 '존재'로서의 능력을 이용해 지구에서 특별한 임무를 수행하고 있는 걸까? 어쩌면 인간은 사랑스러운 지구의 면역체계일지도 모른다. 왜냐고? 우리 지구를 생명이 없는 바윗덩어리로 바꿔버릴 수 있는 유일한 자연 발생적 포식자는 거대한 혜성이나 소행성뿐이다. 그런데 인간은 바로 그러한 일을 예측하고 예방할수 있는 지구상의 유일한 생물이기 때문이다. 인간의 면역체계처럼 인간도 지구에 꼭 필요하지만, 자칫 잘못하면 해악이 될 수도 있다. 마치 염증반응이나 자가면역질환처럼 말이다. 인간은 스스로 환경과 완전히 분리되어 있다고 여기지만, 세포와 인간, 지구와 그 너머의 관계처럼, 둘의 관계는 매끄럽게 하나로 이어져 있다.

슈퍼유전자 이야기는 여기서 끝이 아니다. 여전히 현재진행형이다. 하지만 적어도 '나'와 인간 모두를 모든 생명체와 우주라는 그림속에 그려 넣었다.

이상적인 세계라면 이것만으로도 지구를 살리기에 충분할 것이다. 환경을 치유하려면, '나'는 환경을 파멸에서 구해야 한다. 안타깝게도 아직까지는 그리 전망이 밝지 않다. 우리는 이 책을 통해 슈퍼유전자가 더 많은 사람을 올바른 방향으로 이끌기를 그리고 더 많은 사람들이 인간 유전체와 지구에 대해 좀 더 책임감을 느끼기를 바란다. 적어도 한 가지는 확실하다. 인간의 진화는 의도된 변화이며, 이제 남은 일은 우리의 마음이 어디로 향할지를 스스로 결정하는 것뿐이다. 부디 그 마음이 빛으로 향하기를 간절히 바란다.

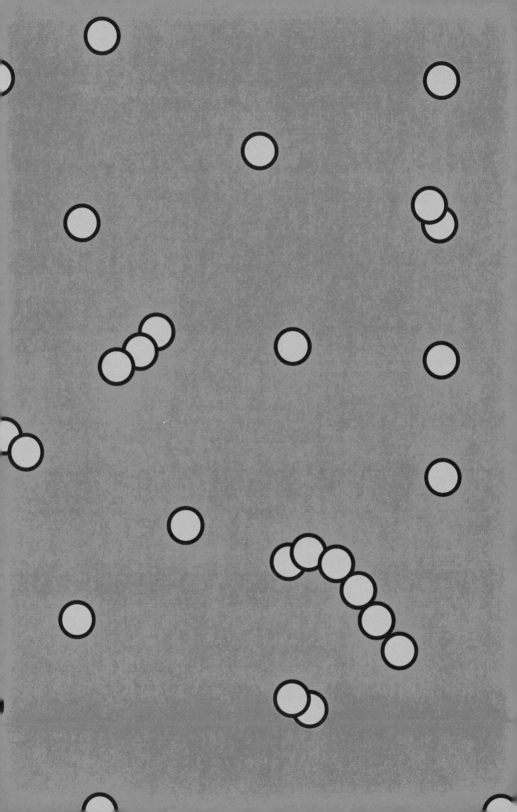

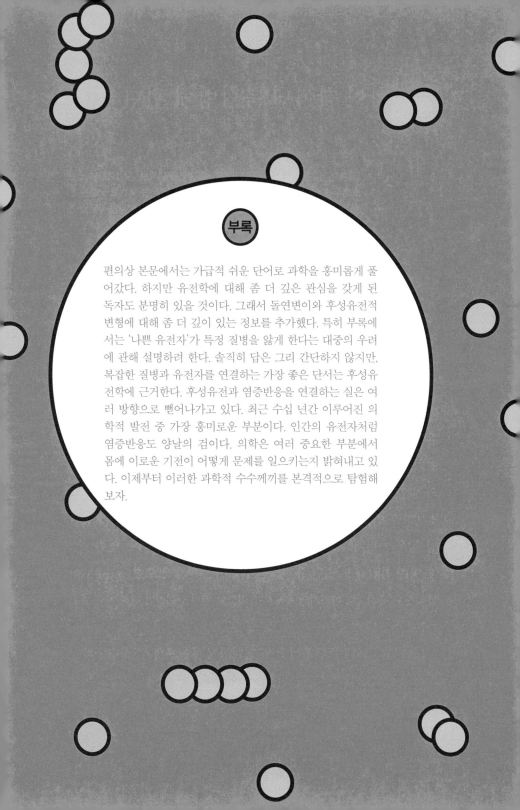

부록

편의상 본문에서는 가급적 쉬운 단어로 과학을 흥미롭게 풀어갔다. 하지만 유전학에 대해 좀 더 깊은 관심을 갖게 된 독자도 분명히 있을 것이다. 그래서 돌연변이와 후성유전적 변형에 대해 좀 더 깊이 있는 정보를 추가했다. 특히 부록에서는 '나쁜 유전자'가 특정 질병을 앓게 한다는 대중의 우려에 관해 설명하려 한다. 솔직히 답은 그리 간단하지 않지만, 복잡한 질병과 유전자를 연결하는 가장 좋은 단서는 후성유전학에 근거한다. 후성유전과 염증반응을 연결하는 실은 여러 방향으로 뻗어나가고 있다. 최근 수십 년간 이루어진 의학적 발전 중 가장 흥미로운 부분이다. 인간의 유전자처럼 염증반응도 양날의 검이다. 의학은 여러 중요한 부분에서 몸에 이로운 기전이 어떻게 문제를 일으키는지 밝혀내고 있다. 이제부터 이러한 과학적 수수께끼를 본격적으로 탐험해보자.

유전학이 찾아낸 복합병에 관한 단서

DNA 변이주는 흔히 유전적 위험요인으로 간주되지만, 질병으로부터 보호해주는 변이주도 존재한다. 그것이 달라지는 이유는 대체로 노출된 환경과 선택한 생활방식에 달려 있다. 복합병의 경우도 선천적인 부분인 천성과 후천적인 부분인 양육의 상호작용과 밀접한 관련이 있다.

인간게놈프로젝트가 가져온 유전학 발전의 결과라면 방대한 양의 유전체 서열을 즉각 판독해낼 수 있는 차세대 염기서열 분석법이다. 염기서열 분석을 통해 객관적으로 환자의 유전체를 살펴보고, 질병의 원인이 되는 돌연변이를 찾아낼 수 있다. 앞서도 말했지만, 이런 방법으로 연구한 끝에 유전적 요인이 있는 질병 중 돌연변이가 원인인 경우는 단 5%뿐이라는 사실을 알아냈다. 이 5%의 돌연변이는 '완벽한 침입자'로 일단 유전되면 반드시 질병을 일으켰다(완두콩 실험을 했던 유전학의 아버지인 수도사 그레고르 멘델을 기리기 위해 이를 멘델돌연변이라고 부른다).

사실 1980년대 후반부터 1990년대까지 루돌프와 연구팀이 처음 발견했던 알츠하이머병 유전자는 멘델돌연변이였다. 하지만 유전질환의 95%는 수많은 유전자 DNA의 변화(변이주)가 서로서로 영향을 미치면서 질병 위험도를 결정하고, 여기에 생활방식이나 경험이 더해졌다. DNA 변이주는 유전적 위험요인으로 분류된다. 위험도를 증가시키는 변이주도 있지만, 반대로 질병에서 보호해주는 변이주도 있다. 대부분 노출된 환경과 생활방식에 따라 달라진다.

특정 개인에게 유전적인 요인이 정확히 얼마나 되는지를 밝혀내려면 방대한 연구를 진행하는 동시에 여러 개의 유전자변이주를 샅샅이 조사해서 환자의 가족력, 삶의 경험, 노출된 환경 등을 비교해야 한다. 루돌프 연구팀 같은 유전자 사냥꾼들의 성공에도 불구하고, 조현병이나 비만, 조울증 같은 많은 질병과 관련된 유전자변이주의 위험도는 지금까지는 20% 이하다.

복합병(complex disease) 또한 대부분 천성과 양육의 상호작용 결과다. 이 상호작용에서 후성유전적 요인이 미치는 영향력은 상당할 것으로 추측된다. 후성유전학과 많은 질병과의 연결고리는 이미 밝혀졌으며, 여기에는 아동기 장애인 레트증후군, 프레더-윌리증후군, 엔젤만증후군 등이 있다. 몇몇 사례는 유전자의 DNA 염기에 직접 메틸기 표지가 생겨 유전자 스위치가 꺼진다. 다른 경우는 스위치를 *끄려*는 유전자의 DNA에 결합한 히스톤 단백질에 일어난 메틸화와 아세틸화 같은 화학적 변형이다.

하지만 전체적인 그림은 점점 더 복잡해지고 있다. 지금은 유전체 전체의 염기서열을 분석할 수 있어서, 각 개인이 특정 유전자 기능을 상실하게 하는 돌연변이 300여 개뿐만 아니라 특정 질병 위험도에 연관된 변이주 100여 개를 갖고 있다는 사실을 알아냈다. 게다가 위험도에 영향을 미치는 몇몇 돌연변이와 DNA 변이주는 부모의 유전체에는 없지만, 정자나 난자에 새롭게 나타나기도 한다. 이런 경우를 신규(de novo) 또는 새로운(novel) 돌연변이라고 한다. 새로운 돌연변이는 배아를 만드는 정자와 난자에 생길 수 있다. 부모로부터 물려받은 30억 개 DNA 염기로 이루어진 두 세트의 염색체에서 이런 돌연변이가 염기 1억 개마다 1.2배씩 출현한다.

즉 자녀의 유전체에는 부모에게는 없었던 신규 돌연변이가 대략 72개 정도 있다는 뜻이다(신규 돌연변이의 정확한 비율은 임신했을 때 아버지의 나이에 크게 좌우된다. 30세 이후 16년마다 정자의 돌연변이 개수는 두 배로 늘어나며, 이는 자폐증 같은 질병의 위험을 높인다).

DNA 염기 하나가 바뀌는 점돌연변이 외에도, DNA 염기 수백만 개가 중복되거나 삭제되거나 역위되거나 재배열되는 구조적 변이(SVs)도 있다. 점돌연변이(전문 용어로는 SNV라고 한다)처럼 DNA의 구조적 붕괴 역시 부모에게 물려받을 수도, 신규 돌연변이로 생겨날 수도 있다. 알츠하이머병의 경우 아밀로이드전구체단백질(APP) 유전자의 중복이 최초의 알츠하이머병 유전자로 발견되었고, 이 돌연변이는 60세 이전에 치매가 조기 발병하게 한다.

구조적 변이와 점돌연변이는 차세대 DNA 염기서열 분석법으로 동시에 발견할 수 있다. 하지만 다른 유형의 유전자 분석법은 유전자 발현(또는 유전자 활성)을 전체 유전체를 대상으로 측정한다. 이 분석법을 전사체 해석법이라고 한다. 유전자가 단백질을 만들 때는 먼저 RNA 전사물을 만들고 이를 바탕으로 단백질을 합성한다. 전사체 분석법은 유전자 서열정보가 아니라 유전자 활성정보를 제공하므로,

유전자의 후성유전자 통제력을 검사하는 데 이용한다.

요점은 이제는 이런 강력한 도구가 있기 때문에 유전적 요인을 가진 복잡한 질병을 대부분 밝혀낼 수 있다는 것이다. 복합병은 서로 연결된 여러 단계를 거쳐 진행된다. 일상에서 감기에 걸리면 먼저 목이 쉬는 가벼운 증상이 나타나며, 아연 보조제를 섭취한다든가 해서 초기 단계에서 감기를 떨쳐내지 못하면 증상이 죽 이어지리라는 것을 경험적으로 알고 있다. 유전학에서도 이와 비슷한 일이 일어난다. 전사체 해석과 전체유전체서열 결정법을 이용한 유전학 연구는 소위 '경로 분석'을 하는 연구로, 질병과 관련된 모든 유전자를 동시에 관찰한다. 이 정보를 이용해서 질병의 원인과 진행과정 같은 병리기전을 이해하는 것이 목표다. 염증반응이나 상처를 치료하는 등의 특정 생물적 경로는 질병 위험도에 영향을 미친다. 경로 분석은 그와 연관된 생물적 경로를 추적함으로써 질병과 관련될 가능성이 있는 새로운 유전자를 찾아낼 수도 있다. 예를 들어 루돌프의 알츠하이머병 연구는 위험도가 큰 유전자의 경로 분석을 통해 이 질병에서 면역체계와 염증반응이 담당하는 역할을 밝혀냈다. 암, 당뇨, 심장질환, 알츠하이머 등 인간의 질병을 살펴보면 항상 염증반응이 사망 원인이다. 따라서 생물적 과정의 조절에서 가장 큰 역할을 담당하는 후성유전적 변화를 지목한다면, 아마도 **염증반응**일 것이다.

2형 당뇨병

전 세계에서 4억 명 가까운 인구가 2형 당뇨병으로 고통받고 있다. 앞으로 20년 후에는 환자 수가 5억 명을 넘길 것으로 예상된다. 2형 당뇨병 환자는 노년기에 유전과 생활방식, 특히 식단 선택에 따른 결과로 혈장 글루코오스 또는 혈당 수치가 높아진다. 주요 위험요인은 비만이다. 당뇨병은 흔히 가족력이 있으며, 이는 가족력에 흐르는 유전자 돌연변이가 관련되어 있음을 시사한다. 함께 식사하면서 식단을 공유하므로 비슷한 식습관을 가지고 있기 때문이기도 하다.

질병의 위험은 명확히 밝혀지고 있지만, 단순하지만은 않다. 성인에게 발병하는 2형 당뇨병에 얽힌 유전자는 이미 밝혀진 것만 수십 개다(이 많은 유전자가 비만이나 글루코스 수치 변화와도 연관성이 있다는 사실은 놀랍지도 않다). 그러나 관련된 DNA 변이주는 대부분 질병을 일으키는 데 미치는 영향력이 매우 작다. 아마 후성유전자와 관련된 생활방식이 훨씬 더 큰 영향을 미칠 것이다. 아동기의 식단과 영양 상태가 성인이 된 후 당뇨병과 심장질환에 걸릴 위험을 결정한다는 강력한 증거도 발견했다. 미국 애리조나 주에 거주하는 피마 인디언 부족은 2형 당뇨병과 비만에 걸릴 확률이 매우 높은데, 피마 족 여인이 임신기간 중 2형 당뇨병에 시달리면 그 자녀도 2형 당뇨병과 비만에 걸릴 확률이 매우 높다.

후성유전학과 복합병을 묶는 과학은 빠른 속도로 발전하고 있다. 이제는 유전자칩 기술을 이용해서 유전체에 있는 50만 개 지점을 탐색하면 인간의 유전자 2만 3천 개 중 어느 것의 활성이 메틸화를 통해 변했는지 찾아낼 수 있다. 찾아낸 지점은 당뇨병 같은 특정 질병과 대조해서 정확히 어떤 유전자가 변화했는지 밝힌다. 이렇게 후성유전자와 대부분 질병과의 연관성을 조사하는 연구에 전 세계가 뛰어들었다. 2형 당뇨병의 경우, FTO 유전자 주변에서 강력한 후성유전적 변형이 발견되었다. FTO 유전자는 비만이나 몸무게 대비 지방 비율을 측정하는 체질량지수와도 연관성이 있다.

당뇨병 위험을 높이는 또 다른 요인은 출생 시 체중이다. 살아가면서 당뇨병에 걸릴 위험은 아기가 태어났을 때 저체중인지 또는 과체중인지에 따라 크게 좌우된다. 저체중 아기의 유전체에 미치는 후성유전자 효과는 자궁에서부터 이미 시작된다. 과체중 아기의 경우 어머니가 임신 중에 걸린 당뇨병에 노출된 점이 문제로 추측된다. 대체로 2형 당뇨병에 걸릴 위험도는 거의 확실히 유전자, 생활방식, 후성유전자가 복합적으로 작용한 결과다. 비슷한 모델이 대사장애부터 중독, 정신병까지 온갖 복합병에 대부분 적용된다.

알츠하이머병

루돌프가 오랫동안 연구한 분야는 알츠하이머병이다. 2015년 〈네이처〉에 실린 '알츠하이머병에서 후성유전자의 역할에 대한 종합 분석'이라는 논문은 놀라웠다. MIT 연구팀은 인간의 유전자를 이용해 쥐를 변형시켜, 신경세포가 죽는 **신경퇴화** 모델 쥐를 대상으로 실험했다. 쥐 신경세포의 죽음은 알츠하이머병 최종 단계에 들어선 환자의 뇌에서 신경세포가 스스로를 약탈하는 현상과 유사하다.

쥐의 뇌에 있는 신경세포가 죽기 시작하자 연구팀은 이에 동반되는 후성유전적 변화를 탐색했다. 뇌에서 신경퇴화가 걷잡을 수 없이 일어나는 동안, 신경가소성과 신경망을 재구성하는, 뇌의 중요한 능력에 연관된 유전자 그룹과 뇌의 면역체계와 관련된 유전자 그룹, 이 두 그룹의 주요 유전자에 후성유전적 변형이 일어났다. 뇌의 면역체계는 뇌를 보호하기 위해 염증반응을 일으키는데, 가끔 통제 불능의 염증반응 때문에 신경세포가 죽기도 한다.

후자의 경우, 미세아교세포는 신경세포를 지지하고 신경세포가 죽으면 잔해를 청소하는데, 주변에서 신경세포 대학살이 일어나면 이를 감지해서 뇌가 세균이나 바이러스의 공격을 받고 있다고 착각한다. 그러면 미세아교세포는 외부 침입자를 죽이기 위해 산소로 만든 총알인 활성산소를 쏘아대기 시작한다. 전투에서 부수적 피해가 일어나듯 이 과정에서 신경세포도 많이 죽어버리는 것이다.

MIT 연구팀이 변형된 쥐의 뇌에 나타난 후성유전자 특징을 알츠하이머병으로 죽은 환자의 뇌와 비교하자 묘한 공통점이 발견됐다 (이 발견은 나중에 질병을 앓고 있는 환자의 후성유전자 표지 비교연구로 확장됐다). 2008년부터 루돌프의 연구팀과 그 외 연구팀은 뇌의 면역체계 역할을 하는, 새로운 알츠하이머병과 관련된 유전자를 계속 발견하고 있다. 이들 유전자는 돌연변이가 일어나면서 염증반응을 유도한다. 루돌프의 알츠하이머 유전체 프로젝트 결과가 MIT 연구팀의 연구 결과와 합쳐지면, 그 결과가 의미하는 메시지는 더 크고 명확해진다. 즉 알츠하이머병은 근본적으로 면역 유전자의 돌연변이와 생활방식의 상호작용으로 인해 나타나는 면역질환이며, 궁극적으로는 같은 면역 유전자에 후성유전적 변형을 일으킨 것이다.

알츠하이머병의 원인과 진행과정에 관해 완전히 새로운 패러다임이 탄생한 것이다. 루돌프와 다른 연구팀은 여전히 질병을 치료하고 예방하는 방책으로써 뇌 면역체계의 '열을 식힐' 방법을 찾아내려고 노력 중이다. 답은 의심의 여지없이 면역 유전자들이 서로 조화를 이루어 뇌의 신경퇴화 증상을 물리치도록 하는 데 있다.

수면과 알츠하이머병

알츠하이머병의 주요 수수께끼를 해결한 흥미로운 업적을 남긴 단서에 관해 이야기해볼까 한다. 수면이 알츠하이머병의 주요 단서라는 점은 이미 밝혀졌다. 수면/각성주기 장애는 수많은 신경질환이나 정신질환으로 이어지며 여기에는 알츠하이머병도 포함된다. 수면과 알츠하이머병의 연관성은 과학적으로 세밀하게 밝혀졌다. 현재는 뇌에 **베타 아밀로이드**라는 작은 단백질이 과량으로 축적되면서 알츠하이머병이 시작된다는 게 알려졌다. β 아밀로이드 또는 아밀로이드 β($A\beta$)라고도 표기하며, 두 단어는 혼용한다. 1980년대 중반 루돌프가 아직 학생 시절에, 루돌프를 포함한 이 분야 과학자들은 알츠하이머병이 뇌에 아밀로이드 β가 축적되면서 발병한다고 주장했다. 1986년 루돌프와 과학자들은 아밀로이드 베타를 만드는 유전자(APP)를 발견했고(이 유전자는 최초로 발견한 알츠하이머병관련 유전자이기도 하다), 28년 후 인공적으로 실험실 배양접시에서 뇌 신경세포를 배양해서 알츠하이머 병리기전을 구현한 최초의 실험 모델인 '접시 안의 알츠하이머병'을 발표했다. 이 연구에서 루돌프와 김두연, 최세훈, 도라 코백스는 최초로 알츠하이머 환자의 뇌에 어지럽게 널린 노인성판(아밀로이드 플라크)과 세포 덩어리를 설명했다. 이 연구는 2015년 명망 높은 〈스미스소니언〉 선정 아메리칸 인제뉴어티 어워드American Ingenuity Award를 받았다.

'접시 안의 알츠하이머병' 업적을 두고 〈뉴욕타임스〉는 과학전문

잡지 〈네이처〉에 실린 이 성과로 30년에 걸친 논쟁이 끝났다고 말했다.[26] 사실 이는 알츠하이머병 연구 분야에서 가장 큰 논란거리였다. 과잉 아밀로이드가 발병한 뇌세포 외부를 둘러싸는 현상이 세포 안에 세포 덩어리를 형성해서 뇌세포를 죽게 하는 실제 원인인가에 대한 논란은 종지부를 찍었다(세포 덩어리는 뇌세포 안의 단백질이 비정상적으로 결집하는 알츠하이머병의 주요 표지다). 새로운 연구 결과는 베타 아밀로이드가 신경세포의 죽음과 알츠하이머성 치매로 이끄는 병리기전을 촉발한다는 점을 최초로 증명했다.

알츠하이머병은 노인층 치매의 가장 흔한 원인이며, 환자는 빈번하게 수면장애를 겪는다. 한때 수면장애가 질병의 단순한 결과로 치부되기도 했지만, 이제는 수면장애가 초기 단계에 일어나며 실제로 알츠하이머의 발병 원인일 수도 있다는 점이 알려졌다. 수면/각성주기가 알츠하이머병 모델 쥐와 인간의 뇌에서 베타 아밀로이드 생성과 밀접하게 연결되어 있다고 암시하는 증거는 꽤 많다. 루돌프의 동료인 워싱턴대학교 세인트루이스캠퍼스의 데이비드 홀츠먼David Holtzman은 각성 상태에서 신경세포가 활발히 움직일 때 뇌에서 생성되는 아밀로이드 수치가 높다는 점을 증명했다. 밤에, 특히 깊은 수면에 빠지면(서파수면), 아밀로이드의 생성속도가 느려진다. 깊은 수면이 이루어지는 동안 뇌에서는 다른 유용한 작용도 일어난다. 첫째, 몇몇 과학자는 깊은 수면에 드는 동안 단기기억이 장기기억으로 통합된다고 생각한다. 말하자면 USB 메모리를 하드 드라이브로 옮기

26_ '접시 안의 알츠하이머병' 연구는 진보적인 재단인 알츠하이머치료 재단(Cure Alzheimer's Fund) 덕분에 가능했다.

는 작업과 비슷하다. 둘째, 알츠하이머병과 관련해서 깊은 수면시간은 베타 아밀로이드 생성만 억제되는 게 아니라 뇌가 문자 그대로 청소하는 시간이기도 하다. 뇌세포 주위에 유액을 더 많이 생성해서 대사산물과 베타 아밀로이드 같은 단백질 찌꺼기를 씻어낸다. 이 청소 기전을 뇌의 **글림프 시스템**(glymphatic system)이라고 부른다. 몸의 림프계를 따서 붙인 이름으로, 하는 일은 똑같지만 림프세포가 하고 있는 일을 뇌의 신경아교세포가 한다는 점이 다르다. 즉 깊은 잠을 자면 신경세포의 활성을 늦춰 베타 아밀로이드의 생성을 멈추게 할 뿐만 아니라 뇌에서 베타 아밀로이드를 씻어낼 수도 있다. 반면 주요 스트레스원인 수면부족을 겪은 사람이나 쥐는 베타 아밀로이드를 더 많이 만들고 신경세포의 손상률도 높아지며 세포 덩어리를 만드는 병리기전 또한 촉진된다. 베타 아밀로이드와 세포 덩어리가 신경세포의 죽음을 유발하므로, 이제 매일 밤 8시간의 수면을 지키고 수면부족으로 인한 스트레스를 피해야 하는 또 하나의 강력한 이유가 생긴 셈이다. 질 좋은 수면은 알츠하이머병의 발병 위험을 낮춰줄 가장 좋은 방법의 하나다. 덧붙여 알츠하이머 환자의 수면시간과 질을 개선하면 환자에게 도움이 된다. 아직 수면이 어떻게 뇌를 청소하는지 유전자 수준에서 이해할 순 없지만, 수면을 잘 조절하면 이 무서운 질병에 대한 걱정을 잠재울 수 있다.

유방암

유방암도 복잡한 패턴의 위험도를 보여준다. 유니버시티 칼리지 런던의 연구팀은 BRCA1[27] 유전자 돌연변이를 가진 또는 갖지 않은 여성 집단에서 건강했다가 유방암에 걸린 환자들을 연구함으로써 유방암의 후성유전자 특징을 대부분 밝혀냈다. 유방암의 10% 정도는 BRCA1 돌연변이가 원인이며, 나머지 90%의 원인은 밝혀지지 않았다. 후성유전자는 이 '잃어버린 유전 가능성(missing heritability)'[28] 중 어느 정도나 차지할까? 여기에 관련된 후성유전적 변형은 두 집단의 여성 모두 비슷하게 나타났다. 즉 후성유전적 변형은 BRCA1 유전자 돌연변이의 유전과는 상관없다. 질병의 후성유전적 특성을 알면 질병에 걸리기 전에 미리 누가 병에 걸릴지 예측할 수 있다. 매년 25만 명의 여성이 유방암을 진단받고 그중 4만여 명이 사망하고 있다.

후성유전자가 유방암의 위험에 강력한 영향력을 행사한다는 사실은 우리가 생활방식의 변화, 특히 식단의 변화를 깊이 고민해야 한다는 뜻이다. 유방암의 발병률을 낮춰준다고 평가된 영양소와 영양보충제로는 아스피린, 커피, 녹차, 비타민 D가 있다.

아스피린의 경우, 13만 명을 대상으로 30년간 연구한 결과가 있다. 아스피린을 정기적으로, 일주일에 $325mg$ 알약을 최소 두 번 섭취한 사람은 위암에 걸릴 확률이 20% 감소했고, 대장암에 걸릴 확률은 25% 감소했다. 그런데 이 두 암에 관한 결과는 모든 종류의 암에 보편적으로 적용되지는 않으며, 효과를 보려면 최소 16년간 아스피린을 먹어야 한다. 3~4년 정도 먹다가 그만두면 예방효과를 볼 수 없다는 뜻이다. 아스피린이 암을 예방하는 이유는, 지금까지 알려진 바로는 항염증효과(별로 놀라운 사실은 아니다)와 새로운 암세포 생성을

27_ '브라-카 1'이라고 읽는다.
28_ 넓은 의미로는 유전자만으로 설명해낼 수 없는 표현형질의 복잡성이라는 뜻이다.

억제하는 능력 때문이다.

심장질환

심장질환의 발병 확률에는 유전자 돌연변이와 생활방식이 함께 작용하지만, 당뇨병이나 유방암처럼 후성유전적 변형(메틸화)이 특정 유전자 스위치를 꺼버린 예도 있다. 한 연구에 따르면 혈중 지방인 트리글리세라이드와 초저밀도 리포단백질(VLDL) 콜레스테롤의 수치는 카르니틴 팔미토일트란스퍼레스 1A(CPT1A) 유전자의 메틸화 여부에 좌우된다. 이 유전자는 지방을 분해하는 효소를 만든다. 후성유전자의 변형으로 이 유전자의 스위치가 꺼지면 몸속 지방산이 에너지로 전환되지 않고 혈액 속을 계속 흘러 다니면서 심장질환의 위험도를 높인다. CPT1A 유전자의 메틸화는 식사, 술, 흡연의 영향을 받는다.

술과 유전자

알코올남용도 후성유전적 변형에 영향을 받는다. 알코올중독은 환자는 물론 그 가족도 치명적인 대가를 치러야 하며, 전 세계적으로 30명당 1명의 사망률을 보인다. 가장 잘 알려진 알코올중독과 관련된 유전자는 알코올탈수소효소(ADH)와 알데하이드탈수소효소(ALDH) 유전자다. 두 유전자 모두 몸속 알코올을 분해하는 효소를 만든다. 그러나 이 유전자들의 변이주로는 알코올중독의 유전을 완벽하게 설명할 수 없다. '잃어버린 유전 가능성'은 술을 마시면 기분이 좋아지게 만드는 뇌의 보상중추와 연관된 후성유전적 변형에서 찾을 수 있을 거라고 추측된다.

지금은 술을 마시면 실제로 보상중추의 유전자 활성이 변화한다는 점을 알고 있다. 즉 사람들은 자신의 유전자 활성 정도에 따라 알코올 소비에 각자 다르게 반응한다. 술고래들은 호모시스테인homocysteine이 라는 아미노산 수치가 증가하면서 특정 유전자를 억제하는 메틸화 가 일어난다. 이러한 유전자 활성은 즐거움과 고통에 대한 반응이 변 형되는 악순환을 일으키며, 점점 더 강력한 자극을 위해 술에 더 집 착하게 한다.

정신질환

후성유전적 변형은 조현병이나 조울증 같은 정신질환과도 관련되 어 있다. 그러나 아직까지는 이런 질환을 유발하는 돌연변이 유전자 를 찾아내는 데 성공했다고 하기에는 조금 미흡하다. 이 교착 상태는 '잃어버린 유전 가능성'과 생활방식의 역할을 채워줄 수 있는 후성 유전학에 중요한 임무를 부여한다. 조현병과 조울증이 부모로부터 물려받은 유전자 돌연변이에만 전적으로 의존하는 건 아닐지도 모 른다는 증거가 점점 늘어나고 있다.

주범으로 의심되는 생활방식은 식사, 화학독소, 양육방식 등 후성 유전적 변형에 영향을 미치는 요인들이다. 환자의 생활방식이 출산 후 획득한 후성유전자 표지를 결정할 수 있지만, 쥐를 대상으로 한 연구에서는 다른 후성유전적 표지가 유전되었을 가능성도 보여준 다. 이런 표지는 부모나 조부모의 생활방식 결과로 나타날 수 있다 (그렇다고 누구를 비난하려는 의도는 없다. 정신질환에 관련된 후성유전자는 아직 예측에 지나지 않으며 불완전하다. 정신질환과 관련된 생활방식 선택의 문제에서 아직 누구도 원인과 결과를 밝혀내지 못했다).

널리 연구되고 있는 조현병과 조울증관련 후성유전학은 예측한 대로, 앞서 설명한 정신병과 관련된 특정 신경화학물질을 만드는 유전자에 후성유전적 표지가 있음을 보여주었다. 그러나 다른 유전자는 예측에서 빗나갔다. 예를 들면 면역력과 관련된 주요 유전자가 조현병과 조울증에 모두 연관된 것으로 나타났고, 이는 면역계가 이런 질병의 감수성에 어떤 식으로든 연결되어 있다는 뜻이다. 물론 발병 확률과 관련된 후성유전적 특성이라면 원인과 결과가 쟁점 사안이기는 하다. 후성유전자 표지가 생기는 시점이 발병 이전인지(즉 원인인지) 아니면 질병의 결과인지(결과인지) 어떻게 확신할 수 있는가? 지금으로써는 특정 질병을 목표로 한 후성유전자 검사가 복합병을 치료하고 예방하는 모든 면에서 아주 유용하다는 정도로만 표현하는 게 안전할 듯하다.

사실 필자들은 유전학이 이끌어갈 미래를 아주 낙관적으로 전망한다. 그러한 동시에 현실주의자이기도 하다. 눈에 보이는 것과 보이지 않는 것, 이 두 영역은 서로 엄격하게 구분된다. 하지만 인간은 두 영역에 걸쳐 살아가며, 이 사실은 무시할 수 없다. 세포생물학자는 현미경을 통해 세포가 움직이는 방식의 무수한 변화는 감지할 수 있지만, 가장 중요한 구성요소이며, 이런 변화를 이끄는 경험은 눈으로 관찰할 수 없다. 삶의 매 순간 비물리적인 영역은 자신의 역할을 묵묵히 해내고 있다. 따라서 필자들은 이것이 유전학이 물질주의와 무작위성을 넘어서야 하는 중요한 이유라고 믿는다.

연구 결과는 장기적인 관점에서 이런 근본적인 변화를 지지해야 하겠지만, 더욱 중요한 것은 결과에 꼭 들어맞는 체계적인 개념을 만드는 작업이다. 이 책의 목적 역시 여기에 있다. 지금 우리는 이 목표를 향해 거대한 한 걸음을 내디딘 것이다. 이제 독자들은 인간 유전체의 역동적인 본질에 대해 20~30년 전의 유전학자들보다 더 많은 지식을 알게 되었다. 그러나 가장 중요한 것은 획득한 지식을 유전자 활성을 최적화하는 데 적용하는 일이다. 그렇게 되려면 또 다른 거대한 유전자 정보가 필요한데, 이 정보는 누구도 예상하지 못했던 놀라운 곳에서 올 것이다.

DNA의 위대한 역설

 우리 인간은 모두 암을 유발하는 유전자와 함께 암에 대항하는 유전자도 갖고 있다. 즉 인간의 DNA는 생명체를 존재하게 하는 동시에 파괴하는 결과를 가져올 수도 있는 것이다. 얼핏 모순 같지만 이것이야말로 DNA가 존재의 모든 측면을 반영한다는 반증이기도 하다.

후성유전학은 복합적인 주제지만, 이제 독자 여러분은 주요 개념에 대해 확실히 파악했을 것이다. 우리의 일상적인 선택과 그에 따른 경험에 따라 유전자 발현은 스위치가 켜지거나 꺼지고, 활성이 촉진되거나 억제된다. 유전자 스위치는 수십조 개의 조합이 가능하며 매일의 경험이 몸속 세포에 전달되는 방법이다. 그런데 여기서 골치 아픈 문제가 생긴다. 왜 어떤 경험은 몸에 특히나 해로울까? 왜 DNA는 생명체를 무조건 보존하도록 설계되지 않았을까?

이것이야말로 DNA가 가진 거대한 역설이자, 다음 이야기로 넘어갈 연결고리를 만들어준다. DNA는 생명체를 존재하게 하지만, 동시에 생명체를 파괴하는 결과도 가져올 수 있다. 말하자면 DNA는 스스로 뇌관을 제거할 줄도, 폭발을 일으킬 줄도 아는 폭탄인 셈이다.

DNA는 과연 어떤 쪽을 선택할까? 왜 생명의 암호가 죽음을 창조하는 일에 이용되는가? 바로 이것이 역설의 핵심이다. 인간은 모두 암을 유발하는 유전자인 예비 암 유전자를 갖고 있으며 동시에 암에 대항하는 유전자인 종양억제 유전자도 갖고 있다. DNA가 존재의 모든 측면을 반영한다는 점을 깨닫지 못하면, 이는 설명할 수 없는 모순으로만 보인다.

어느 한쪽을 선택하는 대신에 DNA는 모든 것을 끌어안았고, 모든 가능성을 담았다. 질병을 일으키는 바이러스나 세균도 자신을 지키는 자신만의 유전자 특성이 있으며, 우리 몸속에서 바이러스나 세균과 전쟁을 벌이고 있는 면역세포 역시 마찬가지다. 새로 태어난 세포는 죽음과 관련된 유전적 프로그램을 물려받는다. 실제로 DNA는 스스로 영웅과 악당, 공격자와 수비자, 생명의 수호자와 파괴자 역할을 함께 연기하는 연극을 무대에 올린 셈이다.

DNA의 생명 수호자 역할을 활성화하는 선택은 일종의 도전이다. 이제 우리가 그 방향으로 한 발 내디뎠다는 사실을 눈치챘을 것이다. 우리는 이제 삶을 세포의 관점에서 바라보기 시작했다. 세포는 자신을 둘러싼 환경을 감지하고 생존에 가장 적합하게 적응한다. 최소한의 에너지를 사용해서 균형을 유지하고, 이웃 세포와 몸 전체에게 봉사한다. 그렇지 못하면 암이나 다른 질병으로 이어져 세포 자신이나 몸 전체를 죽일 수도 있다. 모든 세포는 자연스럽게 특정 상황에서 유전자와 완벽한 조화를 이루면서 무엇을 해야 할지 잘 알고 있다. 그리고 우리 인간도 같은 일을 해낼 수 있기를 바랄 뿐이다.

심장질환, 자폐증, 조현병, 비만, 알츠하이머병 등 질병에 관한 폭넓은 최근 연구들을 살펴보면 각 질병에는 개인의 삶에서 수십 년 전까지, 심지어는 유아기까지 거슬러 올라가는 지표가 존재한다. 이는 인간이 왜 질병에 걸리는지에 대한 전통적인 개념에 반하는 발견이므로 아주 놀라운 일이다. 우리는 질병에 걸리는 게 감기에 걸리는 것과 비슷하다고 믿기 쉽다. 비행기에서 옆 좌석 사람이 재채기와 기침을 한다. 그러면 3일 뒤, 그 사람에게서 옮아 감기 증상이 나타난다. 이것은 단순한 인과관계로, 감염의 시작점이 명확하다.

이렇듯 급성질병은 대체로 이 패턴을 충실히 따르지만, 만성질병은 다르다. 그리고 만성질병은 현대 사회의 주요 사망 원인이다. 증상이 나타나기 수십 년도 전에 이미 내정된 질병을 어떻게 예방해야 할까? 이 당혹스러운 사례는 한국전쟁에서 죽은 젊은 병사를 부검했을 때 나타났다. 20대 초반 남성인 병사들은 심장동맥에 심장마비의 주요 원인인 지방반(fatty plaque)이 형성되어 있었다. 이토록 젊은 남성에게 심장마비가 곧 닥칠 만큼 많은 지방반이라니? 여기에 의학적인 해답은 없었으며, 아직까지도 이들의 심장동맥에 형성된 지방반은 불가사의한 수수께끼로 남아 있다. 여기서 또 하나 당황스러운 질문이 있다. 왜 이들에게 심장마비가 일어나지 않았을까? 아주 이른 심장마비는 보통 40대에 발생하기 때문에? 만족할 만한 답은 없지만, 일찍이 1950년대로 되돌아가 보면 만성질병은 증상이 발현되기 수년 전에 이미 시작된다는 단서가 있다. 게다가 미시적 수준에서 일어난 것을 제외하면 분명한 시작도 보이지 않는다.

하지만 이 수수께끼에도 희망은 있다. 몸의 균형이 깨졌다는 걸 일찍 깨달을수록 치료도 더 쉽기 때문에, 초기에 나타나는 지표는 만성질환을 예방하고 치료할 좋은 기회를 주는 셈이다. 이 원칙에 충실히 따르는 수백만은 감기가 들었다는 첫 번째 신호가 나타날 때 아연 보조제를 먹거나, 두통이 나타나는 첫 신호에 아스피린을 먹는다. 같은 원칙을 적용해서 백신이 왜 효과적인지도 설명할 수 있다. 백신은 소아마비, 홍역, 독감 등의 질병에 대해 한발 앞선 방어를 펼친다.

사실 백신이란 몸의 지성에게 새로운 뭔가를 가르치는 것이다. 몸은 백신의 이야기를 듣고(즉 유전자가 새로운 방식으로 반응한다) 새로운 경험을 통해 학습한다. "자, 홍역이란 이런 거야. 그러니까 단단히 무장하도록 해." 하지만 인간의 모든 질병을 예방할 수 있는 보편적인 백신을 만들 순 없다(현재의 백신도 비판받으며, 문제점을 드러내고 있다). 그 대신에 필자들은 자기관리를 위한 새로운 모델을 제안하려 한다. 이 모델의 핵심은 유전자와 관련된 혁명적인 방법이다.

사고의 전환은 진보하는 의학적 동향과 일치하지만, 일반 대중은 이 변화가 매우 근본적인 곳에서 일어나리라는 점을 이해하지 못한다. 몸에 깃든 지성을 가장 강력한 동반자로 인정하면, 새로운 행복의 시대가 열린다.

이 관점이 왜 시급하게 필요한지를 설명하기 위해, 행복의 더 크고 낙관적인 면을 부각해줄 끔찍한 질병에 대해 살펴보자. 폐암을 예로 들어보겠다. 폐암에 대항하기 위한 전투가 흡연과 폐암 예방 사이에 냉혹한 대치상황을 만들어냈다. 전선은 이보다 더 명확할 수가 없다. 폐암은 남성과 여성 모두 사망률이 높은 질병으로, 유방암과 대장암, 췌장암을 모두 합한 사망률을 능가하는 주요 질병이다. 1987년에는 여성에서도 폐암이 유방암을 제치고 사망률이 가장 높았다고 하면 사람들은 대개 깜짝 놀란다.

만약 담배가 없었더라면 폐암은 아주 드물었을 것이다. 흡연이 대중화되기 전인 1900년만 해도 폐암이 워낙 희귀한 병이다 보니 일반 의사는 책에서나 폐암을 접해볼 수 있을 정도였다. 현대에 들어서면서 흡연이 급격히 증가하자 담배가 유발하는 폐암이 전체 폐암의 90%를 차지했고, 금연하면 매년 폐암 발병률이 낮아진다. 물론 그 숫자가 0으로 떨어지는 건 아니지만 말이다.

이는 미국폐협회가 제공한 통계로, 미연방 의무감이 담뱃갑에 경고를 신도록 강제한 1964년 이후, 합리적인 예방이 원활해졌음을 부정할 수 없다(슬픈 사실은 오늘날 여성 흡연율이 올라가면서 여성 폐암 발생률도 함께 높아졌다는 것이다).

행복과 진정한 행복을 나누는 경계선은 이렇다. 모든 흡연자가 폐암에 걸리는 건 아니라는 사실이다. 왜 그럴까? 담배연기에 든 독소는 확실히 폐 조직을 손상한다. 폐기종과 천식 같은 호흡기 문제는 담배를 많이 피우는 사람에게 나타난다.[29]

2006년 유럽의 연구 결과를 보면 폐암 발병률은 아래와 같다.

담배를 피우지 않는 남성의 0.2%(담배를 전혀 피우지 않는 여성의 0.4%)

흡연했다가 금연한 남성의 5.5%(흡연했다가 금연한 여성의 2.6%)

현재 흡연자인 남성의 15.9%(현재 흡연자인 여성의 9.5%)

하루 5개비 이상 많이 피우는 남성의 24.4%(같은 조건의 여성의 18.5%)

◇◇◇◇◇◇◇◇
29_http://lungcancer.about.com 에서 관련 통계를 확인할 수 있다.

이보다 앞선 캐나다팀의 연구를 인용해보면 남성 흡연자는 폐암 발병률이 17.2%(여성은 11.6%)인데 반해, 비흡연자인 남성은 1.3%(여성은 1.4%)에 그친다.

이 통계치는 이런 이야기로 바꿀 수 있다. 즉 담배를 피우지 않으면 폐암에 걸릴 가능성이 거의 없고, 흡연한다면 폐암에 걸릴 확률은 정비례하면서 증가한다. 하지만 '담배를 많이 피우는' 위험집단에 속해 있어도 75%의 확률로 폐암에 걸리지 않을 수 있다.

그렇다고 담배를 피우면서 당신의 운을 시험해보라는 건 아니다. 이야기는 아주 다른, 예상치 못한 방향으로 풀려나간다. 즉 왜 총알을 피해가는 흡연자가 생기는 걸까? 이 질문은 백만 달러짜리 질문으로 통계는 절대 그 답을 내줄 수 없다. 모두 이 상황이 어떻게 진행될지 궁금해한다. 폐암은 끔찍한 사례 중 하나일 뿐이다. 질병에 관한 모든 통계는 질병에서 운 좋게 빠져나간 사람이 있다는 사실을 보여준다. 이에 "어떻게 하면 그 운 좋은 사람이 될 수 있을까?"라는 질문이 자연스럽게 떠오른다.

답은 유전자에 있지만, 그렇다고 누구는 좋은 유전자를, 누구는 나쁜 유전자를 가졌다는 식의 진부한 이야기는 아니다. 담배를 피우는 두 사람을 떠올려보자. 연기에 들어 있는 유독한 화학물질은 두 사람에게 똑같이 흡수된다. 담배에 포함된 발암물질도 마찬가지다. 담배 연기가 폐 조직의 가장 바깥쪽 표피세포에 닿으면 세포가 손상된다. 하지만 손상의 방식과 정도가 서로 다르다.

세포는 회복력이 뛰어나며 항상 선택한다. 진화를 거치는 수백만 년 동안 가장 우선순위인 선택이 하나 있다. 즉 세포의 생존을 위협하는 것에 저항한다는 선택이다. 담배연기의 주요 위협은 유전자에 나타나는 해로운 변이주인 병원성 돌연변이다. 담배연기 속에 든 독소는 갑작스러운 돌연변이를 일으킬 수 있고, 세포의 활동을 뒤틀리게 만들 수 있다. 하지만 DNA는 스스로 조절하고 복구할 수 있으며, 이런 해로운 돌연변이를 찾아 파괴한다. 세포의 치유능력에는 한계가 있지만, 세포는 순순히 죽음에 굴복하지 않는다. 담배연기의 독소에 일정량 이상 노출되면 예상한 대로 세포의 방어작용 때문에 몇 가지 뒤틀림이 나타난다. 어느 정도 손상이 일어나고, 그 손상이 명확해지면 재앙이 일어난다. 세포는 정상적으로 분열하는 방법을 잊어버린다. 걷잡을 수 없이 분열하는 세포는 통제되지 않는 성장으로 인해 이웃 세포들을 압도하면서 암이 된다.

이제 이 이야기가 어디로 향하는지 눈치챘을 거라고 생각한다. 전체를 보는 통계 뒤에 감춰진 이야기에서, 암은 하나의 세포가 DNA의 안내를 따라 어떻게 할지 **선택**하면서 시작한다. 좀 더 밀고 나가보자. 골초 넷 중에 셋이 폐암을 피해간다면(하지만 이 사실이 다른 질병도 피해갈 수 있다고 보장해주는 건 아니다), 이들의 세포는 어떤 선택을 한 걸까? 세포의 선택이 실제로 그 사람을 살렸기 때문에 이는 매우 중요한 문제다.

가장 훌륭한 의학적 설명은 이렇다. 어떤 사람은 다른 사람에 비해 독소에 저항하는 능력이 더 뛰어나다. 어떤 DNA는 스스로 복구하고 해로운 돌연변이를 파괴하는 능력이 더 뛰어나다. 세포의 치유과정에는 많은 요인이 작용하고, 위험을 회피하는 건 다른 것에 가려져서 잘 보이지 않는다. 세포가 질병을 어떻게 회피했느냐는 문제에 이르면 불확실한 부분이 너무 많다. 일반적인 세포가 어떻게 결정을 내리는지 알고 있어도 내 세포가 어떤 선택을 할지는 알 수 없다. 각 개인의 유전자가 가진 특별한 요소와 생활방식으로 유전자에 부여한 유전자 활성이 모두 다르기 때문에 각 개인의 세포는 모두 다르다. 더불어 사람처럼 세포도 그날그날 당신의 선택에 따라 변화하는 변덕스러운 존재이므로 세포가 하루, 한 달, 십 년 후에 만들 전체적인 그림도 각자 다르다.

지금까지는 암울한 주제를 다루었지만 이제 조금은 긍정적인, 말하자면 우리 세포의 지성과 회복력이라는 빛을 비추려 한다. 손상을 입힐 가능성이 있는 수많은 변이주를 발견해서 파괴하는 건 우리 몸에서 매일 일어나고 있다. 행복과 진정한 행복의 차이를 가져오는 것은 유전자를 적극적으로 이끌고 영향력을 행사하는 방법을 배우는지 여부다.

인간이 뇌 그 이상의 존재이듯이, 인간은 유전자 그 이상의 존재다. 인간은 유전자와 뇌를 이용하는 지배자다. 가장 중요한 것은 뇌와 유전자를 사용하는 방법을 배워서 최상의 건강과 행복을 누리는 일이다. 우리가 바라는 모든 일이, 이루고 싶은 모든 과업이, 지키고 싶은 모든 가치가 실현되려면 뇌와 유전자를 통해야 한다. 그러니 유전자와 **소통**하는 법을 익힌다는 것은 단순한 선택이 아닌 필수요건인 것이다. 이미 유전자와 소통하고 있지만, 우리가 지금 유전자에 보내는 메시지는 대부분 무의식적 결과물이다. 반복은 중요한데, 반응은 반사적으로 일어나며 이것이 우리 몸에 깊이 배어 있다. 이는 자유로운 선택의 가능성을 소모해버리는 끔찍한 일이다.

우울증은 유전인가?

유전자 A가 항상 질병 B로 연결되는 일방통행이라면 유전학은 아주 단순해질 것이다. 직선으로 이어지는 인과관계는 단순하고 만족스럽다. 하지만 유전자는 양방향 도로이며, 메시지는 양방향으로 끊임없이 오간다. 좀 더 정확히 말하면, 이 도로는 6차선 고속도로로 사방에서 메시지가 오가는 중이다.

이런 깨달음은 의학과 생물학에 거대한 파급효과를 일으켜 뇌, 세포주기, 질병에 대해 우리가 알고 있다고 생각했던 모든 것을 뒤집어버렸다. 현재 이루어지고 있는 우울증에 관한 논쟁이 좋은 예가 될 것이다. 우울증은 자신이 직접 겪든 가족이나 친구가 겪든, 직접적으로나 간접적으로 모든 사람의 삶에 영향을 미친다.

대략 20% 정도의 사람은 살면서 한 번은 심각한 우울증을 앓는다. 요사이 아프가니스탄에서 복무했던 전투병들 사이에서 우울증이 퍼지고 있다. 정확히 말하면 아프가니스탄 전쟁에 복무했던 퇴역군인의 자살이 급격히 증가하고 있는데, 보통 자살에는 우울증이 관련되어 있기 마련이다. 또한 해고된 뒤 오랫동안 일자리를 찾지 못한 근로자의 자살률도 증가하고 있다. 이 두 집단의 경우 외부요인 때문에 우울증이 생겼지만, 똑같은 자극(전쟁 또는 해고)을 받아도 왜 전체가 아닌 일부에게만 우울증이 나타나는지는 설명할 수 없다.

우울증과 유전자 사이의 연결고리는 증명하기가 어렵다. '우울증 유전자' 같은 단순한 해법은 존재하지 않기 때문이다. 2013년 초 〈사이언스 뉴스Science News〉는 포괄적인 평가를 곁들인 우울증에 관한 기사를 싣기 시작했다. "우울증과 연관된 유전자를 찾으려는 수많은 노력은 실패로 돌아갔다." 이 뉴스는 의학 공동체 전체에 충격을 안겨주었지만, 수십 억 달러 규모의 연구자금이 투입된 제약산업과 계속 생산되는 그리고 점점 효능이 나아지는 항우울제 생산을 떠받치는 일반 대중에게는 아직 전해지지 않았다. 1988년 프로작prozac이 시장에 나온 지 27년 후, 미국인의 5명 중 1명이 부작용에 대한 경고에도 불구하고 향정신성의약품을 복용하고 있다. 프로작을 예로 들면, 두드러기나 피부발진, 초조, 안절부절못하는 등의 세 가지 부작용이 흔히 나타난다. 이보다 나타날 확률이 낮은 또 다른 부작용은 오한이나 발열, 관절이나 근육 통증이고, 아주 드물게 나타나는 25가지 부작용은 불안, 피로감, 갈증 등등이 있다.[30]

의사는 환자의 통증을 경감시키려 약을 처방할 때 유전자와의 관계는 설명해주지 않는다. 하지만 약이 효과가 있을지 여부는 유전자에 따라 결정된다. 지난 수십 년간 우울증은 뇌에 생기는 질환으로 받아들여졌다. 하지만 뇌질환은 유전자에 뿌리를 두고 있다. 이 논리는 믿을 수 없을 만큼 단순하다. 우울하다고 느끼면 감정에 관여하는 뇌 속 화학물질, 주로 세로토닌과 도파민 같은 신경전달물질의 균형이 깨져버린 상태다. 따라서 우울증에서는 이 화학물질을 만드는 세포기전을 반드시 복구해야 하며, 이는 손상된 유전자로 이어진다. 유전자는 세포 안의 모든 과정이 일어나는 시작점이기 때문이다.

왜 이 단순한 논리가 지금껏 발견되지 않았을까? 이 발견에서 알 수 있는 점은 다른 기본 가정이 틀렸다는 사실이다. 유명 항우울제는

30_ 이에 대해서는 www.drugs.com 사이트를 참고한다.

대부분 시냅스[31]의 신경전달물질 불균형을 회복시킨다. 우울증을 유발한 범인은 세로토닌의 불균형이다. 하지만 세로토닌은 유전자가 직접 조절하며, 몇몇 주요 연구 결과를 살펴보면 세로토닌 문제를 해결하는 약품 중 그 어느 것도 유전자에 작용하지 않는다. 애초에 세로토닌이 문제가 아닌 경우도 있다. 〈사이언스 뉴스〉 기사는 이 점에 대해서는 여지를 남겨두지 않았다. "과학자 86명이 참여한 국제 연구팀은 지원자 34,549명의 DNA를 자세히 분석해서 우울증에 취약한 유전자의 영향을 분석하려 했다. 그러나 분석 결과는 얻을 수 없었다(이 논문은 2013년 1월 3일, 〈생물정신의학(Biological Psychiatry)〉에 실렸다)."

아무것도 없다는 말은 의미가 없다. 유전자에서 시냅스를 거쳐 최종적으로 제약 실험실로 이어지는 설명의 고리가 끊어지면, 의심이 솟구치기 시작한다. 애초에 우울증은 뇌질환이 맞는 걸까, 아니면 현대 약물치료기법이 생기기 전에 정신과에서 추측했던 대로 마음의 질병인 걸까? 최근의 가설들은 원점으로 되돌아가지 않는다. 우리가 아는 사실은 흑백논리가 아니다. 우울증에는 여러 가지 변수가 있으며, 꽤 훌륭한 결론을 도출해냈다.

- 우울증의 종류는 다양하며, 한 가지 증상의 질환이 아니다.
- 우울증을 앓는 개인은 각자 증상에 대한 원인의 혼합물이 있다.
- 우울증의 정신적 요소는 양육, 학습행동, 핵심신념, 자아에 대한 평가 등

31_ 두 개의 신경세포의 연결 부위의 틈새.

이 있다.

- 우울증에서 뇌와 관련된 요소는 타고난 신경경로, 원인이 아직 명확하지 않은 뇌의 특정 영역의 취약성 등이 있다.
- 우울증은 뇌의 특정 영역이 아니라, 여러 영역이 상호작용한다.

보다시피, 위의 결론은 단순한 인과관계 가설을 거부한다. 즉 "두통엔 아스피린을 복용한다."라는 말을 "우울증엔 항우울제를 복용한다."라는 말로 옮길 순 없는 것이다. 우울증에 대한 감수성은 유전자 발현만큼이나 복잡하다. 왜 우울증은 가족력을 보이는 걸까? 다시 말하지만 여기에 간단한 해답은 없다. 어떤 유전자나 유전자집단을 물려받았다고 해서 반드시 우울증에 걸릴 거라고 장담할 순 없다. 그 대신 우울증에 대한 감수성을 높이는 유전자에 대해 고민해야 한다. 아직 존재가 알려지지 않은 이 유전자를 활성화하는 게 무엇인지는 풀리지 않은 수수께끼다. 같은 유전적 성향이 있어도 한 아이는 성인이 될 때까지 절대 우울증에 걸리지 않고, 다른 아이는 유전자가 촉발되면서 우울증에 걸릴 수 있다. 사회적 상호작용이 누군가를 무력하고 절망하게 만들 수 있을까? 우울증이란 그런 것이다. 어쩌면 다른 사람은 버리거나 외면하는 감정에 대한 나쁜 기억이 쌓이면서 한 계점에 도달하면 우울증이 나타날지도 모른다.

필자들의 견해로는, 우울증은 병을 치료할 특효약을 찾아야 하는 뇌질환이 아니며, 우울증 모델 전체가 완전히 바뀌어야 한다. 의료진단 역시 의심스럽다. 우울증과 연관된 유전자를 찾는 대모험이 실패로 끝나버린 지금, 진단이 아닌 증상을 살펴야 한다. 우울증 환자의 증상을 조사하기 시작하자, 우울증이라고 생각하는 사람의 수가 줄어들었다. 어쩌면 몇몇은 우울증과 평범한 슬픔의 차이를 구분하지 못했을 수도 있다. 하지만 그보다는 우울증의 증상이 계속해서 바뀌며, 환자마다 정도의 차이가 있다는 점이 중요하다. 일반적인 감정처럼 우울증도 왔다가 사라진다. 날마다 다르게 느껴지는 것이다.

그렇다면 우울증은 치료할 수 있을까? 현재 상황은 안갯속이라 낙관적 또는 비관적인 전망을 내놓기에는 좀 이르다. 기초과학이 뭐라 말하든 간에 현재로서는 약물치료가 지배적이다. 가장 흔한 사례인 경도에서 중등도 사이 우울증에서 항우울제의 치료효과는 30% 이상을 넘지 않으며, 이는 위약효과와 유사한 수치다. 한편 심각한 우울증 증상은 여전히 다루기 어려워도, 만성우울증은 약물치료가 잘 듣는 편이다. 희망은 포기보다 항상 좋은 것이다.

이제 우리는 이 모든 불확실성을 짊어진 채 구부러진 길목을 앞두고 서 있다. 의사들은 대부분 연구에 등을 돌린 채 그저 똑같은 처방전만 기계적으로 발행하고 있다. 이에 수백만 명의 환자가 다른 길은 없다고 생각하며 항우울제에 의존하고 있다. 하지만 다른 방법은 분명히 존재한다. 우울증은 낡은 질병 모델에는 부합하지 않지만, 우리가 제시하는 새로운 모델에는 잘 들어맞는다. 우울증은 생활방식, 환경과 분명 관련이 있다. 유전자도 관여하지만 행동과 신념, 매일의 경험에 대한 반응도 관여한다. 후성유전자는 개인의 경험과 기억에 대한 유전자 수준의 반응을 기록하며, 유전자 활성을 지속적으로 변화시키고 있다.

후성유전학과 암 치료의 미래

 아직까지도 암은 우리에게 공포의 대상이다. 현재는 암을 유발하는 유전자 돌연변이가 세포에 축적되고 다양한 종류의 종양이 형성되면서 암이 발생한다는 게 정설이지만, 이제 우리는 암의 발병률이 후성유전적 변형에도 좌우된다는 점을 간과해서는 안 된다.

끝으로 유전자와 암에 대해 알려진 사실을 살펴보자. 암은 그 어떤 질병보다 유전체와 밀접하게 연관되어 있다. 이유를 설명하자면 잠시 뒤로 돌아가야 한다. 앞서 설명했듯이, 하버드 의과대학 시절의 루돌프는 처음 참여했던 연구에서 놀랍게도 당시 원인이 알려지지 않았던 질병인 헌팅턴병(Huntington's disease) 유전자를 발견했다. 1980년대 초 유전자 분석이라는 선구적인 연구 덕분에 환자와 건강한 사람의 유전체를 비교하면 모든 유전병의 수수께끼를 풀 수 있을 거라는 희망이 생겼다. 부모에게 물려받은 60억 개의 염기 A, G, C, T가 조합을 이루어서 겨우 2억 개의 유전자를 만들어낸다. 드문드문 자리 잡은 유전자는 마치 유전체가 들려주는 생명의 이야기 속 단어들 같았다. 남은 58억 개의 염기로는 이 단어들을 배열하고 적절히 나눈 뒤 빈 곳을 채우고, 같은 이야기의 여러 판본을 만들었다. 헌팅턴병 유전자를 발견한 후 1990년부터 2010년까지, 유전학자들은 유전자의 DNA 염기서열에서 유전체 이야기 속의 오자誤字라 할 수 있는 질병 돌연변이를 찾는 데 대부분의 시간을 보냈다. 하지만 후성유전학은 유전자 사이에 존재하는 영역, 필자들이 '정크 DNA'라고 부르는 곳에 수많은 이야기가 담겨 있다고 말한다. 이 영역은 이야기를 읽는 방법과 어느 장이 가장 중요한지를 결정한다.

후성유전자 로드맵 프로젝트(Roadmap Epigenome Project)라는 편리한 안내서에서 뽑은 첫 번째 데이터를 실은 〈네이처〉 사설에는 이런 문장이 있다. "인간의 질병에서 유전체와 후성유전체는 함께 움직인다. 유전체 정보만 가지고 질병을 치료하려는 시도는 한 손을 등 뒤로 묶은 채 일하는 것과 다름없다. 후성유전체에 관한 새로운 정보는 묶여 있던 손을 풀어준 셈이다. 물론 모든 해답을 알려줄 순 없겠지만 과학자들이 질문을 선택하는 데는 도움이 될 것이다." 유전자에 근거한 일반 질병은 대부분 매우 복잡하며, 부모에게 물려받은 돌연변이부터 삶의 경험에서 비롯된 후성유전적 변형까지, 관련된 요인이 무수히 많다는 점도 밝혀졌다. 이 요인들이 서로 얽히면서 특정 질병에 대한 개인의 감수성을 결정하는 것이다.

암과 오랜 전쟁을 치르는 과정에서 분명한 진전은 있었다. 하지만 미국 암학회에 따르면 2015년, 미국인 160만 명이 매년 암 진단을 받고 있으며, 거의 70만 명이 다양한 암으로 쓰러진다. 암과 연관된 돌연변이 유전자 연구는 다른 어떤 질병보다 놀랄 만한 진보를 이루었다. 현재로는 암을 유발하는 유전자 돌연변이가 세포에 축적되고 다양한 종류의 종양이 형성되면서 암이 발생하는 듯하다. 그러나 이제 우리는 암 발생률이 특정 영역에 새로운 돌연변이가 일어나기 쉽도록 해주는 후성유전적 변형에도 좌우된다는 점을 알고 있다(현재까지 후성유전자의 역할에 대한 가장 큰 증거는 사실 암 연구에서 나온 것이다). 이 돌연변이는 특정 환경독소, 예를 들면 다이옥신 같은 물질에 노출될 때 생길 수 있다. 다이옥신은 치명적인 화학물질로 살충제를 만들거나 쓰레기를 소각할 때 생성되며, 아직 적정 복용량에 대한 기준조차 없다. 미국 환경보건국은 다이옥신이 일으키는 피해는 1960년대 DDT에 의한 피해를 넘어선다고 평가했다. 환경독소는 새로운 후성유전적 변형을 일으킬 수 있다. 해당 영역의 유전체 DNA가 가진 입체구조를 변형할 수 있고, 이는 새로운 돌연변이가 어디에 형성될지에도 자연스럽게 영향을 미친다.

따라서 종양 형성은 유전적 변형과 후성유전적 변형을 모두 거치는 여러 단계를 포함한다. 유전자 돌연변이와 달리 후성유전적 변형은 영구적이지 않으며, 심지어 되돌릴 수도 있다. 몇몇 암은 저메틸화(hypomethylation, 'hypo'는 그리스어 접두사로 '~아래'라는 뜻이다) 과정을 통해 활성화된 유전자가 유발한다. 이 경우 유전자의 활성을 억제하는 메틸기 표지가 어떤 방법을 통해서든 제거된 상태다. 원래 상태로 되돌려놓을 억제자가 없다면 해로운 유전자가 계속 활성화된다. 다른 사례를 보면 반대 상황이 나타난다. 메틸화를 통해 특정 유전자 스위치를 꺼버리면 종양이 형성되거나 DNA를 감싸는 히스톤 단백질에 아세틸기가 결합하기도 한다.

종양을 유발하는 후성유전적 변형을 상쇄하는 신약은 계속 개발

중이다. DNA 메틸기 전이효소 억제제(DNAMTIs)는 유전자의 메틸기를 제거하는 신약이다. 이런 약제는 백혈병 치료에서 이미 성공적으로 사용되고 있다. 다른 약으로는 히스톤 아세틸기전달효소(HDAC) 억제제가 있으며, 역시 백혈병과 림프종 치료에 이용된다. 물론 이런 후성약제(epidrug)는 유전체에 너무나 특이적으로 작용하므로 부작용이 나타나기도 한다. 또 혈액암의 경우 꽤 치료효과가 있지만, 고형암의 경우에는 별로 효과적이지 않다. 후성약제가 잘 작용하기를 바라는 동시에 생활방식을 바꾸려는 적극적인 노력이 필요하다. 건강한 식단, 스트레스 관리, 운동, 체중조절 등등은 약 못지않은 효과를 발휘하기 때문이다.

암은 무작위로 발생하는가?

무작위성은 이론상의 주제 그 이상이다. 인간의 삶에서 암은 고통의 주요 원인이다. 20여 년 전인 1990년대에는 암이 무작위로 발생하며, 누구에게나 동일한 확률로 발생한다고 생각했다. 유전학은 암의 보편적인 이미지를 무자비하고 개인적인 요인이 없으며 희생자를 가리지 않고 공격하는 것처럼 묘사했다. 하지만 암이 담배나 석면 같은 독소로 유발된다고 생각하는 사람들은 여기에 반박했다. 자궁경부암의 원인이 인유두종 바이러스(HPV)라고 주장하는 사람도 논쟁에 뛰어들었다. 저마다 퍼즐 조각을 들고 있지만, 유명한 암 전문가가 말했듯이 각자 해답의 서로 다른 부분을 더듬고 있는 장님들이나 다름없었다.

현재의 관점은 우리를 익숙한 광경, 즉 원인의 구름으로 이끈다.

환경독소, 바이러스, 무작위 돌연변이가 모두 한몫하고 있다. 네덜란드 남성이 왜 갑자기 세계 최장신이 되었는가에 관한 수수께끼처럼, 원인과 결과를 짝지으려 할 때 모호한 원인의 구름은 불만족스러울 수밖에 없다. 유일하게 확실한 점은 모든 길이 결국 유전체로 향해 있다는 점이다. 어떤 암이든 시작하려면 세포 안의 촉발인자, 즉 암 유전자(oncogene)가 필요하다. 암 유전자는 수없이 많은데, 최근에는 전 세계 과학자들의 노력으로 질병에 관한 완벽한 유전자 지도인 암 유전체 지도가 만들어졌다. 암은 암 유전자의 스위치를 켜는 것 말고도 종양억제 유전자 스위치를 끄면서 발병할 수도 있다.

스위치를 끄고 켜는 이야기라면 일단 후성유전학을 빼놓을 수 없다. 더불어 무작위성에 대한 의혹이 제기되는데, 이는 스위치를 끄고 켜는 게 무작위로 일어나지 않을 수도 있기 때문이다. 흡연은 무작위성 사건이 아니다. 흡연 시 폐암에 걸릴 확률은 높아진다. 하지만 암에 대한 후성유전적 설명은 해답만 주는 게 아니라 문제도 일으킨다. 암이 단 하나의 유전자와만 연관될 것이라는 1980년대에 이미 사라져버린 헛된 희망이 후성유전학에서도 나타나는 현상을 들 수 있다. 유전자 돌연변이 하나가 특정 암의 발병으로 이어질 수도 있지만, 한 질병에 연관된 유전자 수만 해도 50에서 100여 개 정도라는 사실이 이미 밝혀졌다. 암이 퍼지면서 암 유전자는 계속 돌연변이를 일으켜 악성종양을 빠르게 전파하므로, 제대로 잡아내기가 매우 어려운 표적이다. 소아백혈병처럼 단 하나의 유전자만이 연관된 질병을 치료하는 유전자 표적 의약품은 언론의 주목을 받기도 했다.

하지만 수십 년의 세월이 흐른 지금도, 다양한 암을 치료하는 비슷한 의약품을 만들어내기 위한 노력의 성공 사례는 매우 제한적이다. 설상가상으로 악성종양을 제거하는 의약품의 효과가 일시적인 경우도 있다. 즉 완치된 지 몇 개월 만에 다시 암이 재발해서 병원으로 돌아오기도 한다. 진화의 신조인 무작위성을 확실하게 각인시키듯이, 표면적으로는 아주 빠르고 무작위로 돌연변이를 일으키는 점이 암의 비밀병기로 보인다.

하지만 새로운 방향을 가리키는 신호도 있다. 모든 질병이 그렇지만 특히나 암은 명확하게 후성유전적 일탈과 연관된다.

특정 암세포의 후성유전체는 처음 암세포로 변했던 세포와 똑같은 후성유전자 지문을 가지고 있다. 즉 암이 처음 발생한 조직이 어디인지 알 수 있는 것이다. 일단 몸으로 전이되고 나면 종양은 시작 지점을 찾기 힘들기 때문에, 이런 정보는 미래에 여러 종류의 암을 진단하고 치료하는 데 매우 유용하다. 계속해서 돌연변이를 일으키는 암세포의 성질은 문제를 더욱 복잡하게 만든다. 다행스럽게도 건강한 세포와 암세포의 후성유전자를 비교하면, 질병 위험률이 어떤 영향을 받을지 알 수 있다. 때로는 부모님이 물려준 유전체 자체보다 더 큰 영향을 주기도 한다.

메틸화와 아세틸화 같은 후성유전적 표지를 자세히 검사하면 실제로 어떤 암이 생길지 예측할 수 있다. 이 뜻밖의 발견은 무작위 돌연변이의 틈새를 벌려줄 쐐기가 될 것이다. 삶을 살아가면서 환경과 경험은 화학적으로 인간의 유전자 활성을 지배한다. 이 점은 우리가 앞부분에서 계속 논의해온 내용이다. 특정 유형의 암에서는 모든 암세포가 동일하게 보유하는 특별한 새 돌연변이가 일어날 수 있다. 후성유전적 변형이 **예측 가능한** 새로운 돌연변이를 유도한다. 예측할 수 있는 뭔가는 순수한 무작위성에서 비켜나는 존재다.

그래도 이 정도 수준의 예측 가능성이 모든 수수께끼를 해결해줄 순 없다. 날씨를 통해 유추해보자. 8월의 여름 어느 날 뇌우가 몰아치기 직전이라면, 뇌우가 언제 닥칠지 꽤 정확하게 예측할 수 있다. 그날 하루 축적되는 열기를 고려하면, 폭풍은 대기가 찬 아침보다는 오후나 저녁에 몰아칠 가능성이 더 높다. 그러나 기류의 정확한 움직임, 습도, 구름은 예측하기가 더 어렵고, 뇌우의 원인을 대기 중의 분자 수준에서 알고 싶다면 이런 예측은 불가능하다. 마찬가지로, 수많은 돌연변이가 동시에 일어나기도 하지만 그 모두가 나쁜 결과를 일으키는 건 아니다. 수천 가지의 가능성이 존재하므로 예측하기란 거의 불가능하다(예측할 수 없다고 해서 무작위라는 뜻이 아니다. 다음 순간 우리가 떠올려야 할 생각은 무작위성이 아니라 예측 불가능성이다. 암 연구는 아직 이에 대해 설명해낼 만큼의 진전을 이루지 못했다).

암의 유전적 원인에 관한 놀라운 발견에도 불구하고 이러한 깨달음은 사람들의 사기를 꺾어버렸다. 종양학자는 해결방법을 손에 넣었다고 느끼는 순간 방어구가 계속 발전하는 사악한 적이라며 투덜거리기 시작했다(불행히도 암은 세포의 완전한 지성을 이용할 수 있다고 앞장에서 필자들이 지적했던 점을 보여주는 훌륭한 사례). 암 지도를 통해 어떤 돌연변이가 위험한 종류인지 알 수 있으므로 이제 다시 희망을 품을 수 있게 되었다. 암이 정해진 경로를 따라 발생한다는 사실도 중요하다. 발생경로가 십여 가지만 존재할 가능성도 있다. 이는 어쩌면 질병을 치료하기 위한 최고의 단서일 수도 있다. 즉 무작위 돌연변이에 대한 전통적인 관점을 크게 약화시킬 수 있는 암 발생의 패턴이 존재하는 것이다.

한 가지 희망적인 사실은 특정 암은 세포가 최초로 촉발해서 비정상적인 경로를 통해 암으로 발병하는 데 오랜 시간, 심지어 수십 년이 걸리기도 한다는 점이다. 아마 특별한 순서, 즉 비정상적인 세포가 반드시 따라가야 할 유전적 경로에 꼭 거쳐야 할 단계가 여럿 포함되어 있기 때문일 거라고 추측된다. 이는 작은 판 위에 플라스틱 미로와 구멍이 있고, 그 안을 굴러다니는 작은 쇠 구슬이 들어 있는 게임에 비유할 수 있다. 이 게임의 방법은 판을 이리저리 움직여서 구슬을 미로 안의 구멍으로 집어넣는 것이다. 구멍은 아주 작아서 구슬을 넣는 게 생각보다 만만치 않다. 이제 암 돌연변이가 비슷한 상황에 처했다고 가정해보자. 암 돌연변이는 다음 단계로 진행하려면 아주 작은 구멍(무수한 가능성 중에서 특별한 유전적 변형)을 통과해야만 한다. 일단 그 단계를 통과하면 무수한 선택 중에서 새로운 돌연변이를 일으키는 아주 작은 구멍을 또다시 통과해야 하며, 이러한 과정이 계속 이어지는 것이다.

대장암이나 전립선암처럼 모든 암이 천천히 진행된다면 암세포가 전체 과정을 진행하는 데는 약 30~40년이 걸릴 수도 있다. 만약 예측 가능한 후성유전자 표지 지문에서 유사 표지를 찾아 초기에 암을 진단할 수 있다면, 첫 증상이 나타나기도 전에 암을 치료할 수 있다. 암이 유래한 세포의 종류에 따라 후성유전자의 특징은 다르다. 이 사실을 이용해 수많은 종양의 정확한 유전자 돌연변이를 예측할 수 있으리라는 희망의 빛이 희미하게 보이고 있다.

독소, 스트레스, 트라우마, 식단 때문에 후성유전적 변형이 성인에게 일어났을 때, 예측 가능한 새로운 돌연변이가 특정 세포에 생길 수 있을까? 만약 돌연변이가 정자와 난자에서 일어난다면 다음 세대로 유전될까? 답은 아직 모른다. 하지만 그 가능성은 다윈을 골치 아프게 만들었고, 오늘날 다윈 이론의 주요 수정사항으로 남았다.

후성유전적 변형이 암의 원인이 되는 현상을 넘어서서 정말로 특정 돌연변이를 일으킨다면, 한 개인의 삶의 경험과 환경 역시 최소한 이론상으로는 주요 변수로 확장될 수 있다. 다른 만성질환에도 후성유전적 특성이 있어서 첫 증상이 나타나기 훨씬 전에 발견할 수도 있다. 자궁 안에서 이런 표지를 물려받은, 아직 태어나지 않은 세대도 질병을 예방할 수 있다면 놀라운 일이 될 것이다. 이 책을 집필하고 있는 지금, 이런 가능성은 아직 그저 흥미로운 추측에 지나지 않는다. 하지만 이 분야의 연구가 미래에 어떻게 발전할지 상상해보는 것만으로도 참으로 흥미진진하지 않은가.

환경독소와 후성유전자

지금까지 우리는 유전자가 질병의 발생 확률에 얼마나 기여할지에 초점을 맞추었다. 하지만 지금 방 안에는 인간 유전자와 후성유전체에 영향을 미치는 환경독소라는 거대한 코끼리가 들어앉아 있다. 미국질병예방센터(CDC)는 148종류의 환경독소가 미국인의 혈액과 소변에서 검출되었다고 발표했다. 환경오염물질이 인간 유전체의 후성유전적 변화를 유도해서 특정 유전자의 활성을 변화시켜 다양한 질병을 일으킨다는 증거도 드러나고 있다. 예를 들어 오염된 물에

든 비소는 유전체의 메틸화에 크게 영향을 미쳐 방광암을 유발한다. 음식과 물을 통해 고농도의 니켈, 수은, 크롬, 납, 카드뮴 같은 중금속에 노출되면 유전자 메틸화에 변화를 일으켜서 다양한 종류의 암을 일으키는데, 폐암과 간암이 대표적이다. 환경오염물질로 인한 사망자가 전 세계적으로 1,300만 명 이상으로 파악되었고, 이들 대부분은 유전체의 후성유전적 변형과 연관되어 있다.

필자들은 불필요한 우려를 확산시키고 싶지는 않다. 하지만 과학이 이끄는 곳으로 따라가는 건 중요하다. 어쩌면 이 주제에 관해서는 워싱턴주립대학교 발생생물학자인 마이클 스키너Michael Skinner가 가상 선구자일 듯하다. 스키너는 한 논문에서 임신한 쥐를 배아 발생을 억제하는 화학 살균제인 빈클로졸린vinclozolin에 노출했다. 빈클로졸린은 곰팡이를 없애기 위해 포도밭에 뿌리는 농약으로 과일이나 채소에 병충해가 생기거나 썩는 걸 방지해준다. 빈클로졸린은 이미 수컷 쥐의 생식능력을 떨어뜨린다는 점이 입증된 바 있다. 스키너가 화학적으로 처치한 쥐의 자손은 4대나 5대의 자손까지 정자 수가 감소하는 등 큰 영향을 받았다. 이 결과는 15번이나 똑같이 재현되었다.

빈클로졸린이 정자의 생성을 억제하는 이유는 DNA 돌연변이 때문이 아니라 빈클로졸린에 노출된 성인 쥐가 메틸화를 통해 후성유전적 변형을 일으킨 후 이를 다음 세대로 물려주었기 때문이다(이 현상은 실제로 질병을 일으키는 돌연변이를 가진 유전자가 부모로부터 아이에게로 유전되는 겸상적혈구빈혈증(sickle cell anemia) 같은 통상적인 질병과는 다르다). 따라서 '세대 간 유전학(transgenerational genetics)'이 존재한다는 또 다른 단서를 찾아낸 셈이다.

게다가 스키너 연구팀은 서로 다른 종류의 화학독소에 쥐를 노출하면 유전체에 메틸기 표지가 붙을 때 특정한 패턴이 생긴다는 점을 발견했다. 살충제든 항공유(jet fuel)든 각각의 독소는 고유한 패턴을 남겼다. 유전자 활성에 변화가 나타난 경우, 이는 유전될 수 있으며, 후손은 특정 질병에 잘 걸리는 성향을 보인다. 살충제인 DDT는 미국에서 오랫동안 사용이 금지되었는데, 이는 DDT가 동물과 새의 먹이사슬에 재앙을 불러오는 동시에 특별한 후성유전적 효과를 가져왔기 때문이다. 쥐를 DDT에 노출하면 자손 세대는 비만이 되기 쉬웠고 비만과 관련된 질병인 당뇨병과 심장질환에도 취약했다.

살충제가 미치는 해로운 후성유전적 변화의 범위는 실로 광범위하다. 살충제인 메톡시클로르methoxychlor는 벼룩, 모기, 그 외 다른 곤충으로부터 가축을 보호하는데, 쥐에서 고환과 난소의 기능장애를 일으킨다. 또 다른 살충제인 디엘드린dieldrin은 히스톤의 후성유전적 변형(아세틸화)에 큰 영향을 미쳐서 쥐의 신경세포를 죽게 하며, 이는 파킨슨병과 연관된다. 스키너는 쥐를 대상으로 한 다른 연구에서 일반적인 오염물질과 산업과정의 부산물이며 발암물질인 다이옥신이 전립선질환, 신장질환, 다낭성난소질환(polycystic ovary disease)의 원인인 후성유전자를 유전시킨다는 사실도 증명했다.

가장 깊이 연구된 환경독소는 비스페놀(BPA)로 비정상적인 후성유전적 변화를 일으킨다. 음식과 음료수 용기를 만드는 플라스틱 제조에 많이 사용되었던 BPA는 아기용 젖병을 만드는 재료이기도 했다. 이 BPA는 후성유전적 변화를 일으키기로 악명 높다. 관련된 연구를 잠깐 소개해보겠다. 터프츠대학교의 연구에 따르면 자궁에서

BPA에 노출된 쥐는 젖샘 유전자 활성이 바뀌어 유방암에 더 취약했다. 그전에는 BPA가 수컷 쥐의 전립선암 발병률을 높인다고 증명되었다. 또 다른 연구에서 BPA는 쥐의 털 색깔을 바꾸고 암 발생률을 높이는 후성유전적 변화를 일으켰다(만약 아기를 BPA에 노출시키지 않으려면 유리 젖병을 사용하고, '비스페놀 프리(BPA free)'라고 표시된 제품을 사용한다).

마지막으로 1940년부터 1960년대까지 사용했던 디에틸스틸베스트롤(DES)이 있다. DES는 임신한 여성의 유산을 예방하기 위해 사용되던 약품인데 유방암의 위험을 높인다. 현재는 이 위험률이 후성유전적 변화 때문이라는 점이 밝혀졌다. 이런 변화는 그 자체의 위험도 문제지만, 다음 세대로 유전될지가 더 큰 문제다.

대기오염, 특히 배기가스에서 나오는 특정 물질도 후성유전적 변화를 일으켜서 전신 염증반응을 유도한다. 휘발유나 석유연료에서 나오는 벤젠은 백혈병과 연관된 DNA의 메틸화반응을 변형시킨다. 염소처리를 하는 상수도는 부산물인 트리할로메탄, 트리에틸주석, 클로로포름이 생성되는데, 모두가 후성유전적 변화를 유도하는 물질이다. 이런 화학물질은 대부분 건강에 해롭다. 트리에틸주석이 함유된 물을 마신 쥐는 메틸화 활성이 높아지면서 뇌의 염증반응 발생률이 높아지고 종창이 생겼다. 클로로포름과 트리할로메탄은 브로모디클로로메탄이라고도 부르는데, 간세포에서 간질환과 연관된 유전자의 메틸화반응을 증가시킨다.

위험하지 않다고 알려진 양성물질도 알고 보면 생산과정에 숨겨진 이야기가 있을 수 있다. 놀랍게도 많은 인도산 향신료가 중금속에

오염되어 있다고 한다. 원인은 향신료 농장이 주로 제련소나 광산과 가깝다 보니 관개수가 오염됐기 때문으로 추측된다. 이에 FDA는 2013년에 전 세계에서 미국으로 들어오는 850여 가지 향신료의 수입을 불허했다. 이러한 위험을 피하려면 유기농 향신료를 안전하게 섭취하고, 인도와 중국산 식품은 각별히 주의해야 한다. 인터넷이나 작은 가게에서 파는 생소한 회사의 향신료는 특히 더 주의해야 한다. 대개 특산품 가게는 FDA의 허가를 받지 않은 향신료를 판매할 수 있기 때문이다. FDA가 허가한 수입 향신료는 2% 정도만이 오염되어 있지만, 브랜드도 없는 수입 향신료를 사면 오염된 향신료를 먹게 될 확률이 훨씬 더 높아진다. 따라서 잘 알려진 브랜드의 물품이 좀 더 안전하다.

종합해보면 환경독소와 오염물질이 인간의 후성유전자를 변형시킬 가능성은 충분하다. 유방암, 간암, 난소암, 폐암 같은 여러 종류의 암과 조현병, 당뇨병, 심장질환 같은 여타 질병에 이르기까지, 질병에 대한 감수성을 높이는 것이다. 각 개인마다 노출 결과가 모두 다르기 때문에 문제는 더욱 복잡해진다. 전문가들은 미래에는 의사가 후성유전적 변형을 검사해서 어떤 질병에 걸릴지 조사하게 될 거라고 상상한다. 미래에는 HDAC 억제제 같은 후성유전자 기반 의약품이나 RNA 기반 치료법을 이용해 질병 발병률을 낮추고 병을 치료하게 되지 않을까?

그리고 이러한 상상은 조금씩 현실화되어가고 있다. 이 책에서 필자들은 생활방식을 바꿔 위험을 완화해주는, 오늘날 여러분이 추구해볼 만한 대안들을 제시했다. 아마도 미래에는 이런 접근법이 질병을 나타내는 특별한 후성유전자 표지를 찾아내는 방향으로 바뀔 것이다. 이 책에서 인용된 연구들을 근거로 했을 때, 관건은 성인에게 일어나는 후성유전적 변화가 다음 세대로 유전될지 여부다. 마이클 스키너 박사는 그렇다고 확신하는 듯하다. "증조할머니가 무엇에 노출되었는지에 따라, 우리와 우리 자녀에게 질병이 생길 수 있다."

이 논리를 따라가자면 환경독소와 오염물질에 반응해서 후성유전적 변형이 일어나는 상황은 계속 주시해야만 한다. 이 길은 우리 인간이 전진할 수 있는 유일한 길이며, 우리 자신의 건강과 아직 태어나지 않은 후손의 건강을 지키기 위한 길이기도 하다.

새로운 유전학은 우리 두 필자가 쓴 책 중에서 가장 보람찬 주제 중 하나였다. 다뤄야 할 영역이 워낙 방대했기에 감사의 말을 전해야 할 사람도 많다. 목록이 길지만 모두 개인적으로 친밀한 관계다.

　모든 책에서 편집자에 대한 감사를 빠뜨리지 않는데,《슈퍼유전자》는 특히 뛰어난 편집팀과 함께 하는 행운을 누렸다. 제일 먼저 노련하게 우리를 격려해준 편집장 개리 잰슨이 있다. 또한 함께 작업해준 하모니 북스의 모든 분들께 감사드린다. 부사장이며 편집장인 다이애나 바로니, 부사장이며 홍보 책임자인 태미 블레이크, 마케팅 책임자 줄리 세플러, 홍보 담당자 로렌 쿡, 마케팅 매니저 크리스티나 폭슬리, 표지 디자이너 제시카 모퓨, 편집 디자이너 데비 글래서맨, 제작 편집인 퍼트리샤 쇼, 제작 관리자 노먼 왓킨스, 해외 저작권 부문의 레이철 버코위츠와 랜스 피츠제럴드에게도 감사를 전한다.

오늘날 출판업계가 상당한 압력을 받고 있는 상황에서도 우리 책의 출간을 결정한 경영진에게는 특별히 감사드린다. 크라운 출판사 사장이자 출판인인 마야 마브지와 상무이자 하모니북스 출판인인 에런 웨너에게 감사를 전한다.

우리가 기꺼이 후성유전학을 탐구하도록 돌파구를 마련해준 프로젝트는 자기 주도적 생물학적 변화 이니셔티브(Self-Directed Biological Transformation Initiative)다. 이 프로젝트는 연구 동료들의 호의 덕분에 훌륭한 결실을 맺었다. 아래의 모든 분께도 마음 깊이 감사를 드린다.

- 초프라 웰빙센터의 실라 파텔, 발렌시아 포터, 리자베스 와이스, 웬디 코헨, 사라 하비 외 모든 직원들
- 우리의 연구를 관대하게 수용해주신 옴니 라 코스타 리조트와 스파
- 듀크대학교의 무랄리 도라이스와미, 아서 모즐리, 리사 존, 윌 톰프슨
- 매사추세츠 종합병원과 하버드 의과대학교의 수산나 코르테스
- 유전학과 다중스케일 생물학 연구소/마운트 시나이 병원의 에릭 샤트, 사라 스카일러, 성희 김-슐츠, 진 샤오첸, 제러마이아 페이스, 밀린드 마하잔, 유미 카사이, 호세 클레멘테, 노암 베크만, 즈싱 펑, 함 반 바켈
- 샌퍼드-번햄 의학 연구소의 스콧 피터슨
- UC샌디에이고의 폴 밀스, 크리스틴 피터슨, 캐슬린 윌슨, 메러디스 풍, 크리스 프루이트, 켈리 찐, 신시아 놋, 오거스타 모데스티노
- UC샌프란시스코의 엘리자베스 블랙번, 엘리사 에펠, 주 린, 어맨다 길

버트, 낸시 로빈스

- 스크립스 중개과학 연구소의 에릭 토폴, 스티븐 스타인허블
- 웹 매트릭스를 개발하는 많은 도움을 준 배리 워크

특히 친절하게 도와준 지나 머독, 글렌다 그린월드, 제니퍼 스모건, 자기 주도적 생물학적 변화 이니셔티브의 창립자와 개척자에게 감사를 드린다. 또한 초프라 재단 이사회와 자문 위원회, 연구에 참여해준 대상자 모두에게도 감사한다.

하루하루, 매년 쉬지 않고 노력해서 모든 일을 이뤄낸 환상적인 팀, 캐럴린 랭걸, 펠리시아 랭걸, 가브리엘라 랭걸, 토리 브루스에게도 감사를 전한다. 모두의 도움을 마음속에 새겨두고 잊지 않을 것이다. 함께 지요Jiyo를 설립하고 초프라 센터와 초프라 재단의 온라인 홈페이지를 만들어준 푸나차 마차이아에게도 감사를 전한다. 언제나 그렇듯이, 가족은 내 세상의 중심이며, 리타, 말리카, 수만트, 고담, 캔디스, 크리샨, 타라, 리라, 지타 모두 소중한 가족이다.

루돌프가 특별히 전하는 감사의 말

먼저 아내 도라가 내게 보내준 무한한 사랑과 지지, 현명한 충고에 감사한다. 딸 라일라에게도 감사를 전한다. 이 책을 가리켜 '분위기 깨는 유전자'라고 말해준 건 아주 재미난 발상이었다. 그러면서 라일라는 내게 인간의 두 번째 유전체인 장내 미생물군의 중요성을 일깨워주기도 했다.

처음으로 나를 생물학의 경이로운 세계로 이끌어주신 부모님께도

깊은 감사를 보낸다. 내가 그저 유전자의 집합이 아니라 유전자의 지배자라는 사실을 가르쳐준 히말라야 아카데미에 근무하는 내 친구에게도 고맙다고 전하고 싶다. 짐 구슬라 박사에게도 감사한다. 매사추세츠 종합병원 시절, 내게 인간 유전체의 놀라운 복잡성을 알려주고 뒤돌아보지 않도록 격려해주셨다. 마지막으로 큐어 알츠하이머 재단(Cure Alzheimer's Fund)에 감사하고 싶다. 재단이 보내준 관대하고 사려 깊은 지원은 내가 알츠하이머병 유전자 연구를 계속하는데 큰 도움이 되고 있다.

옮긴이 **김보은**

이화여자대학교 화학과를 졸업하고 같은 학교 분자생명과학부 대학원을 졸업했
다. 가톨릭의과대학에서 의생물과학 박사학위를 마친 뒤 바이러스 연구실에서 근
무했다. 글밥아카데미를 수료한 후 현재 바른번역에 소속되어 전문 번역가로 활
동 중이다. 옮긴 책으로는《더 커넥션》,《GOOD CALORIES, BAD CALORIES》(공역),
《곤충 전쟁》,《상어 전쟁》,《맹수 전쟁》,《열대 우림의 무법자》,《심해의 무법자》,
《GMO 사피엔스의 시대》 등이 있으며, 〈한국 스켑틱〉 번역에 참여하고 있다.

슈퍼유전자

초판 1쇄 발행 2017년 9월 22일
초판 3쇄 발행 2024년 10월 1일

지은이 | 디팩 초프라 · 루돌프 탄지
옮긴이 | 김보은
펴낸이 | 심남숙
펴낸곳 | ㈜ 한문화멀티미디어
등록 | 1990. 11. 28. 제21-209호
주소 | 서울시 광진구 능동로 43길 3-5 동인빌딩 3층 (04915)
전화 | 영업부 2016-3500 편집부 2016-3507
홈페이지 | http://www.hanmunhwa.com

운영이사 · 이미향 | 편집 · 강정화 최연실 | 기획 홍보 · 진정근
디자인 제작 · 이정희 | 경영 · 강윤정 조동희 | 회계 · 김옥희 | 영업 · 이광우

만든 사람들
책임 편집 | 박현주 디자인&일러스트 | 풀밭의 여치srladu.blog.me
인쇄 | 천일문화사

ISBN 978-89-5699-321-8 03510